精神病学见习实习指南
Psychiatry Clerkship Guide
(第2版)

注 意

医学领域的知识和最佳临床实践在不断发展。由于新的研究与临床经验不断扩展着我们的知识，在遵守标准的安全预防措施的同时，我们也有必要在治疗和用药方面不断更新。读者要了解每一种药物的最新产品信息，以确定药物的推荐剂量、服用方法、持续时间及相关禁忌证。根据自己的经验和患者的病情，决定每一位患者的服药剂量和最佳治疗方法是医师的责任。不论是出版者还是编者，对于由于本书引起的任何个人或财产的伤害或损失，均不承担任何责任。

出版者

Psychiatry Clerkship Guide, 2/E
Myrl R. S. Manley
ISBN-13: 978-1-4160-3132-1
ISBN-10: 1-4160-3132-4
Copyright © 2007, 2003 by Mosby, Inc., an affiliate of Elsevier Inc. All rights reserved.

Authorized Simplified Chinese translation from English language edition published by the Proprietor.

978-981-272-303-1
981-272-303-X

Elsevier (Singapore) Pte Ltd.
3 Killiney Road, #08-01 Winsland House I, Singapore 239519
Tel: (65) 6349-0200, Fax: (65) 6733-1817
First Published **2011**
2011年初版

Simplified Chinese translation Copyright © 2011 by Elsevier (Singapore) Pte Ltd and Peking University Medical Press. All rights reserved.

Published in China by Peking University Medical Press under special agreement with Elsevier (Singapore) Pte Ltd. This edition is authorized for sale in China only, excluding Hong Kong SAR and Taiwan. Unauthorized export of this edition is a violation of the Copyright Act. Violation of this Law is subject to Civil and Criminal Penalties.

本书简体中文版由北京大学医学出版社与Elsevier（Singapore）Pte Ltd.在中国境内（不包括香港特别行政区及台湾）协议出版。本版仅限在中国境内（不包括香港特别行政区及台湾）出版及标价销售。未经许可之出口，是为违反著作权法，将受法律之制裁。

北京市版权局著作权合同登记号：图字：01-2008-6126

图书在版编目（CIP）数据

精神病学见习实习指南：第2版／（美）曼利
（Manley, M. R. S.）主编；蒋炳武，李建明主译.—北京：
北京大学医学出版社，2011.1
书名原文：Psychiatry Clerkship Guide
ISBN 978-7-5659-0039-6

Ⅰ.①精… Ⅱ.①曼… ②蒋… ③李… Ⅲ.①精神病学
Ⅳ.①R749

中国版本图书馆 CIP 数据核字（2010）第 208318 号

精神病学见习实习指南（第2版）

主　　译：蒋炳武　李建明
出版发行：北京大学医学出版社（电话：010-82802230）
地　　址：（100191）北京市海淀区学院路38号　北京大学医学部院内
网　　址：http://www.pumpress.com.cn
E－mail：booksale@bjmu.edu.cn
印　　刷：北京画中画印刷有限责任公司
经　　销：新华书店
责任编辑：陈奋　　**责任校对**：金彤文　　**责任印制**：张京生
开　　本：889mm×1194mm　1/32　**印张**：19.75　**字数**：517千字
版　　次：2011年1月第1版　2011年1月第1次印刷
书　　号：ISBN 978-7-5659-0039-6
定　　价：89.00元

版权所有，违者必究
（凡属质量问题请与本社发行部联系退换）

精神病学见习实习指南
Psychiatry Clerkship Guide
(第2版)

主　　编：Myrl R. S. Manley
主　　译：蒋炳武　李建明
译校人员：（按姓氏拼音排序）
　　　　　古　岩　韩　雪　蒋炳武
　　　　　厉　洁　李　凌　李建明
　　　　　许　鑫　徐光明　杨绍清
　　　　　郁慧珍　苑　杰　张　萧
学术秘书：苑　杰

北京大学医学出版社
Peking University Medical Press

译丛编辑委员会

主任委员：袁聚祥

副主任委员：蒋炳武　吴寿岭

委　　员：（按姓氏拼音排序）

白俊清　陈乃耀　程爱国　董　琰
高竞生　洪　江　蒋炳武　李建明
梁万年　孙　尧　孙宝贵　王　建
王红阳　吴家骅　徐卫国　杨　林
姚树坤　张　本　张　柳　张慧莉

原著者名单

Carmen M. Alonso, MD
Clinical Assistant Professor of Psychiatry
Director of Pediatric Psychiatry Emergency Services & HBCI
New York University School of Medicine-Bellevue Hospital Center
New York, New York

Michael Dulchin, MD
Assistant Clinical Professor of Psychiatry
Unit Chief, Inpatient Psychiatry
Tisch Hospital/NYU Medical Centers,
New York, New York

Dillon Euler, MD
Teaching Assistant in Psychiatry
Staff Psychiatrist
Project for Psychiatric Outreach to the Homeless
New York, New York

Nancy Forman, MD
Attending Psychiatrist
New York Harbor Healthcare System
Department of Veterans Affairs
New York, New York

Natalie Gluck, MD
Clinical Instructor in Psychiatry
Assistant Director of Medical Student Education in Psychiatry

Department of Psychiatry, New York University School of Medicine
New York, New York

Joel Gold, MD
Clinical Associate Professor of Psychiatry
Director, Psychiatric Emergency Services (CPEP)
New York University School of Medicine
New York, New York

Gary Gosselin, MD
Clinical Associate Professor of Psychiatry
Chief, Adolescent Inpatient Unit
Bellevue Hospital Center
New York, New York

Marianne T. Guschwann, MD
Clinical Assistant Professor of Psychiatry
New York University School of Medicine
New York, New York

Glenn Heiss, PhD
Clinical Assistant Professor of Psychiatry
New York University School of Medicine
General Track Coordinator
New York University-Bellevue Clinical Psychology Internship Program
New York, New York

Michelle Izmerly, DO
Clinical Instructor of Psychiatry
New York University School of Medicine
Associate Director of Ambulatory and Community Psychiatry
Bellevue Hospital
New York, New York

Ze'ev Levin, MD
Associate Clinical Professor of Psychiatry
New York University School of Medicine

Associate Director of Residency Training
New York, New York

Heather Lewerenz, MD
Assistant Clinical Professor of Psychiatry
New York University School of Medicine
Attending Psychiatrist, Bellevue Hospital
Comprehensive Psychiatric Emergency Program
New York, New York

Myrl R. S. Manley, MD
Associate Professor of Psychiatry
Director of Medical Student Education in Psychiatry
New York University School of Medicine
New York, New York

Raphael Morris, MD
Clinical Assistant Professor of Psychiatry
New York University School of Medicine
New York, New York

Heather Morse, MD
Clinical Instructor of Psychiatry
Unit Chief, Psychiatric Evaluation Service, Bellevue Hospital
New York, New York

Anand Pandya, MD
Clinical Assistant Professor of Psychiatry
New York University School of Medicine
Director of Ambulatory and Community Psychiatry
Bellevue Hospital
New York, New York

Molly E. Poag, MD
Assistant Clinical Professor of Psychiatry
New York University School of Medicine
Acting Chairman

Department of Psychiatry
Lenox Hill Hospital
New York, New York

Michelle Rottenstein, MD
Clinical Assistant Professor of Psychiatry
New York University School of Medicine
Department of Psychiatry
Lenox Hill Hospital
New York, New York

Arthur Sinkman, MD
Associate Clinical Professor of Psychiatry
Training Coordinator, Inpatient Psychiatry
New York VA Medical Center
New York, New York

Eric Teitel, MD
Clinical Assistant Professor
Assistant Unit Chief
Adolescent Inpatient Unit Bellevue Hospital Center
New York, New York

Serena Yuan Volpp, MD, MPH
Unit Chief
Residency Training Unit
Bellevue Hospital
New York, New York

Van Yu, MD
Clinical Assistant Professor
New York University School of Medicine
Director, Project for Psychiatric Outreach to the Homeless
Medical Director
Center for Urban Community Services
New York, New York

译者前言

精神病学是临床医学的一个重要分支学科。随着社会的发展、工作和生活压力的增加，精神障碍的患病率有逐年增加的趋势。为了适应社会的需要，满足临床医学和精神卫生专业人员见习和实习的需要，我们特翻译此书。

Myrl R. S. Manley 编著的《精神病学见习实习指南》系统地介绍了精神病学见习、实习的目的；医学生在急诊科、门诊及住院部的作用；精神疾病患者的精神状况评估；并对主要精神症状、精神障碍的概念、病因、诊断、鉴别诊断、治疗，从生物-心理-社会医学模式的角度进行了阐述。内容深入浅出、系统、规范，涵盖了病史询问、常见精神症状、体征、实验室检查及鉴别诊断等相关内容，并附有病例和病例分析。特别是每章后有关键点和练习题，有利于读者进行自我总结和自我测试。对医学生来讲，这是一本很好的指导书。

我国大部分医院没有设立精神科，但许多医生在实际工作中需要对精神症状进行诊断和鉴别诊断，尤其是社区医院及基层医院的广大医生，在忙于工作的同时苦于无书可读，难于获取新的知识。此书的出版为这些医务工作者提供了良好的学习机会。

由于译者水平有限，可能存在缺点和错误，请读者提出批评和指正。

本书的翻译出版得到了华北煤炭医学院袁聚祥院长和北京大学医学出版社领导的大力支持和帮助，在此表示衷心的感谢。

蒋炳武　李建明
2010 年 4 月

著者前言

　　3年的临床工作是漫长的，对于精神病学来说更是如此。自从4年前第1版《精神病学见习实习指南》出版以来，很多相关的内容发生了变化。人们发现了一些用以治疗精神紊乱的新方法。与此同时，一些曾被广泛使用的药物，如今也发现存在较大的副作用。此外，新颖的非药物治疗逐渐成为重要的治疗方法，如通过刺激迷走神经来治疗抑郁症。随着研究的不断深入，患者也将更加受益。精神病学专业的学生可能感觉到他们正在朝一个不断变化的目标前进，大学二年级时所学习的临床精神病学知识可能到了实习的时候就受到了质疑，而到了毕业的时候就被删除了。所以我们出版这本新版指导手册，更新了一些内容。第1版中的所有章节都已更新，其中大部分都做了较大改动或重新编写，并增加了4章新的内容。在附录中列出了当前常被使用的精神药物，包括药理机制、使用说明、副作用以及危险性。另外，自我评估测试按照美国医师执照考试第一步测试的形式全部重新编写。尽管存在很多改变，但是我们的目的保持不变，那就是：我们期望我们的学生能够在帮助精神病患者的工作中感受到愉悦、快乐和满足；能够认识到精神障碍可以得到医学解释以及合理诊断，而重要的是，应该认识到精神障碍可以得到更好的医治，也就是说，即使严重精神紊乱的患者也能恢复理智和功能，从而重返社会生活。

　　在此感谢 Joseph P. Merlino, Christine E. Desmond, Lawrence Jacobsberg, Hillery Bosworth, Petros Levounis 和 Aaron Metricken，感谢他们在《精神病学见习实习指南》（第1版）中的工作。

Myrl R. S. Manley, MD

目 录

第1部分　精神病学见习实习的目的

第1章　住院患者的一天 ················· 3
　　　　Joel Gold

第2章　医学生在住院患者的服务方面的作用 ········ 16
　　　　Joel Gold

第3章　医学生在门诊 ···················· 29
　　　　Anand Pandya and Heather Morse

第4章　医学生在精神病学或身心医学联络咨询
　　　　服务处 ······················ 44
　　　　Nancy Forman

第5章　医学生在精神科急诊室 ··············· 52
　　　　Van Yu and Heather Lewerenz

第6章　医学生在司法精神鉴定中心 ············· 59
　　　　Raphael Morris

第2部分　评估患者

第7章　DSM-IV-TR 的应用 ················ 71
　　　　Myrl R. S. Manley

第8章　精神病史和精神状态检查 ·············· 78
　　　　Myrl R. S. Manley

第9章　精神病学的医学评估 ················ 88
　　　　Arthur Sinkman

第10章　心理测验指导和精神症状评定量表 ········· 94
　　　　Glenn Heiss and Myrl R. S. Manley

第3部分　症状、体征和实验室检查的意义

第11章　幻觉 …………………………………… 101
　　　　Myrl R. S. Manley

第12章　妄想 …………………………………… 110
　　　　Myrl R. S. Manley

第13章　思维及言语紊乱 ……………………… 119
　　　　Myrl R. S. Manley

第14章　心境症状 ……………………………… 125
　　　　Michael Dulchin

第15章　焦虑症 ………………………………… 133
　　　　Molly E. Poag

第16章　记忆丧失 ……………………………… 145
　　　　Michelle Izmerly

第17章　自杀 …………………………………… 155
　　　　Van Yu and Heather Lewerenz

第18章　暴力 …………………………………… 164
　　　　Van Yu and Heather Lewerenz

第19章　睡眠障碍 ……………………………… 171
　　　　Myrl R. S. Manley

第20章　性症状 ………………………………… 179
　　　　Michelle Rottenstein

第21章　食欲改变和进食障碍 ………………… 186
　　　　Natalie Gluck and Petros Levounis

第4部分　精神障碍

第22章　精神分裂症和其他精神障碍 ………… 197
　　　　Myrl R. S. Manley

第23章　重度抑郁障碍 ………………………… 215
　　　　Michael Dulchin

第24章　双相障碍 ……………………………… 241

目录

Michael Dulchin

第25章　焦虑障碍 ················· 265
　　　　Molly E. Poag
第26章　物质滥用障碍 ·············· 299
　　　　Marianne T. Guschwann
第27章　谵妄与痴呆 ················ 318
　　　　Michelle Izmerly
第28章　人格障碍 ·················· 338
　　　　Ze'ev Levin
第29章　进食障碍 ·················· 351
　　　　Natalie Gluck and Petros Levounis
第30章　睡眠障碍 ·················· 363
　　　　Myrl R. S. Manley
第31章　性功能障碍 ················ 378
　　　　Michelle Rottenstein
第32章　适应障碍 ·················· 386
　　　　Serena Yuan Volpp
第33章　分裂性障碍 ················ 392
　　　　Serena Yuan Volpp
第34章　躯体形式障碍和自伪障碍 ······ 404
　　　　Myrl R. S. Manley
第35章　儿童与青少年精神障碍 ········ 420
　　　　Carmen M. Alonso, Gary Gosselin, and Eric Teitel
第36章　药物引发的运动障碍 ········· 455
　　　　Arthur Sinkman
第37章　妇女精神健康问题 ··········· 464
　　　　Natalie Gluck
实习测试 ························· 479
　　　　Myrl R. S. Manley 和 Natallie Gluck
附录Ⅰ　精神科常用药物列表 ·········· 527

附录Ⅱ 阴性症状评估量表（SANS）……………… 551
附录Ⅲ 阳性症状评估量表（SAPS）……………… 554
附录Ⅳ 汉密尔顿抑郁评定量表…………………… 558
专业名词英中文对照………………………………… 564

第 1 部分

精神病学见习实习的目的

第1章 住院患者的一天

强制性治疗

为什么大多数精神科病房都锁着门？

精神障碍经常影响患者判断是非的能力，这在精神病学中称为自知力缺乏。即使有些精神患者有一定的判断能力，但是一些症状的存在使他们不能通过认识来调整自己的行为。例如，一个躁狂的患者可能知道自己需要治疗，但是由于他太过躁动而不想留院治疗。如果这时患者是被强制入院治疗，那么，必须要有一个或者多个医生在法律上申请在一段时间内将患者限制在医院内。这时，除非有医生的同意，否则患者在法律上将不被允许离开医院。

强制性治疗的标准是什么？

尽管对于精神障碍的患者有必要实施强制性治疗，但并非全都需要。在美国的每个州和加拿大的大部分省都有这样的规定：如果一个精神患者存在着伤害自己或他人的危险性，那么，就可以实施强制性治疗。比如，在纽约，这种危险被称为自我伤害或伤害他人的重大危险（substantial risk）。在其他州，如加利福尼亚州，如果一个患者有"严重失控问题"，则医生可以给患者实施强制性治疗。重要的是要记住，仅因为有精神变态是不能强迫患者住院治疗的。很多患者患有幻觉和妄想，仍一直生活在社区中。只有患者的症状危害到自身和他人时，才需强制其住院治疗。然而，一些精神障碍的患者在急性发病时，自伤或伤人的危险性会大大增加。表1-1列出了精神患者需住院治疗的指标。

表 1 - 1

精神患者的住院治疗指标

自杀观念

杀人观念

引发暴力行为的意念（如计划潜入白宫劝说总统）

命令性幻听，会伤害自己或他人

命令性幻听引发暴力行为（如听到上帝命令他亲吻他所遇到的人）

严重体重减轻（如神经性焦虑）

反复呕吐导致电解质紊乱（如神经性贪食症）

有自我砍伤或其他自伤行为，虽不致死，但超过患者自认为的危险

能伤害自己和他人的紊乱行为（如用灯烤干自己的头发）

能伤害自己和他人的遗忘性行为（如由于痴呆而忘记关闭电炉）

出现社区生活不能容忍的行为（如在街上裸奔，猥亵地大喊大叫）

自愿治疗

自愿治疗的标准是什么？

从严格的法律意义上讲，几乎任何需要精神病学或医学治疗的患者都可以住院治疗。正像没有法律禁止外科医生为有轻微瑕疵的患者做整形手术一样，也没有法律禁止精神科医生在周末时间在医院里为患者治疗轻度焦虑。然而，实际上大多数精神患者的治疗费用由第三方支付，比如医疗补助、医疗保险、退伍军人事务局或者私人保险公司。而且只有患者在非院外情况下无法保证安全而必须进行住院治疗时，这些第三方机构才提供治疗费用。所以，多数想接受住院治疗的患者都符合下列标准之一：（1）由于精神疾病，他们给自己带来危险；（2）由于精神疾病，他们给别人带来危险；（3）所患的精神疾病在门诊得不到适当的治疗；（4）他们的行为不能被社会接受；（5）他们不具有基本的生存能力。

例如患有精神分裂症的患者随意在公共场所排便，这个行为是不能被社会所接受的。像这样的患者不会对自己或他

人造成威胁，但大多数情况下，这也符合自愿入院治疗的标准。当患者符合上述标准时，如果他能够且愿意接受住院治疗，则认为是自愿治疗；然而如果患者不接受住院治疗，则归属于强制性治疗。

住院患者来自哪里？

患者可能是自己走进急诊室的，也可能是由家人、警察或者急救人员带到急诊室的。确定适合住院后，转为住院治疗。在一些医院，患者如果得到门诊主治医生的同意，便可以直接转为住院治疗。主治医生会对患者在医院的状况进行观察，此外在医院的陪护家属也会向主治医生诉说患者的状况。此外，其他的一些患者可能通过精神病学咨询联络处从其他医疗或外科手术病房转住进来。

所有患者都应具有法律意识，意识到他们作为患者在医院里的权利，包括联系精神卫生方面的律师。此外，医院应该告知患者医院的住院规定并向患者介绍其他病友。

规则与规定

为什么在精神病院里有许多规则？

在精神病院里常常有很多禁止的条目，有很多要限制的行为以及一个特权系统。患者常常抱怨他们不被允许做他们入院前每天都做的事情。医学生也能发现他们自己维护着这些他们不理解的规则和规定。

制定这些规则和规定是安全的需要。在精神病院，大多数被禁止的事情是那些常能伤害人们的事情。比如洗发水和耳机这样简单的东西被禁止存在，是因为精神患者能喝洗发水自杀和用耳机线勒死他人。

很多医院不允许吸烟。患有精神疾病的患者比一般人群更有可能染上烟瘾。尽管患者常抱怨不能吸烟，但由于吸烟对公众健康造成危害且可能导致火灾,所以禁止吸烟的措施就越加强烈了。在禁止吸烟的医院里,医院会为患者提供一些代替品,如尼古丁口香糖或者安非他酮、抗抑郁药等,来缓解患者对尼古丁的渴求。

为什么工作人员阻止患者之间的关系?

抛开暴力危险不谈,住院精神病学非常关注患者的性行为危险。虽然性是正常生活中的一部分,但在重症病房却是被普遍禁止的亲密行为。当患者处于急性发病期时,他们是不能发生性行为的,因为所患的精神疾病使他们不能做出合理的决定。医院有责任确保他们不发生将来后悔的行为。

实施这些关于性行为的规则对医学生和年轻的医生来讲有时是很难的。通常,医学生和患者一样,很难看出拥抱和亲吻这样的行为能带来什么麻烦,可是,如果没有一个严格的界定,那么很难防范患者之间会发生更危险的行为。病情较轻的患者之间要是发生了一些较为亲密的行为,病情较重的患者也会那样做,并且觉得这不会带来什么麻烦。

环境治疗、团体治疗、艺术治疗和活动治疗

什么是环境治疗?

环境治疗(或治疗的环境)是指医生利用住院治疗的各种外环境让患者受益,从而产生积极有效的治疗作用。医院就可以看成是外面世界的一个缩影,患者可以在里面和同伴练习各种社会技能、保持高涨的热情、安全地工作以及为返回正常的社会生活做准备。医院应该能够灵活地为患者创造各种特定的社会生活所必需的环境:为孩子和青少年设立学校的环境;为老年人提供适合他们年龄的活动;同时,医院还要提高对文化的敏感,比如配备的社工尽量是患者的同乡。还确保在夜间为无家可归的患者提供一张床。医院的工

作人员会去照料患者身心各方面的问题，所以患者在医院会感到很安全。

尽管这样，大多数患者对住在医院里还是有矛盾情绪的，他们的表现仅仅是矛盾情绪的一部分，一些患者对住进了医院表示感激，而另外的患者则表现出住在医院里的恐惧和后悔。有些患者确实得益于医院的环境，尽管这是他们出院后的想法。

团体治疗与个别治疗有什么区别？

团体治疗与个别治疗之间有明显的不同。个别治疗的中心是一个人的问题，团体治疗试图对一些人同时提供有效的治疗，这就意味着团体的负责人需要顾及不同成员的需求。小组里不是每个成员都平等地参与的，有的人就比较健谈。有时某个成员的问题会成为小组讨论的焦点，只要负责人认为这个问题对小组中的其他成员都有好处就行。

由于团体成员的不同，它的组成和焦点也是不同的。由社会功能较低的患者组成的小组可能更关注认识的症状、药物的说明、药物副作用或者当前的状况方面。由功能较高的患者组成的小组通常更重视小组成员之间的关系（包括小组成员和领导者之间的关系）。

团体治疗不会暴露患者的秘密吗？

团体治疗暴露患者的秘密是一个潜在的问题，必须认真考虑。除非患者自己讲出秘密，否则团体的负责人一定不能泄露团体成员的秘密。大多数团体在一开始就会强调保密，要求成员在讨论结束后，不得向团体以外的人谈论任何关于团体成员的事情。

团体负责人要做什么？

与一个患者进行个别讨论和领导一个团体进行讨论，二者最大的不同在于人数的不同。在个别讨论中，负责人常常要控制讨论的话题。而在团体讨论中,负责人是不应该去控制的,也不应该逐一去回答问题,即使团体成员在讨论医院的好坏也是如此,因为解决问题并不是负责人的任务。团体负责人要维持这一团体的构成,引导小组成员之间互相帮助,自己找到答案和办法。当然,在领导一个团体时,运用一些灵活的方法是很重要的,然而,确定团体的构成和设立小组的组内规则也是同样重要的。

如果团体的负责人不应该去解决每一个问题、回答每一个问题,那么团体治疗将如何发挥作用?

表1-2列出了在团体治疗时发生的治疗要素(therapeutic factor)。当存在这些治疗要素时,团体的负责人是能够干预讨论的内容的。但由于团体治疗过程的复杂性,负责人不可能时时都意识到所有这些治疗要素的存在和发生。

表1-2

团体治疗的治疗要素

要素	定义	例子
利他主义	患者有帮助他人的体验	当一个患抑郁症的患者能给其他患者提供建议时,他能感受到掌控感
矫正的家庭体验	团体的体验和患者的家庭体验相似,但患者的真实家庭没有病理特征	一个患强迫观念与行为人格有问题的患者在哭泣时,他的兄弟们嘲笑他,但在团体时,成员们尊重他的感受
模仿	一个患者在团体里通过模仿学会了某些技能	通过模仿团体里其他人的行为,精神分裂症患者学会了在发言前要等到别人讲完话后再发言

续表

要素	定义	例子
希望的灌输	增加积极的动机和乐观情绪	一个抑郁较重的患者听到一个抑郁较轻的患者正准备出院而感觉自己也好了
普遍化	别人有同样的体验被认可	在听到其他人讲述他们的问题时，一个酒精中毒的患者感到羞愧并能承认自己的问题
凝聚	患者有统一的体验或为某一目标而努力	一组抑郁的患者一起为医院做了一个建议箱后，感到孤独感减轻了，抑郁也减轻了
教育	患者通过学习疾病及其治疗而增加处理疾病的能力	一个双向障碍的患者从另一个同样患者处聆听采取医疗措施的重要性时有良好感受
真实测试	真实被巩固，曲解被纠正	一个有迫害妄想的精神分裂症患者听其他的患者抱怨食物的质量，但没有感到他们正在中毒
公开	讲出感觉或想法，有一种解脱的感觉	一个酒精依赖的患者在团体里承认是一个嗜酒者后，克服了窘迫感

什么是活动治疗和艺术治疗？

活动治疗是通过掌握一些简单的技能而发挥治疗效果的，如有规律的锻炼或者种植花花草草。很多精神障碍患者表现出注意力减退、意志活动能力减退、认知缺陷和运动障碍。活动治疗通过一些实用且简单的活动来帮助患者进行恢复（如学习像梳妆这样的日常生活活动），或者是与医院外联系一些活动（如学习民间舞蹈）。由于一些精神药物会导致镇静、肥胖，甚至糖尿病，所以精神障碍患者患心脏病的几率增加了。活动治疗包括有氧运动，对于这些患者来说，这一点尤为重要。

艺术治疗和活动治疗相似，通过让患者进行艺术性表达而产生疗效。艺术性表达能够反映出对于患者什么是最重要的。它可以将患者所关心的事物转换为一种情感体验。患者会将一些想法和感受通过艺术创作的形式表达出来，而这些想法和感受通常是无法向医生直接表述出来的。此外，艺术治疗会令患者产生自信和掌控感，这正是艺术治疗的效果。

在医院，活动治疗和艺术治疗常采用团体形式进行，团体治疗中的一些治疗要素（表1-2）也会对治疗效果产生促进作用。

在巩固活动治疗和艺术治疗的疗效方面，这些团体有助于增强患者活动的动机、提高注意力、加强体能、增强团体凝聚力以及和提升他人合作的能力。同时可有助于医生评估药物治疗的效果以及评估患者是否需要继续住院治疗。

团体会议

谁应该参加团体会议？

从理论上来讲，医院的全体患者和全体医生都应参加团体会议。实际上，总是有些患者不能参加团体会议，这是因为这些患者有破坏性行为。对于这样一些患者，工作人员为了照料他们也不能参加会议。

团体会议的目的是什么？

团体会议是以团体治疗的形式展开，它能培养团体的凝聚力，增加工作人员与患者之间的交流，同时促进表1-2所列的治疗要素的产生。

团体会议与团体治疗如何区别？

比起大多数团体活动，参加团体会议的医生和患者是最多的。这样大规模的会议需要制订特定的规则来维护秩序。例如，每个人在讲话前要先举手，会议主持人的任务之一就是保持将会议的话题集中在团体的问题上，也就是说，个人的问题是不能讨论的，比如某个患者要离开之类的事情。当然，也有一些患者不理解什么是团体问题，而提出关于个人的治疗问题，比如我为什么在这里进行治疗。

由于绝大多数医生都会参加团体会议，所以对于患者来说，能在这种情况下讨论自己的问题，机会难得。所以很多患者会谈到他们在治疗中的挫折、关心的事情和一些要求。经验较少的医生会觉得这种讨论很消极，没有意义，但这可能就是治疗。

观察、隔离和束缚

什么是观察？

住院的患者会受到医生、护士或者护工的观察。患者可能会给自己和他人带来伤害，所以无论昼夜，大概每隔30分钟，患者都要接受检查。如果有需要的话，个别患者要接受更频繁的检查，大概每隔15分钟1次。如果某个患者处于极度危险中（比如有强烈的自杀和攻击他人的倾向），那么他需要接受一对一的监视，也就是说，观察人员要一直待在患者身边，不能离开。

什么是隔离？

隔离是把患者单独安置在一个房间，将他与其他患者分离开来，这是一种保护措施。患者被锁在房间内，不能出去。隔离安置不同于强迫住院，隔离安置时，患者仅是被限制在一个病房内，不能去其他的病房。隔离也不同于隔绝，隔绝的目的是预防疾病的传播，而隔离的目的是降低精神症状的出现，防止由精神症状引发的死亡。

什么是束缚？

束缚是指使用类似绷带、网等工具或设备，限制患者的活动，使其不能随意移动或者从事其他活动。这也是精神病院用以减少患者危险的常用的方法。当然，在不同情况下，具体的束缚方式也不同。

什么是药物束缚？

药物束缚一词有不同的解释。有时药物束缚是指患者急性发病时，有必要用药物来减缓患者的暴力行为，降低危险。有时，药物束缚指的是那些非精神治疗的药物治疗方法，比如麻醉。对精神患者来说，对其使用药物束缚是有争议的，因为有学者认为这是使用药物限制患者的行为。尽管药物治疗看起来能减少危险的暴力行为，但药物的使用并不是为了限制患者的行为，而是为了帮助患者学会控制自己。然而临床上，药物束缚的目的往往是减缓焦虑、不安，降低敏感性和爆发暴力的程度。一般情况下，最好是避免使用药物束缚这种方法，而选择其他的方法。

什么时候对患者实施隔离？

当患者的兴奋或暴力危险程度超过了隔离的负性效果时，就表示要对患者采取隔离。对危险的预测依赖于临床的信息，如果患者曾有过暴力行为或者有发生暴力的可能，则说明这个患者的危险程度较高。另一方面，倘若患者越来越情绪高涨且有过暴力病史，或者患者不遵守病房的规则也不服从医生的要求，那么医生应该认为患者正处于极度危险中。

对患者进行隔离会给患者带来负面的影响，进行隔离前要将这种负面的影响与患者自身的危险程度进行比较。隔离经常使患者感到受了创伤，患者会觉得自己像个动物或者是没有生命的东西，他们感到受了羞辱，感到恐慌。一些患者在接受隔离后，出现了创伤后应激症状（PTSD症状）。此外，将患者隔离可能导致患者与治疗人员关系破裂，患者和治疗人员都会为此感到不安，并且会避免与此相关的谈论。同时，患者和治疗人员之间的信任可能受到破坏，这会影响以后的治疗。可见，要平衡好利弊，才能对患者实施隔离。

什么时候对患者进行束缚？

束缚对患者的限制要比隔离强硬很多，所以能更有效地阻止暴力的发生。然而这种方法常常令患者感觉受到了更深的伤害，所以，只有在患者由于太过激动而不能安全地待在隔离室时，才对患者进行束缚。比如，如果患者在隔离室里用自己的头撞墙或者用脚猛踢房门，以此引起其他人注意时，就应对其进行束缚。

什么时候不应该使用隔离或束缚？

如果患者在隔离室里残害自己，就不能使用隔离。对于想要自杀的患者，除非能持续地进行观察和监视，否则不能采取隔离。

另外，如果患者急性中毒或者病情不稳定，也不能对患者实施隔离或者束缚。中毒的患者在被束缚时，由于不能侧卧，易造成吞吸呕吐物。对苯环己哌啶（PCP）中毒的患者或者昏迷的患者进行束缚，会加重他们病情。通常使用隔离和束缚来减少言语和视觉上的刺激，而这会使PCP中毒患者或者昏迷的患者病情加重。尽管束缚有时是必要的，但它会给患者和对患者实施束缚的医生都带来伤害。所以，应该尽量在其他限制方法都不起作用时，才考虑对患者进行束缚。

最后，隔离和束缚的实施不应基于医生的方便或者惩罚患者的目的，如果是那样，就应该向督导说明这么做的目的。

当对患者使用隔离或者束缚时，需要做些什么工作？

当一个患者被隔离或者约束保护时，医务人员的第一个工作是评价患者。患者在隔离或者约束保护过程中有身体受伤吗？患者需要医药方法镇静吗？隔离的患者安全吗？或者他需要约束保护吗？约束保护安置适当吗？患者能扭动一个体位而绞死自己吗（偶然地或有意地）？工作人员应主动与患者的家人联系，并尽可能快地通知他们可能发生这些事故。

下一个任务是记录所发生的事情。所有使用隔离或约束保护的患者都要有医生的全过程的记录。另外，记录患者病情的进展并解释为什么患者需要隔离或者约束保护的重要意义。虽然这些通常是杂乱无章的事情，但仔细地思考如何记录这些很重要。一个完整的隔离或约束保护患者的病情记录包括事故发生的时间、日期，这期间患者有什么行为表现，有什么可以预测事故的发生，为什么较轻的约束保护不能防止事故的发生。框1-1是一个记录实例。

框1-1

一个隔离患者的病程记录

2001年7月1日下午3:30　记录人：医学生

患者在半小时前和他的母亲通过电话，之后变得兴奋，护士提供一些医疗方法试图让他平静下来，但是他拒绝了，并且开始尖叫和恐吓他人，然后变得异常兴奋。很明确他对护士有暴力的危险，于是患者被安置在隔离室。同时给患者口服了氟哌啶醇5mg和劳拉西泮2mg，患者有些平静，但仍然愤怒。住院医生接通患者家里的电话，患者拒绝接听。患者于下午3:20进入隔离室，最长可持续2小时，但如果患者平静了，并能控制自己不伤害别人，就能较早地放出来。

医务人员必须定期地再评价隔离或约束保护的患者的病情，如果没有再评价患者就绝不能改变医嘱。当患者将要离开时，一定不要忘记同患者交谈他（她）的体会。允许患者谈负面的感受，如果患者认识不到错误，千万不要同患者争论，医务人员要尊重不同的意见，并重点要继续解决导致患者住院的问题。如果患者不认错，患者要继续伤害自己、工作人员或其他患者，那么让这样的患者出院是不安全的，要考虑继续观察。

院方能拒绝治疗患者吗？

倘若患者处于伤害自己或他人等一系列危险复杂的状况中，那么他就需要接受紧急治疗。但是患者也有权利拒绝治疗。如果患者拒绝治疗而医生认为治疗是必要的，在这种情况下，院方应该采取法律手段使患者接受治疗。倘若法庭判决患者接受治疗，而患者坚持拒绝的话，院方应依照法庭判决，继续治疗患者。

关 键 点

▶ 不是所有精神病都提供非强制住院治疗的证明。
▶ 艺术和活动治疗常用于评价患者完成复杂任务和与其他人相互影响的能力。
▶ 隔离或约束保护绝不能用于方便工作人员或惩罚患者。

（张 萧 韩 雪译 蒋炳武校）

第2章 医学生在住院患者的服务方面的作用

学生作为多学科治疗组的成员

什么是多学科小组?

大多数精神病院应用多学科小组的模式。小组包括医疗人员、护士、社会工作者和其他能提供临床保健的工作人员,如活动治疗家、艺术治疗家、心理学家和患者的管理者。对患者的治疗方案由小组成员共同作出决定。这些决定包括患者什么时间享有特权、患者什么时间出院、患者出院后如何随访等。表2-1列举了多学科小组成员的活动。

表2-1

小组成员的责任	
专业人员	职责
精神病学家	精神治疗,精神教育,医疗管理*,非强制住院证明*,下约束保护、隔离、出院的医嘱,实施团体治疗,包括社区会议,制订计划和家庭会议
护士	分发药物,精神教育,执行医嘱和病房规则,实施团体治疗,包括社区会议,每日患者病情进展的评价
社会工作者	出院计划(包括申请权利和门诊服务),实施家庭会议,家庭成员的精神教育,实施团体治疗,包括社区会议
心理学家	心理测试(包括神经精神病测试和智商测试),心理治疗和心理教育

续表

专业人员	职责
作业治疗师	实施团体活动,系统地评价患者的日常生活能力,训练患者从事日常生活活动的技能和其他简单的技能
娱乐活动治疗者	实施团体活动,帮助患者养成健康休闲的生活方式
创造艺术治疗者	实施团体活动,应用像音乐、戏剧、舞蹈等艺术方式作为自我表现的手段,培养患者的自我意识

* 这些功能是医生专有的责任

为什么精神病学需要一个多学科的小组?

患者可以因为不同的理由对不同的小组成员报告不同的症状。一些患者更信任医生,而不太信任护士,他感觉对同性或相同背景的人承认症状会更舒服些。一些患者可能更相信某一个医生,以便在他康复时能出院。在另一方面,一些患者较相信社会工作者,以便在他们出院后需要帮助时可以接受其他的服务。通常,对不同的人出现不同的过程是无意识的,这些差异意味着患者在撒谎。此外,疾病在一天的不同时间或不同的情况下是有差异的。一个患者在早上对医务人员说抑郁较重,而在晚上就对护理人员说抑郁较轻。最后,不同的学科成员接受不同的训练,让他们观察同一个患者的不同方面,一个活动治疗师观察患者完成复杂任务的情况表示患者的健康程度,而一个护士劝说这个患者服药能了解患者的病情程度。当你做出一个关于患者的重要决策时,你必须倾听不同学科成员的各方面意见。

在多学科小组里,医学生的作用是什么?

医学生的功能是医生的作用。责任的层次是从学校到学校。在小组会议上,医学生经常被要求汇报患者的精神和一般情况,这包括患者的症状和体征的总结、治疗的效果和副作用、患者最近的治疗情况总结。医学生汇报病历的时间通常是 3 分钟或更少,在此之前或之后,其他学科的成员将报告他们观察患者的结果,经常出现矛盾的情况,但为这些矛盾意见的辩解不是医学生的工作,医学生应能像较好的临床医生那样理解和综合这些不同的报告,形成一个较复杂的整体观点,这是十分重要的。

我什么时候能接触患者?

患者刚到医院的时候要接受一些治疗组的会诊和评估,其中包括门诊精神科医师、病房精神科医师、社会工作者、护士以及其他部门的工作人员等。刚开始和其他治疗小组的成员一起接触患者,你可能会觉得比较放松,然而很快你就需要单独接触患者。这样一对一的治疗可能会使你很有压力,然而这却是建立良好治疗关系的最有效途径。这期间你会得到小组其他成员的关注,无论是观察别人如何与患者进行交流,还是接受别人在这方面的指导,这些都是很有价值的经验。

在一个多学科小组里,谁做最后的决定?

因为不同的人员对同一个患者有着不同的经验,所以对一个临床决定就有着不同的意见。然而,只有一个医生能签字开始、结束或改变医疗方案的医嘱。全部出院医嘱由一个医生签字,大多数情况是由一个医生签字患者需要非强制住院治疗的证明。因此,这个医生必须同意最终的决定。

病例讨论和集体查房

当查房时,需要知道患者的什么信息?

大多数病房有每日查房,可以包括病例讨论(可以在会议室进行）和集体查房（小组全体成员一边查患者一边讨论病例），或者这两种方式同时进行。表2-2提供了医生对所管患者应掌握的信息。

表2-2
每日查房需要的患者信息

姓名
性别
民族/种族
婚姻状况
精神病学的诊断
医学诊断
近期医疗方案
医疗史（这次住院期间和以前住院的情况）
最近的精神状况检查，包括最近的认知检查

病程记录

精神病学病程记录的形式是什么？

大多数精神病院病程记录使用SOAP（主观报告、客观发现、评价和计划）形式（框2-1）。你可以记录精神状况的检查，包括主管的内容，像患者自己的报告，或患者的心情，或可能的干扰。这些是精神状况检查的主要部分，可以记录在"O"的部分，你也可以把这些记录在"S"的部分，但你的记录不能太长或累赘。

> **框 2-1**
>
> **精神病科病程记录的形式**
>
> 日期，时间
>
> 记录类型（医学生病程记录）
>
> S=主观报告
>
> 　　包括患者的症状报告，自上次记录到现在的症状变化，或自入院以来的症状变化，新的陈述，副作用。此外，较常见的是记录患者的活动，如患者室外群体活动时的体验。
>
> O=主观观察
>
> 　　在精神病学里，这部分经常有精神状态检查组成。如果患者有其他疾病或躯体的陈述，也应记录相关的体格检查，还应记录检查结果。
>
> A=评价
>
> 　　此部分记录患者的全部诊断和对病情进展的评论。
>
> P=评价
>
> 　　包括一个完全的生物-心理-社会计划（详见表 2-3）。
>
> 　　签字（为你的上级医生签字留出地方）

在病程记录评价的部分应记录什么？

　　除了正确的形式外，重要的是要有正确的内容。当记录 "A" 部分时，要记住三件事情：第一，也是最主要的，必须精确记录患者的变化，准确记录日复一日的同样的评价，精神病学的评价可以与其他病进行适当的比较，如果你连续几天在急诊室内未观察到任何变化，在写记录之前，你可以请求另外的观察。

　　第二，对前面记录的新问题进行分析也很重要。例如，如果你在 "S" 部分记录患者有躯体的痛苦，就要分析这是否是较危险的病情发展。假如你不想治疗或进一步评价在 "S" 或 "O" 部分的问题，你也可以分析 "A" 部分的问题。

　　第三，这部分要认真地考虑一个问题，如你的患者每天都像记录的那样稳定，他可能就不需要住院了，你的评价将反映为什么患者仍在住院治疗。

什么是生物-心理-社会计划?

生物-心理-社会模式是恩格尔于1977年提出来的精神病学工作模式。它提出了精神紊乱是由生物、心理和社会因素所导致的。一个生物-心理-社会计划应包含这三个方面，表2-3有助于制订计划时的思考。一个完整的精神病实施计划应包括6个部分，通常，评价计划在住院初期较重要，而治疗计划在后期占主要地位。

表2-3

生物心理社会模式中的因素

	过去	现在
生物学方面	明确的家族史	目前的酒精、药物使用情况
	酗酒或药品使用史	毒物/代谢异常
	头部肿瘤史	目前的中枢神经系统疾病
	中枢神经系统疾病史	目前可能影响CNS的疾病
	可能影响中枢神经系统的系统性疾病史	近期的头部肿瘤
		对药物的依赖或戒断情况
		药物的副作用
心理方面	过去的症状情况	目前的症状情况
	早期的家庭动力学	紧张性刺激对患者的影响
	既往的重要联系和友谊	心理学特征（如智力、社会技能、挫折耐受力）
		目前友谊和关系的性质
		自尊和自我感觉
社会方面	早期的家庭环境	
	过去的社会模式（家庭/朋友）	目前的社会模式
	过去的生活安排	目前的生活状态
	过去的就业情况	目前的就业情况
	过去的文化/宗教/政治环境	目前的文化/宗教/政治环境

生物学评价应包括精神病患者情况的可能生物学原因的评价,还有患者一般健康状况的评价。患者的生物学病因如中毒、头部损伤、感染可应用实验室检查、体格检查、影像学检查进行评价;完整的生物学评价还应包括疾病治疗史的回顾,获得这些旧的记录和以前的病史是非常乏味的,但在精神病学实习中,这是很关键的部分。

心理学评价应包括正式的心理学测试,但最重要的心理学评价应有与患者的交谈。医生能确定进一步讨论的题目,应发现过去治疗方案的疗效及治疗失败的原因。

社会评价通常包括获得患者在家中、工作、学校或能给患者紧张刺激的信息;另外,评价患者出院后能得到社会支持的程度是很重要的。不管患者在医院里是如何做的,只有对患者出院后的情况进行了评价,才能为患者制订出一个成功的计划。

如何准备一个紧急综合的治疗计划?

一个 21 岁男性双相障碍 I 型患者,入院时躁狂发作,非常激动,并性欲过度。在最初的问诊时,他不能提供全面的病史。门诊医生给予患者锂盐治疗。在框 2-2 中推荐的 1~6 是生物学评价;7~9 是心理学评价;10 是社会评价;11、12 是生物学治疗;13、14 是心理学治疗;15、16 是社会治疗或干预。在这些不同的方面有着大量的相互交叉,例如:家庭会议可以在计划的第 10 和 15 条完成。而且,某些干预也不仅仅在一个计划中,例如:团体治疗既是心理治疗,也是社会治疗。不论怎样,表 2-3 与框 2-2 类似,能帮助医生制订较好的治疗计划。

精神病的生物学疗法,包括药物治疗和电休克治疗,心理疗法包括心理治疗和心理教育,社会疗法包括家庭治疗、夫妻治疗、团体治疗和提高社会能力的治疗。在急诊室,通常没有足够的时间进行家庭或夫妻治疗,常常应用家庭会议进行简短的干预。

框 2-2
躁狂发作入院患者的处理计划

1. 尿液毒理学检查,排除中毒的原因
2. 脑电图检查排除大脑颞叶癫痫
3. 甲状腺功能检查排除甲状腺功能亢进和继发性甲状腺功能减退
4. 在给药前评价锂的顺应性水平和其毒性危险
5. 心电图和肾功能检查评价继续锂治疗的安全性
6. 与患者的门诊医生讨论患者以前用药的疗效和停药的理由
7. 与患者的门诊医生讨论患者以前的心理治疗方法和效果
8. 神经心理学测试评价患者认知能力有助于心理治疗,评价患者出院后是否有能力独立治疗和承担相应的责任
9. 完全的性生活史评价患者在这次或以前的情感发作时是否被传染上性病的危险
10. 家庭会议确定有引发躁狂发作的因素,也可以评价家庭对患者的支持程度和是否能进行特别的干预,如监视患者出院后能顺应药物治疗
11. 碳酸锂 600mg po,Bid
12. 氯硝西泮 1.5mg po,Bid
13. 心理教育:教育患者能引起复发的行为
14. 心理治疗:帮助患者接受他的诊断,并配合治疗
15. 家庭会议:为患者出院后计划一个多结构的环境
16. 团体治疗:帮助患者学习适当的人际交流行为

针对住院患者的心理治疗和药物治疗

与患者谈什么?

与患者的谈话内容包括两个部分:评价和治疗。通过进行常规的精神状况检查来评价患者的精神状况的改变,但没有必要每次谈话都进行检查。比如,如果患者没有认知缺损的病史,并且本次住院时精神状态检查对认知部分也已记录,则可省略这个过程(除非患者有急性的变化)。

虽然与患者谈话是很直接的,但是许多医学生不知如何

进行，在评价患者的症状后，就无话可说，不知如何度过这段时间。应记住患者是自我治疗的过程，当给患者讲话的机会和有人关注他们时，患者能感到极大的信任。可以讲一些患者感兴趣的话题，或者对有谈话困难和不能静坐的患者帮助他们一起进行活动。和儿童或者心理障碍的患者一起玩游戏是很有效的方法。

除了倾听患者的心声外，谈话治疗包含许多积极的部分，可以分为两类：心理教育和心理治疗。

什么是心理教育?

心理教育是教育患者关于精神紊乱和治疗的知识，以帮助患者理解精神紊乱方面的症状，并了解治疗的益处和局限性，以及配合治疗的必要性。通过心理教育，患者能识别精神紊乱的原因，能意识到需要住院治疗的早期症状。

什么是心理治疗?

心理治疗是通过谈话帮助患者解决问题的过程。心理教育虽然重要，但不能解决全部的问题。对于一些酒精依赖的人，当对他们讲授有关酒精的副作用时能停止饮酒，但大多数酒精依赖者在知道酒精的害处后仍不能停止饮酒，心理治疗能帮助他们。在几周的精神病见习中学会如何实施心理治疗是不可能的事，然而，你能了解心理治疗和学会如何与患者交谈，即使是非正式的心理治疗。

同患者交谈危险吗?

尽管暴力在住院患者病区中不多见，但确实发生过。你应该意识到这种环境应采取防备措施。不应该在患者的病房中查看患者。当访问患者时，你应该待在患者和出口之间以防患者变得激动。界限是很重要的。你不应该与患者握手或拥抱。你应该与患者保持适当的并显得尊重的距离，既不能太近，这样会使你或患者不舒服；也不能太远，这会给人留下你是害怕或厌恶患者的印象。绝不应该犹豫着去结束一个会谈或在患者自己感到不安全时离开他。你应该向医院的其他工作人员报告患者这种焦虑不安的发作。如果你对这个患者不熟悉或这个患者有暴力史，就在露天区域和其他成员的视野内进行会谈。如果你觉得某个话题会使人过度悲伤，就不要强迫患者多谈。最后，如果看到患者有暴力行为发生，不要试图以自己的身体去阻止。要学会寻求帮助。求助团体中那些受过训练的成员来对付情绪激动或暴力的患者。

如果我感到不舒服或患者对我造成了情感困惑，我应该怎么做？

有些患者能给富有经验的临床医师和学生带来情感上的困扰。有时这取决于患者的行为，而有时决定于治疗者潜意识中的过程。这些情感被称为反移情。如果发现你自己被愤怒、被吸引或出现强烈的同情感，这并不是有害的。只有当这些情感没有被控制好或当它们起作用时才是有问题的。如果你发现自己确实存在这些反应，适当的督导是必要的，可以使那些情感不会干扰患者的治疗。

事实上，反移情有助于提供给你患者的一些有用的信息。患者会告诉你一些事情，并要求你不要告诉小组中的其他人，这会让你感到很不舒服。还有的患者会向你表达关爱或爱情这样的情感。这些情况下，你就需要督导了。

家庭访谈

在家庭访谈中我应该了解些什么？

家庭访谈意指信息的双向交换。你从家庭访谈中获得的信息包括患者的个人史，比如与发病有关的危险因素，过去的治疗效果和近期患者的精神病的早期征兆。还要询问这个家庭影响患者出院的因素都有哪些。

除外口头信息，家庭访谈还可以收集其他资料。观察这个家庭互动的方式可能有助于你的治疗。家庭成员的相互关系如何？如果这个家庭对患者患病感到生气或患者对家庭送他住院治疗感到生气，这都是需要解决的，尤其当家庭将要在患者出院计划中起积极作用的时候。患者是否极度顺从他的家庭，或他对家庭造成了威胁？如果患者对所有的决定都遵从他的家庭，那么家庭的心理教育对患者出院后的健康至关重要。当患者与他的家庭在一起时看上去更健康还是更病态？如果患者出院后要与家人住在一起，他与家人在一起时的精神状况可能会比他在医院所表现出来的更重要。另一方面，患者异常行为的减少可能误导家庭。如果这个家庭没有意识到患者疾病的严重性，你有必要进一步教育他们。

为了收集这些宝贵的非言语资料，要尽可能以开放式提问开始。允许家庭成员间自由谈话和交流。注意到谁代表家庭讲话，谁能反驳这个家庭发言人。尽管时间有限，也不要使家庭访谈变成一个简短的程式化的会面。

但是，如果一个家庭访谈开始转成大声叫嚷的争论，暂停并试着以更有效的方式重新制订会谈是恰当的。如果患者或他家庭的一个成员变得不可控制的伤心，就有必要去结束会谈。如果某个家庭成员总是会激怒患者，就要阻止那个人参加家庭访谈。这个规则可能也适用于探视。应该告诉患者为什么会有这样的限制。

在家庭访谈中，我应该表达什么？

家庭访谈给你提供了一个机会，就是让家庭参与到患者的康复当中去。在家庭访谈之前，你应该对家庭如何能起到帮助作用有一些构想。他们是否能监测患者出院后的药物？他们能对患者的复诊负责吗？家庭应当减轻患者应尽的责任吗？他们能鼓励患者尽快回到原来的生活中去吗？

除了给家庭如何照顾患者的具体指导外，你还需要经常给他们介绍有关疾病的一些知识。这种教育与本篇前面所描述的教育是相似的，侧重点有所不同。许多家庭感到他们对亲人的疾病有责任。另一方面，一些家庭责备患病的亲人，并认为患者能有意识地控制自己的症状，或是把疾病与道德败坏等同起来。这些有关疾病的误解会削弱家庭照顾患者的能力。对精神障碍强调"无过失的"生物模式可能会有助于家庭不带任何批判地接纳患者的疾病。

出院计划

一个住院患者的出院计划应包括什么？

生物-心理模式在出院计划里是十分有用的，一个完整的出院计划应考虑到医学的、心理学的随访和患者即将生活的社会环境。

一般情况下，医学生制订出院计划应包括患者出院后在什么地方和怎样得到治疗，患者去诊所是一个月一次，一周一次，或每天一次？患者需要心理药物的治疗、心理治疗，还是进行为期一天的治疗计划呢？第3章将帮助你理解这些不同的选择。医学生应当知道在电话预约之前，应了解门诊患者所期待的治疗方案。例如，某些门诊医生和诊所仅能给病情稳定和低暴力危险的患者提供治疗，了解这一点可帮助你有选择地提供相关的信息。否则虽然能使你的患者获得预约机会，但这是不道德的和不明智的做法。

总之，当要电话随访一个患者时你必须提供下列情况：患者的地址和电话号码，患者的保险情况，患者的临床情况，包括他的医药治疗和诊断情况。

社会工作者常常有助于保证患者出院后有食物和钱，能获得运送帮助和庇护所，但医学生有责任帮助确定患者的需要。除了安排随访计划外，还必须考虑患者的社会环境，患者是否需要推荐到一个支持团体？如匿名嗜酒者互诚协会或美国国家精神病患者联盟（NAMI），患者是回家还是去庇护所？患者有无车回家并能得到随访？或者患者需要一辆救护车？

关 键 点

▶ 最重要的心理学评价是与患者交谈。
▶ 大多数精神病院使用多学科的方法。
▶ 与患者谈话本身通常就是治疗，即使不是心理治疗。
▶ 在评价患者出院时，患者与家庭成员的精神状况比与医护人员的状况更重要。

（谷 岩译 韩 雪校）

第3章 医学生在门诊

门诊

门诊与病房的区别是什么？

最简单的是门诊患者不用住院治疗，尽管他们可能最近或马上就要住院。

还有许多其他的不同之处。你将注意到在病房对患者的照料要比门诊好；住院患者的病情也比门诊的重；病房为患者提供24小时的保护和治疗；门诊的患者较自主，因此较少得到保护和照料。门诊患者治疗的基础是患者患病，然而他们的评价结果是对自己或他人没有危险，他们在院外能被安全地照料。

因为门诊患者来去自由，所以治疗要给患者提供更大的自由度和参与度，他们自己的目标会变得更重要。由于在医院里的时间很短，治疗的重点就放在急性症状的处理上。但是对于门诊患者，你必须处理好与疾病有关的一些问题，包括固有的行为模式，这些行为可能不会导致危险，但会极大地影响患者的功能或痛苦感，比如职业和人际关系的问题。

门诊与病房的相同之处是什么？

有一点可以肯定，那就是在病房里你能见到的精神疾病在门诊都能见到，然而，有些精神疾病在病房里是见不到的，因为只有严重的精神疾病患者才住院治疗，而许多较轻的精神疾病患者是在门诊治疗的，包括焦虑障碍、调节障碍、轻度压抑和严重型人格障碍。虽然患这些疾病影响患者的生活，但他们可以在医院外生活得很好。对于那些可以很好地生活、却受某些心理问题困扰的患者,可以从门诊治疗中获益。

对患者的治疗方面住院部和门诊部是相互配合、协调一致的。患者不可能总是住院治疗(虽然在20世纪60年代前的制度之下确实存在过这种现象),最终他们都会成为门诊患者。当患者的疾病发作导致他们出现危险行为时,医院的住院部会提供必要的持续治疗和安全设施,直到他们能够重新回到社会。许多类型的精神病(例如精神分裂症和双相障碍)是以阶段性病情恶化和相对稳定的交错为标志的。

精神科门诊和其他学科的门诊一样吗?

在某些方面两者是相似的,但它们之间有许多重要的不同点。大多数的门诊仅在患者的疾病发作期间要求他们前来就诊一次或数次。而精神科门诊,即便使用最简单的疗法,也通常要求患者有规律地随访3个月或更长的时间。许多患者,尤其是那些以心理治疗为主的患者,需要在长达数月甚至数年的时间里,保证每周都有规律地前来就诊。

患者是怎么来到门诊的?

患者来到门诊的原因很多。一些患者觉得自己受到了困扰,为寻求帮助、解决问题而主动前来就医。还有一些患者是从其他的医疗机构转借过来的,比如住院患者小组(in-patients units)、急诊室以及其他医疗机构。同时,社区服务机构、宗教组织以及患者的家属和朋友也会推荐患者来到门诊接受帮助。知道这些是有必要的,这可以帮助医生了解到患者得到怎样的支持,是否有治疗动机等。

一个典型的门诊部是怎么组建起来的?

不同方案是有差别的,但是许多诊所都设有专门为那些未预约的患者提供服务的部门,这使医生能够为那些急于接受治疗的患者,或那些无法事先安排预约的患者看病。对于那些可以预约的患者,可以安排初步评估的预约。初步评估时,一些背景资料和对患者问题的总结会写成书面文件,然后召开一个会议,在此会议上重新讨论初步检查的结果,选择治疗形式,可能包括个人、集体以及日常治疗。当患者的需要和治疗目标确定、适当的疗法选定后,指定一个擅长这种疗法的医生,由他和患者制订一个治疗计划并开始治疗。

这个多学科的队伍是如何组建的?

除了精神科医师外,该团队通常还有心理学家、社会工作者、精神科护士和其他在住院部工作的医务工作者,还有音乐和美术疗法治疗师、职业疗法治疗师及其助手,这些人在普通门诊一般很难见到。

团队成员具体做哪些工作?

心理学家通过心理测验来评估患者,并且他们参与多种形式的治疗。社会工作者帮助患者解决环境和社会问题(例如住房、医疗保险、权利和食物),并随时提供心理治疗。

精神病科护士向患者讲授关于药物和疾病的知识,评估患者的重要症状和获得病史,扮演一个与其他医务人员联络的角色,并且随时提供治疗。例如,许多注射用的长效药物在门诊都是由护士来管理和操作的。

精神科医师在诊所中做什么?

在门诊中,精神科医师是关键的专业人员,他(她)在门诊的治疗工作中起领导作用,确定是否患者的病情中涉及药物、神经病学或药物反应等方面的因素是精神科医师独立承担的责任。除此之外,精神科医师在调整药物和心理治疗以及对其他工作人员的培训和监督方面负有责任。

在诊所中,我能为患者做心理治疗吗?

考虑到精神科实习期的时间(通常为4~8个星期),要完成持续几个星期甚至几年的心理治疗是不可能的。并且由于心理治疗涉及个人隐私的特点，一个学生要旁听一个正在进行的治疗而不会带来任何干扰是很困难的。在某些部门，观摩心理治疗是通过单面透光的镜子和录像带演示来完成的。

如果我在诊所中不做治疗，那做什么？

由于时间和经验的限制，学生经常参加以下三项门诊服务之一：分类、评价和药物管理分类服务。

分类服务

分类是什么意思？

为了使病情最重和最危险的患者最先得到治疗，分类就是一个快速的初步评估。紧急事故的患者被运送到急诊或者在现场进行治疗，其他不严重的患者将考虑稍后进行治疗。

如何做分类评估？

分类的方式因不同的医院而异。在纽约 Belleve 医院的精神病科门诊，患者最初被安排在未预约的诊所中，在诊所中他们接受一个精神病医生和护士的长约 30 分钟的询问，其他诊所是通过电话或在急诊室分类。无论这种分类在什么地方进行，我们所要获得的最重要的信息是安全和医学的评估。

如何评估安全性？

患者有自杀或杀人倾向吗？他（她）能够满足自身食物和住处的需要吗？这些问题的答案可以帮助你决定这个患者是否需要立刻住院治疗。对那些有自杀倾向的或不能够保证安全的或不能够控制自己行为的患者，如果认为他们以后还会有这种危险,就应该把他们送到急诊室或直接住院治疗。同样,如果那些患者有伤害他人或有暴力、冲动倾向也应该接受住院治疗。安全评估所形成的最终结论是患者是否能照顾自己。例如,他(她)是不是一直在寒冷的天气里露宿街头或拒绝衣服和住处。将这些问题以一种清晰、直接的态度来与患者讨论是很重要的,即使这样做他们会感到很不舒服。

为什么要做医疗评估?

一些精神性的症状是由潜在的躯体疾病造成的。未知的躯体状况会导致不健康或死亡。表现为急性的精神改变、定向障碍和意识状态有明显改变的患者,可能是谵妄,这是由于潜在的躯体情况和药物副作用造成的,存在极大的风险。谵妄的死亡率达10%(一些研究报道死亡率高达20%),怀疑谵妄的患者必须立即送到急诊室或其他急救单位进行检查。其他患者的精神症状或许适合于门诊治疗,但却并发反复发作的内科疾病,如哮喘发作,需要给予及时的处理。不同的诊所以不同的方式处理这种情况,但是通用的一种方法是将患者安排在未预约的诊所中。一些抗精神病药物治疗可以造成医疗负面影响(如文拉法辛可以造成高血压),这些副作用需要精神科医生监测一段时间。医疗评估中需要提到的一些具体问题是患者的主诉、既往的内科和外科病史、过敏史和目前的治疗情况。

对于诊所患者群体的分类应该知道什么?

患者的经济、社会和风俗背景能提供一些线索,这些线索将告知医生,在患者的第一次诊疗中,他们最需要什么以及什么可以帮助他们。比如,患者是否无家可归?患者是否有医疗保险?患者的医疗保险在该门诊是否适用?该门诊是否可以为患者所居住的地区服务?你所在的医院或邻近医院是否有一些为特殊文化背景的人服务的项目?因为与住院患者不同，门诊患者的治疗常常是长期的，所以熟悉门诊的转诊资源才能预先知道怎样满足患者的需要。

患者不会说英语怎么办？

在忙碌而翻译员又缺乏的诊所中，利用家庭成员来翻译可以真实地了解谈话内容。但事情不能够那么进行。因为在精神病治疗的访谈中，信息的获得是极其个人的，如果患者的母亲或者丈夫是翻译员，患者就不会感到舒适，就不能坦诚直言，另外，你不熟悉这种关系，就不能清楚地认识到它所代表的问题。一个受虐待的女性在她的伴侣在场的情况下，不可能完全坦白地交代关于家庭暴力的问题。如果找不到受过训练的、专业的翻译员，就要用与这件事没有关系且不认识这个患者的诊所职员，如果这些都没有的话，电话翻译者就派上用场了。

如何决定一个患者是否适合在诊所中治疗？

每个门诊收治患者的标准是不同的。语言、保险、目前物质的滥用和患者的居住地都是因素，许多公立医院和诊所仅仅为一个特殊的地理区域服务，就像所说的可以到达的区域。重要的是，用日常治疗计划来代替不太固定和偶尔的门诊部治疗，对于患者而言是否效果更好；对于大量使用毒品或酒精的患者在进行门诊治疗之前，要考虑他们是否需要住院戒毒、戒酒。他们使用毒品或酒精的频率和程度以及先前停止用药症状的病史和现阶段的症状，将是帮助评估的重要信息。

我什么时候可以得到社会工作的评估？

你已经得到的关于患者是否适合在你们的诊所治疗以及他的社会经济和文化背景方面的信息将提示你该请一位社会工作者。如果患者无家可归，他（她）可能急需关于收容所的信息。在不久的将来，他（她）将会需要住处或其他形式的住所。另外，需要考虑患者的经济情况：他（她）是否具备社会救助的资格或者他的资格是否被停止。紧急社会工作介入的另外一个重要原因是虐待——老人、小孩或者家庭，法律要求所有的门诊医生必须报告可疑的儿童虐待行为。社会工作者在这方面很有经验，因此应该向他们咨询。

评估

我如何准备做一项评估？

如果你不是一位参加检查过程的门诊医生，现在需要重新回顾已获得的资料并形成访谈中将要询问的问题。在对病情初步评估的过程中，确保涉及所有方面。如果患者是转诊来的，应联系转出患者的部门，全面地看一看已做的实验室检查结果是很有好处的。患者有可能是医院里任何一个科室转来的，应得到转出科室的转出小结和日志。联系好相关的内科医生，了解他或她的想法。在访谈之前整理好信息，这会使你更有效地利用你和患者在一起的时间。记住，在没有得到患者口头或文字上的同意的情况下，你不能与院外间接的信息来源（家人、朋友和院外医生）进行沟通。

门诊部和住院部的评定有什么不同？

访谈本身或许不同，因为患者会更稳定和更加可能忍受一个长时间的访谈。许多最初的访谈时间被限定在 45～90 分钟。患者入院后通常只能耐受简短的接触，特别是患者入院的初期。但较长的访谈可以使你获得更多关于患者的家庭史、社会背景、过去的功能水平、发育史和其他方面的细节。因为患者很少急性地发病，在检查症状时，你可以探究诊断之外与疾病相关的问题，这些问题将会对患者的康复和身心健全有益。例如，在门诊环境中，人际关系问题或在学校的拖拉问题可能会变成初始访谈和随后治疗的重点，尽管它可能不会与任何精神诊断有明显的关系。

怎样制订治疗计划?

确定诊断之后,治疗计划就会自然形成。你还需要什么信息用于鉴别诊断——更多的实验测试、体格检查、影像学检查、神经心理学检测或者佐证信息?一旦有一个操作性诊断,它将会帮助你选择合适的治疗药物或一些心理治疗方式,或者二者兼备。因为门诊患者治疗一般是自愿的,患者的偏好更为重要。在一些社会功能较好的病例中,患者的愿望和参与成为治疗中的关键因素,患者完全可以决定是用药物治疗还是心理治疗,甚至是用哪种心理治疗。门诊患者的治疗计划也必须考虑社会问题,比如住房补贴的申请。

如何为患者选择最佳的治疗方法?

大量的且不断增长的研究结果为不同心理疗法应用于各种精神障碍的治疗提供了经验性的资料。你肯定想根据现有的理论依据做一个治疗决定,但是仅仅这样做是不够的。当然,以前的治疗经验也很重要。通过这些信息就能够作出判断,也就是说,为特定的患者拟订特定的治疗方案。倘若医生在治疗过程中不能灵活改变,那么很可能给患者带来极大的不适应,从而可能造成病情的加重。另外,这些信息还可以帮助医生了解到怎样的治疗对患者有效。同时,患者的特征和门诊医生可提供的治疗都需要考虑。表 3-1 列出了常见的治疗方法以及适应证和禁忌证。表 3-2 列出了在制订治疗方案时需要考虑的一些附加的因素。

我的书面评估应该包括什么?

对门诊患者的评估必须依照标准格式,本书第 8 章会有相关的讨论内容。在鉴别诊断后(如从最可能到最不可能的所有诊断列表),你应该表述你的诊断假设理由。接下来是治疗过程和讨论阶段,对以往治疗进行简短总结并提出你对下一步治疗的建议。你可以用对疾病病程和预后的讨论或有关疗效研究的资料来支持你的建议。

表 3-1　一些心理治疗方法及其应用

疗法	技术	目标	适应证	禁忌证
心理动力学疗法（也叫"内省"疗法）	自由联想 梦的分析 童年经历的讨论 移情和阻抗的认识	使患者意识到无意识的思想和冲动 通过内省而减轻症状	适应障碍 生活问题（DSM-Ⅳ中轴Ⅴ的诊断） 心境恶劣障碍 广泛性焦虑 躯体形式障碍 人格障碍（如表演性、依赖和边缘人格）	精神病性症状 偏执症状 精神发育迟滞或痴呆 反社会人格障碍 其他治疗方法更有效的情况（如单纯恐怖症）
支持性治疗	了解过去的应付策略以支持和强化已经存在的适应能力并改变削弱不适应的倾向	改善功能	慢性精神病如精神分裂症 智力和认知功能受损 一些人格障碍（如分裂样、分裂型人格）	其他治疗方法更有效的情况（如单纯恐怖症）
行为治疗	特殊活动或运动的规定 很少涉及幼时经历和无意识过程	消除症状	单纯恐怖症 强迫症 惊恐发作 性功能障碍	没有绝对的禁忌证，但对没有明确病态行为的慢性障碍效果差

续表

疗法	技术	目标	适应证	禁忌证
认知治疗	确定和消除认知扭曲（对自己能力和新环境的错误认识）	减少症状	重性抑郁症 心境恶劣 焦虑状态 躯体形式的功能障碍	精神病症状 认知损害
辨证的行为治疗（DBT）	个别和集体治疗相结合，针对特殊的、确定的不适应行为的治疗；优先用于自杀预防	提高功能，减少症状	边缘人格障碍	这种治疗在其他方面的运用还没有较广泛实行或研究

注：很多治疗师将各种方法综合起来使用。针对个体的治疗是不可能单纯地使用某种方法的。有效的治疗方法通常是交互且不排斥的。在选择方法和制订方案时要依靠患者的特点，还要看是否可以提供治疗所需的条件。禁忌证是相对的，而不是绝对的，同时存在个体差异。

表 3-2
制订治疗方案时需要考虑的心理、个性以及认知方面的因素

心理动力学疗法
对缓解症状效果不明显
心理学思维、自我洞察、智力、动机强烈、阻抗、耐心、经济上的支持(这种治疗通常需要自费)

支持性心理治疗
对于心理问题不能详尽的描述

认知-行为疗法
对缓解症状效果不明显
认知不能,例如精神迟滞或呆滞
特定行为(specific well-delineated behaviors)或者特定的思维方式

团体治疗
要解决的问题涉及团体相同的目标
能够接受长时间关注别的成员
能够完成团体的任务,有改变的动机

家庭治疗
关系紊乱/家庭或夫妻冲突
困扰、沟通问题、改变动机
家庭成员的参与意愿

药物治疗

在为门诊患者治疗的见习实习过程中,我能得到哪些有关药物治疗的经验?

在分类和评估两项任务中,你也许有开始或继续给患者施予药物治疗的经历。除此之外,许多教学门诊还为学生提供机会以便于他们参与到患者的进一步药物管理之中,这些患者可能正在接受治疗,也可能没有接受治疗。

相比之下,门诊患者与住院患者的药物管理的不同之处是什么呢?

至少有三个方面的区别。考虑到门诊患者的治疗时间(几个月甚至几年与数周或数天相比较),你需要确定细微的副作用,而在患者住院期间,医生们最关注的是如何快速使患者达到稳定状态。例如,许多服用选择性 5-HT 再摄取抑制剂的患者反映这种药有性方面的副作用,比如性高潮延迟、性欲减退,并且使梦境更加清楚(神经衰弱更加严重)。这些副作用也许不是短期住院治疗中最主要的方面,但它对于长期门诊治疗的患者的药物管理来说却是相当重要的,不尽如人意的疗效和副作用的干扰是停止用药的常见原因。

此外,使用药物增效剂可能在门诊中比病房中多很多,例如,患者对多种抗抑郁剂疗效不好时,医生可能会通过添加锂或甲状腺激素的方法以增强抗抑郁剂的疗效。最后一点,减量和不坚持用药是门诊患者的更典型特点,而住院患者的药物管理则与之不同,药物管理的所有方面都由医生与患者一起协商。医生努力为患者制订一个最令人满意的用药计划,这需要考虑到花销、每日剂量和副作用,还有因人而异的结果。这对于住院患者的治疗来说不是十分重要,因为住院患者的治疗或许是紧急的、非自愿的,或者是法院指令的。此外,由于住院患者治疗费高,故药物用量经常急剧增高以尽快使患者稳定。一旦稳定并参与到门诊治疗中,患者可能会维持在较低剂量,这种剂量可能更舒适,并且副作用更小。

在为门诊患者开药的过程中,花费是一个影响因素吗?

是的,这一点不常考虑,但它应该是。对于一个内科医生来说,了解他们的患者花费多少医药费是很重要的。花费的钱数很可能影响到患者是否花钱开药,还关系到患者是否按处方服药。比如,医生给有的患者开的处方是很贵的抗抑郁药，而患者可能会试图把药分配在一周之内几次服用。但他们会对这个本应令人满意的治疗策略感到失望，因为只有规律且长期用药才能有疗效。

在很多情况下，一些不贵但是具有相同效果的药物也是可以应用的。一种新药被食品与药物监管部门认识之后，制造该药的制药公司就被授予唯一的专利，并且可以享有该专利17年。在拥有专利权的期间里，制药公司会尽力打造产品的品牌，并占领市场，以此赚回用来做调查和发展的费用。在专利权到期之后，这种药物的同类产品可以在市场上推广并与这个品牌竞争。而同等数量的这些药物常常会便宜些，这种情况很多时候都会发生。一些药物的花费比较如表3-3所示。人们最终花费多少钱去购买处方上的药品取决于医疗保险。许多私营的保险公司支付处方药费的大部分，同时要求患者自己负担一部分。使用品牌药物与使用同类仿制药物相比，患者要承担的自费比例大一些。政府的医疗救济方案包括了门诊处方的支付，而针对老年人的社会保障方案不包括在内。这个问题经过了政府的讨论，有可能在将来得到解决。

表 3-3

某些精神药物使用 1 个月的费用

药物		剂量	片数	零售价
品牌	通称	（毫克/片）		（美元）
	碳酸锂	300	90	19.04
丙戊酸钠		500	60	123.99
	丙戊酸	250	120	55.96
百忧解		20	30	121.42
	氟西汀	20	30	15.99
西普妙		20	30	72.99
	西酞普兰	20	30	39.99
左洛复		50	30	75.99
怡诺斯 XR		75	30	89.99

续表

药物		剂量	片数	零售价
品牌	通称	（毫克/片）		（美元）
盐酸安非他酮		150	60	115.99
	安非他酮	100	90	66.99
赛普乐		20	30	519.99
利培酮		4	30	250.69
思瑞康		300	60	459.54
阿利哌唑		30	30	417.97
	氟哌啶醇	5	90	15.80
维思通	利培酮	25	90	533.00
氯硝安定		100	90	401.89
	氯氮平	100	120	312.00
赛乐特		2	30	63.99
	劳拉西泮	2	30	21.99

医疗保险和医疗保障的区别是什么？

医疗保障是 1966 年联邦政府为参加社会保障的老年人提供医疗照顾的一种方案，1972 年，这种制度扩展到包括残疾的青年人和没有参加社会保障但愿意付保险金的老年人。

医疗保障指定的范围包括严重紧急状况和一些长期接受治疗、享受预防保健服务、正在接受治疗等，牙齿保健被排除在外。传统的医疗保障包括两个部分：A 部分主要是医疗保险（以及某些门诊医疗护理，包括部分精神病医院），B 部分是按月交保险金的自愿医疗保险。大约 97% 医疗保障 A 部分的受益者也有 B 部分的医疗保险作为补充。

医疗补助是 1965 年出现的为穷人提供医疗保险而设定的。医疗补助的资金主要由联邦政府提供和州政府配合提供。州政府在提供医疗保险时对报销的水平可能有强制制度。在美国，医疗保险支付所有的精神病治疗 25% 的费用。

> ## 关 键 点
>
> ► 精神病患者分层包含安全评价和医疗评价。
> ► 制订心理治疗方案需要参照现有的研究结果、患者的特征和能力以及可提供的条件而进行。
> ► 对于不会讲英语的患者,家庭成员不应替他翻译,要找其他人翻译。
> ► 法律要求全体临床工作者要报告可疑的儿童药物滥用。

(郁慧珍译 李建明校)

第4章 医学生在精神病学或身心医学联络咨询服务处

精神病学联络咨询服务处

什么是精神病学联络咨询?

精神病学联络咨询(C-L)是精神病治疗的一个分支,处理普通医院的精神病患者(不包括精神病专科)。接受服务的有内科、外科和妇产科的患者,通常是内科和外科的患者(儿科通常有专门的联络会诊咨询小组)。精神病学联络小组的工作指的是直接照顾患者,在科室内通过对特定的患者提问一些特殊的问题来评估精神状况。

什么是联络部分?

联络是指促进精神科医生和医院的任何一个科室的持续性关系,包括和职员进一步熟悉、各科室的功能、患者的类型及科室的特殊应激,这为精神科医生在不同的合作中有良好的工作环境而且更加省事打下了基础,并且为内、外科医生提供继续教育。

联络会诊精神病学与心身医学之间的关系是什么?

2003年,作为精神病学公认的一个分支学科,联络会诊精神病学正式更名为心身医学(PM)。一些服务机构相应地改了名称,但是许多机构并没有变。不管是叫C-L还是PM,其实质是相同的;名称上的变化是一个领域发展的一部分,这个领域是正处于迅速增长和发展的时期。

我将见到何种患者?

在联络会诊精神医学工作中,你通常可以见到一些特定疾病的患者。如表4-1和表4-2所总结的那样:有时,你会被要求去帮助诊断,有时会试着辅助使用药物来治疗患者,有时还要提供心理治疗,有时也许会将以上几种方式联合起来使用。

C-L 精神病学与急诊精神病学有相似之处吗?

急诊精神病学与 C-L 精神病学有许多相通之处。他们之间的主要区别是:在 C-L 精神治疗中,患者可能会有内科或外科问题,急需精神病学材料来辅助评估和治疗;而且,你将会被请去做会诊医生,对其他医生的患者提供熟练的专业评估。请求会诊的医生有可能部分或全部接受你的建议。鉴于以上原因,你作为会诊顾问,通常是不要求写出医嘱的。

工作职责

我怎么开始工作呢?

通常你将被指派去处理临床医生通过电话提出的会诊请求。给你有限的资料,这些资料包括患者的姓名、所住的医院以及一些临床信息,在你去接触患者前与要求会诊的医生通过电话再确定一下患者更明确的精神问题是很有必要的。(通常,通知你所在的科室需要会诊的问题和你通过电话直接了解的情况是有出入的。) 由于精神疾病往往受到歧视,因此在合适的治疗环境中提醒患者将要接受精神病学咨询对治疗小组来说是非常必要的。不要在没有陪同的情况下直接走入病室并对患者宣称你是来看他的精神科医生。

表 4-1

精神病学会诊的一些常见原因

为了帮助控制慢性持续性精神病患者,如精神分裂症
为了诊断、帮助控制新的急性精神病症状的患者
评估和帮助处理急性行为改变的患者
评估需独立决定是否接受治疗,但不能确定其能力的患者

表 4-2

在精神诊断过程中使用的常见诊断

伴有抑郁和焦虑心境的适应障碍
重性抑郁和心境恶劣
痴呆
震颤性谵妄
物质滥用障碍(中毒、戒断反应或长期并发症)
人格障碍
继发于潜在的躯体疾病和药物反应的精神症状

到了病房,我该怎么做?

当你知道了会诊的原因后,在检查患者前还应该做几件事情。全面地浏览病程记录,这将帮助你弄清问题的发展过程。记录患者在入院前的服药清单,哪些药物目前还在服用,哪些已经不再服用。全面检查已经开的医嘱和护士已经执行了哪些医嘱。在做出患者的症状是否是由于药物引起的决定之前,必须要确定患者是否服用了有疑问的药物。看医生记录的同时还要看护士的记录。这将提供患者在不同时间和不同班次的行为异常表现。要看一下社会工作者的记录,上面有很多心理社会信息。浏览实验室检查结果,你可能会发现重要的异常和明确必要的进一步检查项目。内科和外科医生往往意识不到哪些实验室检查对纳入和排除精神障碍诊断是必要的。当然,不要在表格上花费太多的时间;你不过是为全面评估患者而收集信息。

如果患者很激动怎么办？

你应该有充足的信息来跟患者交谈他们最初的治疗，也可以通过会诊单来获得与患者单独交谈是否会轻松的第一印象。由于内科或外科病房无法忍受发生在精神科急诊室里的那种行为紊乱，所以当你进来时，患者很可能已被注射镇静剂或有人监护着。如果你有什么担心，就应该找一个陪同者一起去看患者（通常在这里找个伴不如在精神科急诊室那样好找）。安全方面的注意事项是相似的——确保你靠近门口而且知道你要逃跑的路。如果患者激动了，你不能口头上让他镇静下来，要让患者知道他看上去很糟，再继续交谈很不明智，所以等他平静下来你再和他谈。离开并赶紧通知工作人员或你的导师。用武力去约束一个激动的患者或强迫其待在屋里以便使你完成访谈不是你的工作。所有的医院都有专业警察或保卫人员，他们对稳定和约束患者很有经验。如果你碰到这样的情况，你的工作就是迅速要求护理人员来，向他们寻求帮助。如果你感到不安全，就不应该也不能再进行适当的评价，因此确保在事情发展之前你要做好记录。

我应该怎样介绍自己？

在多数精神病院，患者知道他们正接受精神科治疗。在联络会诊精神病学治疗中，你却像在其他人的领地上。如果你准备得很充分，你会了解患者是否期望一个精神病专业的人来看诊。因为患者可能记不起自己已经被告知这些事情。在开始接触时让患者知道你来自精神科并受到邀请（通常你知道邀请医生的名字，告诉患者）来协助治疗是明智的选择。尽管你不会轻易地告诉患者你来自哪儿，可能在开始几分钟访谈会进行得顺利，且进程很快，但几分钟后，患者可能会问你来自哪里或者他会意识到你不是最初给他看病的医生。慢慢地，你会发现一个适当的方法来介绍自己。

联络会诊精神病学评估如何不同于其他精神病学的心理评估？

通常，当你第一次见一个新患者，要求会诊的医生已经给你提出了需要会诊的问题。你有几项任务。你必须确保提问的这些问题是适合于会诊的精神病学医生来回答的。通常，你会发现这些问题需要重新设置或组织。会诊工作的内容之一就是使该工作合乎上面的要求。会诊的部分工作是协助提出会诊要求的部门重新合理地提出问题。例如问题可能是："患者是否有做出决定的能力去拒绝医疗建议？"这是一个合理的问题，但或许无法充分地说明目前的临床问题。经常是一些复杂的问题导致患者拒绝治疗。尽可能多地描述这些问题是很有必要的。除了回答已经提出的会诊问题，你还应该做一个全面和简要的精神检查以寻找精神病理学的症状和体征。

我应该注意什么？

在 C-L 精神病治疗过程中最重要的事是要记住"考虑可能的器质性因素"。即你在看到临床症状时要对可能的躯体疾病和药物相关病因保持高度警觉。虽然并不是你看到的一切临床表现都有器质性病因，但是你正在检查的患者存在躯体疾病，正在接受药物和其他治疗，经历着睡眠剥夺和生理应激。提示器质性病因的线索包括觉醒度水平的波动变化（这可能在一次检查中难以发现）和时间、地点、人物定向障碍。

认知筛查应该作为一种常规。可以使用你们单位的任何一种检查工具。所有认知筛查工具都包括时间和地点定向。如果不包括，你就要补充上。一般来说，非器质性精神障碍患者除了极度紊乱、精神病性和戒断反应之外，一般定向力是正常的。如果你写会诊记录时发现你忘记了认知功能检查，不要简单地写上"注意力和定向力正常"。必须回到患者身边补充检查。定向力很关键,不可忽视。

在会诊过程中,常规检查生命体征非常重要。不要忽视发热和自主神经功能亢进,这些发现很可能改变你的诊断。不要轻易接受患者会诊单中记载的"生命体征处在正常范围",然后把它复制到自己的记录中。生命体征正常的英文缩写"VS WNL";同时也意味着我们从没看过(we never looked)。因此,要自己去看生命体征。

我该怎样处理我所收集的全部信息呢?

患者如果向你表达自杀或杀人的念头,你可能需要立即采取行动了。如果你有理由相信某人有生命危险,无论是患者还是别人,不要让患者一个人留下。与护理人员取得联系以便有人陪伴患者,同时按照医院的规定做出安排,以确保每个人的安全。获得有关患者的信息去接触和他有关系的人是很有帮助的。向患者询问那些熟悉他的人员的姓名和电话号码。这些人包括患者的家庭成员、朋友、治疗师或精神科医师。在与这些人联系之前要征得患者的允许。要让患者知道这是使病情有所好转的一个过程。如果患者不同意,你可能会受到当地法律和法令法规的限制。这时,向你的导师请示一下,在法律允许范围内你能做什么,不能做什么。

会诊记录里记些什么?

因为在见到患者之前,你已经浏览了显示患者资料的图表,所以对会诊笔记的模式你至少应有所了解,最好能做到书写简洁、清晰,并能抓住要领。研究表明,临床医生不喜欢读那些冗长的会诊记录,相反却喜欢略读那些结尾部分的印象和建议。框4-1介绍了一个典型的会诊笔记轮廓,笔记要明确、易懂,准确标明需要做的事,在什么时间,由谁来做。例如,假设你写"接触私人精神科医师",当医疗服务人员去做时,他们就会对这句话不理解,不知该怎么做。因此,要具体点明你将要做的和他们应该做的事。如果要与外面的人员联系,把他们的姓名和电话号码写进你的正式笔记;你本人一定要明确,如用药量、时间间隔、用药参数等。其中还包括你何时再次去看患者,如果需要其他帮助,医疗服务人员是否应该通知你。你的名字、电话和移动电话号码一定要清晰地写上,以防万一出现问题。

写完会诊记录后还需要与请求会诊的医生交谈吗?

与请求会诊的临床医生接触,并和他一起分析你的诊断报告及治疗建议对你是有帮助的,如果凑巧有些事需要让他知道或者让他做,包括经常性的一对一的持续观察、约束、急需的治疗和紧急化验,那与他的接触就显得更为重要。然而与临床医生谈及一些基础问题对我们也是有用的,你可以确定你是否已经回答了他的问题以及如何继续提供帮助。

随访期多长时间看望一次患者?

有时这个问题不好回答,你的导师能够帮助你。一部分还取决于临床医生的意见。如果患者十分兴奋,需要用药物来稳定情绪,你可能需要几个小时来一次,看药物是否起了作用。如果患者是抑郁的,你可以有规律地一个星期来几次,也许是相对较短的时间。制订一个让患者和临床医生都接受的合理的时间表,这既是为了你自己也是为了患者。如果你不确定何时才能来看患者,就不要约定具体的时间和日期。患者一般期望被探望,并对探望者有依赖心理。不要造成既伤害患者又使他们失望的局面。一般来说,需要会诊的医疗机构更欢迎在患者出院前得到常规的探视。

框 4-1

精神科会诊笔记的提纲

Ⅰ. 会诊原因
Ⅱ. 信息来源和对信息可靠性的估计
Ⅲ. 病史简单介绍内科、外科的治疗结果，重点集中在精神科治疗的效果
Ⅳ. 精神病治疗史
Ⅴ. 药物治疗史
Ⅵ. 生活史（包括毒品或酒精滥用情况和 HIV 的风险因素）
Ⅶ. 药物治疗（如果两次情况不同，现在的和以前的住院治疗情况都应包括在内）
Ⅷ. 药物过敏
Ⅸ. 化验室结果和生命体征回顾
Ⅹ. 系统的精神状况检查
Ⅺ. 总结和简洁陈述（或者是印象和计划），包括多轴诊断和建议、随访计划等

关 键 点

▶ 确保患者知道精神病学会诊的必要性。
▶ 鉴别诊断中必须总要考虑器质性病因。
▶ 检查患者的时间、地点和人物定向力；检查患者的生命体征。

（谷 岩译 李建明校）

第5章 医学生在精神科急诊室

在精神科急诊室能看到什么?

你将会看到症状严重且未经过治疗的患者。作为进入精神科治疗的门户,精神科急诊室是那些行为异常和精神症状极其严重或者经过治疗或改变环境病情依然没有缓解患者的自然归宿。因此,精神科急诊室为见到那些病情严重的患者提供了机会。

精神科的急性症状由什么构成?

任何由精神疾病或治疗造成危及生命安全的状态都属于精神科急诊的处理范围。处于危险之中的人并不一定是患者。最典型的精神科急诊需要处理的问题是自杀或伤人企图。处于非常严重的精神病或抑郁状态而不能注意到基本需要(如服用胰岛素、天气转冷时添衣保暖、喂养孩子)也是精神科急诊需要干预的问题。一些常见的精神科的急症列在表 5-1 中。

精神科的急诊室有哪些工作?

精神科的急诊室有 4 种功能:(1)预防患者自杀、杀人或袭击他人;(2)对精神疾病进行评估和诊断,或确定精神症状的躯体和神经系统方面的病因;(3)确定适当的精神病学治疗水平;(4)治疗精神疾病。

急诊科如何预防患者自杀和攻击他人?

通过两种方式达到这个目的。首先,急诊室和其医务人员作为患者自伤或伤人的屏障。为这一目的而采取的约束和观察患者的措施取决于患者的病情和患者的意愿。一些患者仅通过预防外出走动即可有效地限制活动，而一些患者需要约束和给予药物治疗。第二种预防患者自杀、杀人、袭击他人的方法是：对任何将引起患者自杀、杀人和攻击行为的精神异常状态给予治疗。

表 5-1

精神科的常见急性症状

种类	举例
与精神障碍有关	自杀
	暴力威胁
	躁狂发作
	惊恐发作
与治疗精神疾病的药物有关	急性肌张力障碍
	静坐不能
	锂中毒
	三环类抗抑郁药应用过量
	精神抑制药引起的致命的并发症
与其他药物的使用有关	急性中毒和戒断反应
	药物导致的行为障碍
	抗胆碱能药物引起的谵妄
	躯体状况
药物治疗条件	谵妄

患者能够被强制性抑制吗？

能。甚至自己走入急诊室的患者在后来也可能被强制性地控制住。剥夺一个人的自由是对人权的严重侵犯。如此做的法定理由是有些实例证明了政府维护公民利益比维护个人自由权更重要。历史上有许多政府为了控制传染病的蔓延而将人们隔离的例子。同样，政府对预防精神患者伤害自身或他人的关注使一些相应的法律应运而生。这些法律允许对那些危险人物进行强制性约束。因为强制性约束他人的法律是由州一级政府制定的，所以对法律条文要求的标准因地点不同而有所差异。例如，在纽约，如果一个人有精神病，这种病适合在医院里立即接受观察、照料和治疗，并且有可能对他（她）本人和他人造成伤害，那么这个人便可以被强制性地监禁到一个精神病治疗机构。**严重伤害**的定义为"伤害自身的潜在危险，这些危险包括自杀、自残或其他的被证明对其本身有危险的行为；伤害他人的潜在危险。这些危险包括杀人或使他人因害怕受到严重伤残而恐惧不安的其他暴力行为"。

除了患者，在精神科急诊室我们还可以找到谁？

你可以通过精神科急诊室的任务来推断这个问题。我们首先遇到的是送患者进来的人。当然，这些并不都是精神科急诊室的工作人员，还包括警察、其他法律执行机构的工作人员、急诊治疗服务人员、患者的家庭成员及朋友、其他工作人员和精神科门诊工作人员。精神病的评估将有精神病学家、心理学家、护士、照料人员、社会工作者或几种专业人员联合参加。患者服药由护士负责。保安和一些受过专门训练的精神科技师协助对患者进行药物治疗之外的行为管理。在一些大城市的精神科急诊室，由警察局负责安全。社会工作者（有时也有成熟咨询师）制订善后计划。文秘人员负责建立和维持治疗记录。

在精神科急诊室工作危险吗？

潜在的危险是存在的。在评估任何一个患者之前，你必须知道如何保证自己、其他工作人员和患者的安全。在某些方面，精神科急诊室是医院中最安全的单元，因为其安全措施和工作程序是考虑到有暴力倾向的患者而建立的。在医疗单位中很常见的凶器，很多在精神急诊室都是不存在的。例如，几乎没有可用于投掷的输液架，不会出现可缠绕颈部的静脉导管，没有可刺人的针。警察和其他执行法律的官员一律不能带武器，或是让他们在进入急诊室之前卸下。

另外，还有很多注意事项。熟悉你就座和与患者交谈的地点。如果你在一个房间与患者交谈时应靠近门就座，确保门是敞开和未上锁的。如果患者不满意这样的安排，例如抱怨交谈缺乏隐私保护，那么就坦言你在安全方面的考虑。如果患者拒绝在你认为适当的位置就座，那么就不要对患者进行检查。你可以请其他工作人员陪伴你。不要对请求帮助存有顾虑，大多数工作人员都能理解与这项工作有关的危险和恐惧。警惕是最重要的：要把每一位患者都当做是有危险的人来对待。工作人员受到伤害往往是因为对危险性不明显的患者放松警惕的后果。

如何确定精神症状的躯体或神经系统疾病方面的病因？

躯体疾病的筛查必须先于精神病学的评估。大多数急性躯体疾病在精神科急诊室未能给予对症的治疗。生命体征和意识水平是两个重要的检查项目。谵妄是一个反映意识改变状态的描述性术语，谵妄都是由躯体或神经系统疾病所引起。尽管精神疾病不会引起谵妄，但谵妄是一种中枢神经系统功能紊乱的表现。精神病学症状常常是谵妄的突出表现。大多数情况下你能够在临床上排除谵妄。一个清醒、机警的人能够很好地进行交谈，对人物、地点、时间的定向力正常，这样的人不大可能处于谵妄状态。你可以通过要求患者复述你所说出的句子这样的快速临床检查方法来断定患者的记忆能力。即使是最严重的精神病患者也可以完成这个任务（如果患者愿意并能够交谈），那么，不能准确复述的患者则需要进一步的体格检查。对这种快速临床评估的结论还要小心对待。意识改变状态呈波动性，一个人可以一会儿清醒、警觉并且适应一段时间，随后变得嗜睡。因此，你必须对每一个患者做最初的和纵向的评估。谵妄的评估和治疗方法在第26章进行了更详细的讨论。

患者在急诊室评估后，还应如何处置？

精神科急诊室的主要职责是对患者进行检查、分类并确定适当的治疗方式。最常见的处理办法是对那些给本人及其他人造成严重危害的人实行强制住院。这不仅包括有自杀和杀人倾向的人，也包括因精神病症状削弱了照顾自己、满足自己基本需要、治疗躯体疾病或与其他人适当交往的能力的人。例如，一个认为胰岛素是毒药的胰岛素依赖患者或许需要强制性住院治疗。又如，一个错乱的精神分裂症患者反复地在火车站候车室内手淫也需要强制入院。自愿住院适合于那些精神症状在住院部监护室比门诊能得到更好治疗效果的患者。例如，如果抑郁发作患者的躯体方面症状妨碍了患者到门诊接受治疗，那么，住院会使患者得到更好的治疗。对于具有难治性特点而导致药物干预措施很复杂的病例，以及存在并发症需要更安全地采取治疗措施的患者，起码在治疗初期需要住院治疗。

如何处理自我感觉需要住院，而实际上不需住院的患者？

许多精神科急诊室现在都设有观察室，这些观察室可以留观那些明显不需要住院，但是病情很不稳定、无法立刻回家的患者72小时。延长观察期是对酒精或毒品中毒患者最常见的处理，中毒物质的影响在24～72小时内逐渐减弱。如，服用可卡因后患者常常出现短期的抑郁发作。另外，人格障碍和急性心理社会应激引发的情感危机通常在24～72小时里得到化解。例如，一个具有边缘性人格障碍特质的人有时在人际冲突后的即刻容易自杀，但是可以很快恢复。

如何决定把患者由精神科急诊室送回家的时间？

这种选择的正确性不仅取决于精神病病情的严重程度，还取决于患者离开医院后的生活环境。如果患者回到有足够支持的可靠的家庭，或是受到监护的住所中，即使症状相对严重的患者也可以保证其离开医院后的安全。是否允许患者出院最终由医师作出决定。

如果没有一个独立的精神科急诊室会怎么样？

大多数医院没有独立的精神科急诊室。在这种情况下，一个精神科医生要给急诊室的工作人员做顾问。在一般的急诊室里，处理精神病患者是非常危险的。潜在的凶器如针及静脉输液架等是很容易获得的，而一般急诊室的工作人员在处理存在潜在危险的患者时，通常没有受过训练或没有经验。去急诊室的精神科会诊医师比起精神科急诊室的精神科医生可供回旋的余地较少。没有可供精神病患者使用的留观床位，而且在决定是否让患者离院时，通常没有经过培训或有经验的社会工作者协助。

我在精神科急诊室的任务是什么？

精神科急诊室的主要职能之一是评估和诊断精神疾病。如果你能够采集相关的病史并能实施准确的精神检查，那么你在治疗小组中就可以成为一个有价值的成员。在大部分医院里其他科室中，对治疗方式不熟悉及对各种各样的程序没有经验，都会限制普通医学生的活动。从另一方面讲，任何一个大学三年级的医学生都应该有能力与患者谈话，观察他们的行为，查阅医疗记录，并且接触了解患者病情的人。通过这些活动收集的信息，评估和治疗来到精神科急诊室的大部分患者。

关 键 点

▶ 在精神科急诊室,体格检查先于精神检查。
▶ 你最好的机会就是去精神科急诊室观察未用药物治疗过的精神患者。

(谷 岩译 苑 杰校)

第6章 医学生在司法精神鉴定中心

什么是司法精神鉴定服务机构？

在司法精神鉴定机构，患者会被指控犯罪，或者由于其精神疾病或精神紊乱而被判无罪。处于危险期的暴力倾向患者在被拘留或者被监禁的情况下，可以被视为病犯（forensic patients）。尽管很多司法精神病学家的大部分工作都是在医院以外进行的，但医学生的实习还是要在医院病房或者医院司法部门进行。

司法精神鉴定机构的患者来自哪里？

一般情况下，这些病犯是由警察从社区或监狱里带过来的。有些患者直接从法庭带过来，还有一些患者从拘留所被带到医院。这一机构中，涉及的部门有警察局、劳教劳改所、最高法院、医院司法鉴定科、法律援助协会以及司法精神卫生咨询机构。

为什么将病犯从监狱带到医院？

犯人被带到医院，常常是由于他们的行为过于危险且不能自控，从而不得不带到精神科专家那里进行治疗。在监狱里，危险的行为是指自杀、打架等行为，需要紧急的治疗。另外，监狱方面也会要求给犯人做全面的评估和检查，以便更好地掌控他们。所以有些病犯被带到医院并不是完全为了治疗，也可能是为了便于做细致的检查。

他们属于囚犯还是患者呢?

这主要依据你的角色。如果你是劳教所的工作人员,那么对你而言,他们是犯人;如果你是医生,那么他们就是患者;如果你是法院指派的司法鉴定人员,那么对你而言,他们则是被告。

在这里,见习实习生扮演什么样的角色?

在司法精神鉴定部门,学生属于医疗机构成员,负责某一指定的个案。具体来说,包括通过搜集相关资料明确诊断;与患者面谈;结合其他方法同时进行药物和精神治疗;监督疗效等。实习生还要留意物质滥用对患者的影响,以及医疗背景,这里包括监狱里遭受的躯体伤害、犯罪史,以及在案件审理和制订治疗计划过程中患者所承受的严重社会压力。

对病犯应该做怎样的评估?

大部分常用的评估,都是对患者受审能力的评估,也就是评估被告接受法庭审判的能力。并根据被告面临的法律困境,提出适合的审判。有时,法官会需要一份患者(囚犯)是否需要治疗的评估证明,以此判定其是该接受治疗还是接受监禁。

在判断患者是否有权拒绝治疗时,我扮演什么样的角色? 同时,这与患者的受审能力有什么区别?

精神科医师常常会被叫出庭,为判定权利问题提供意见。作为一名实习生,你必须清楚患者对治疗的决策是否因为妄想、抑郁或者其他精神症状而导致,以及对于患者的审判,他本人是否接受。在大多数医院,这种权限问题的评估意见通常是由精神科医师提供的。在拒绝治疗的案例中,重点在于观察患者权衡拒绝治疗的危险和利益的能力,以及对医学建议的拒绝程度。在犯罪的案例中，着重评估的是被告在不同的法律策略中权衡利弊的能力；前提是，是否能与法定代理人进行沟通。法官所关注的是在审理案件和辩护过程中，被告能否作出合理的和合乎逻辑的判断。其中，被告是否出席、在法庭上的举止、说话模式以及与陪审团的交流，是法官特别关注的部分。

受审能力与精神错乱抗辩权的意思相同吗？

不同。对精神错乱的评估，指的是在犯罪行为（尤其是暴力犯罪）中，对精神疾病所起的作用的评估。这是基于所有可利用的数据进行的回顾性评估，涉及犯罪性质、被告个人史以及一些导致犯罪的相关事件。而受审能力并不涉及很多犯罪行为本身的情况，而是更多地关注被告目前的精神状态以及他接受法律审判的能力，见表6-1。

表6-1

能力与责任的评估	
受审能力的评估	犯罪责任（精神错乱）的评估
目前、此刻的评估	犯罪过程中的精神状态的回顾性的评估
基于当前的精神状态	更多根据以前的精神状态
评估是为了解被告的精神状态而不是犯罪的形式	除了暴力犯罪，其他犯罪中很少用到
可以由被告、原告以及法官提出	由被告方提出

如何评价抑郁？面对长期的服刑，每个人都会抑郁吧？

精神科医师要评估患者的心境变化、精力水平、食欲以及睡眠。服役是一种社会压力。很多病犯即使没有达到重度抑郁症的标准，他们也可能是适应障碍或者正在遭受着反复的情绪障碍，而这些都与人格障碍有关。

当患者声称把他送回监狱他就自杀的时候,该如何评价这种危险?

就像普通精神病房一样,精神科医师要深入防范自杀的危险,注意急性和慢性的危险情况。急性危险包括出现躁狂,诊断重度抑郁,以及出现精神症状。慢性危险主要指自杀意图或者 HIV 感染等。同时有必要关注框 6-1 中的内容。

框 6-1

囚犯易自杀的高度危险时期
被关押的最初 24 小时
审判前后
刚要押进监狱时
接到分手信以后

犯人会夸大他们的症状以逃避坐牢吗?

会。犯人经常夸大症状来逃避坐牢。监狱里的帮派暴力等令他们厌恶和恐惧。

什么是诈病?我是否有必要警惕病犯诈病?

诈病是由外部动机所驱使的对躯体和精神症状的故意的、虚假的或夸张的表现。尽管精神科医师有所警惕,但发现诈病并不是很容易的事情。表 6-2 列出了一些怀疑诈病的情况。

表 6-2

诈病相关情境

什么时候应该怀疑病犯的精神症状是装出来的呢?

1. 能明确得到继发性利益,比如患者希望他被审判留在医院而不是监狱
2. 以前没有治疗史
3. 特定情况下,表现出来的症状比预期的晚
4. 以前被怀疑过诈病
5. 尽管叙述出幻觉和妄想,但没有表现出受到困扰
6. 在病房里与面谈时,患者的表现不同

怎样确定入院前就有自杀意图的患者的严重性?

这很难确定。表 6-3 列出了一些有用的条目。

表 6-3

鉴别出有自杀意图

寻找身体线索,例如脖子上的痕迹

寻找意识丧失的证据

查血液中药物的水平

患者是否要求进入 ICU 治疗

回顾以前的危险行为和危险因素,包括自伤;下肢出现多发性浅表性瘢痕的患者更可能是由于人格障碍而做出某种姿势引起的,自杀的可能性小

患者对于监视的频率和强度有何反应?例如,患者是否知道工作人员和护士每隔一分钟就要经过一次?或者他是否认为没有人阻止他爬管子?

司法服务中心与普通的居民精神机构相似吗?

临床医师也要遵守政府制定的规则和标准来使用紧急药物和紧急的束缚。在纽约,如果法庭没有命令,囚犯就有权

利拒绝服药。就像在普通的精神卫生机构一样，治疗团队包括精神科医师、心理医师、社会工作者、护士以及活动治疗师。病犯不会被锁起来。司法精神科的安全由一些保安人员和他们的助理来保障。通向病房的中央门由工作人员看管，他们会检查和搜查患者和他们的家属。从某种程度上讲，这种高度警惕使这里比普通的精神卫生机构更安全，因为对于具有攻击性行为的患者，普通机构的工作人员常常警惕性不高。

除了诊断之外，我是否需要对患者的各个方面都加以关注？

是的。司法服务机构的患者要接受诊断和治疗。工作中，精神科医师一定要明确这种特殊的社会压力的性质，即面对长时间的坐牢审判，面对不确定的法律制裁以及面对潜在的监狱里敌手的报复。由于生活中的污点，这些病犯得不到信任，所以临床医师通常不会在医院以外给他们开药，以防止发生药物滥用以及不遵医嘱的情况。正因为此，很多轻微的情绪症状就不会被发觉，也得不到治疗，从而造成外部的制约因素。表6-4回顾了一些治疗的约束因素。

表6-4

司法科中影响治疗的一些制约因素
法庭的命令要立刻执行，这就打断治疗和已经建立的治疗联盟
法庭禁止药物的使用延续到监狱
在住院治疗时，法庭的传唤会干扰到临床常规治疗计划
很多社会机构不接受病犯
很多病犯无家可归，毫无保障

为什么详细掌握犯罪史很重要？

第一，犯罪行为的性质能反映出患者有哪些精神症状或者功能水平如何。第二，之前的拘留材料能够提供物质滥用程度的信息。第三，犯罪史评估患者危险有关。患者的暴力犯罪行为越多，工作人员越需要警惕。表6-5列出了犯罪史中关键的方面。

表6-5

病犯犯罪史的相关信息

少年记录，包括在一些机构和医院
既往拘留史
重罪与轻罪
过去犯罪的性质怎样？也就是，是不是性质很严重？有没有更多的精神表现？
坐牢多久？多少次？
社区中是否有不合格监督？也就是违反假释？
在监禁时，是否持续遭受身体和心理上的伤害？
患者是否一直在接受隔离惩罚？
最近关于即时犯罪的法律控诉都是在什么情况下进行的？

我该怎样和患者谈论他当前的犯罪行为？

如果没有其他医生的指示，实习生和患者讨论当前的控诉是有好处的，并告知他会为其保密，同时可以提示患者这并不是审问，无需像供词那样。你可以简单地问："警察是怎么描述你的行为的？"

如果我在报纸上发现患者以前的犯罪行为有些未被处理，该怎么办？

所有关于危险评估或者医院安全的事件，你都要直接向参加治疗的高一级精神科医师汇报。尽管你没有责任一定要将患者以前的犯罪行为报告给警察，但是作为精神科医师，应该对这样的信息加以注意。以前的罪行会影响对患者危险程度的评估，因此也就需要患者对院方做出承诺。治疗开始就明确谁会为患者保密是很重要的,换句话说,就是在患者的治疗团队中,谁会在开庭时泄露患者的信息。甚至作为学生,明确保密限制也很重要,因为在法庭上,病犯的医疗记录会说明一切。

所有的精神病患者都有暴力行为吗?

不是。精神患者身上确实存在需要注意的危险因素,但精神分裂不等于暴力。物质滥用和心理变态(由人格障碍导致的一系列行为)患者更加危险一些。如果精神病患者伴有物质滥用,那么危险性会大大增加。

离开医院,病犯会被押到哪里?

大多数的病犯不会被直接释放,他们通常会被转到司法机构医院接受长期的治疗。如果他们得到释放,不再被监禁,那么他们通常也要定期被送到精神病服务机构,直到他们不会对社区或者社会造成危险。如果患者必须继续被监禁,但是病情已稳定,不再需要继续留在医院,那么他们通常被安置在监狱的精神病观察室里。这种情况比较少见,这种情况通常意味着这个人可能被判成未成年非暴力犯罪,犯罪程度较轻。

司法精神服务中心是否比普通精神病房更危险?

不会。在司法精神服务中心,常采用以下方式保障安全:
- 惩教人员在中心巡逻。
- 频繁地搜查患者房间和身上是否藏有违禁品。
- 对每个患者都进行全面的评估。
- 多学科治疗团队的成员会对新发现的一些危险因素进行讨论和沟通。

如果我正在治疗一个病犯而且了解他的历史,那么我是否有责任就受审能力问题向法庭提供相关信息?

司法评估的目的是向法庭提供一份客观的评估结果以协助审判。正由于这个原因,精神科医师要认清自己的角色,避免双重身份,不要既扮演临床治疗师,又扮演司法评估员。这就是所谓的"双机构"。实际工作中,一个独立的临床治疗师的任务是提供治疗。这种分工有利于做出更为客观的司法评估,同时便于治疗师组成治疗联盟,有些时候,这样的联盟可以为患者申请到一些利益。

如果患者曾被监禁在监狱2个月以上,那么是否需要做尿液毒物检查?

需要。病犯有可能在监狱被灌进一些药物,表现出一些药物症状反应,从而不得不住院治疗。事实上,患者可能故意放弃治疗,以避免再被灌药。

关 键 点

▶ 患者在司法精神鉴定中心会面对犯罪指控,或者被指控由于精神疾病(或精神紊乱)而导致犯罪。

▶ 在鉴定中心,精神病的诊断与在普通机构相同:根据症状、体征以及临床病程,参见 DSM-IV-TR 中的诊断标准。

▶ 对受审能力和精神错乱的评估目的和方法都不同。

▶ 司法评估和精神治疗最好由不同的人承担(双机构)。

(韩 雪译 李建明校)

第2部分

评估患者

第7章 DSM-IV-TR 的应用

精神障碍的分类

什么是 DSM-IV-TR？

《精神病的诊断和统计手册》（第4版）（DSM-IV-TR），1994年由美国精神病学会出版，它对精神障碍进行了分类。DSM-IV-TR 对每一种精神障碍提出了一套诊断标准，并附有对该种精神障碍的基本特征和鉴别诊断要点的描述。DSM-IV-TR 不涉及治疗方法。TR 意为修订本。DSM-IV-TR 于2000年出版，是对 DSM-IV 的更新。两本书中诊断标准系统是相同的。但是，DSM-IV-TR 经修订后包括了许多新近的研究数据以及流行病学调查的结果。另外，修订版还拓展了教学的内容，而不仅仅是一本诊断标准的手册。

DSM-IV-TR 中是否对精神障碍下了一个定义？

是的。精神障碍是引起行为上和心理上的功能减退和痛苦的综合征。不引起心理痛苦和功能减退的行为不属于一种障碍。例如，抑郁可引起痛苦，精神发育迟滞可造成功能减退，两者在 DSM-IV-TR 中被认为是障碍。然而，社会文化能够接受的某些反应、越轨行为和抵触社会本身并不是精神障碍。例如，失去爱人的忧伤、同性恋及对高额税款的烦恼都不是精神障碍。

为什么精神病学使用一套正式诊断标准而其他医学专业没有呢？

因为精神病学不同于其他医学专业。它们最大的不同之处就是精神障碍没有外部标志,例如实验室检查和可以用来建立诊断的影像学结果。缺乏外部标记不可避免地会导致医生之间对正确诊断的争论。DSM-IV-TR 试图通过两种方法提高诊断的信度(如正确诊断的一致性)。首先,它建立了一个高度特异性的标准,给个人解释留下很少的空间。(例如,厌食症的诊断需要正常体重至少下降 15%,而不仅仅是体重下降)。其次,DSM-IV-TR 诊断标准是建立在现象学描述的基础上的。

什么是现象学呢?

现象学是信息直接通过感觉而获知:看到、听到、触到什么等。DSM-IV-TR 是以描述观察到的现象为基础的临床症状和临床过程。诊断不是通过对心理过程的解释或推断而得出来的。观察到的数据总是比推断出的数据更具可靠性。

DSM-IV-TR 的应用

DSM-IV-TR 普遍用于全世界吗?

DSM-IV-TR 在美国广泛使用。包括 WHO 成员国在内的其他很多地方则使用 ICD-10。在美国,医疗保险是参照 ICD-10 的标准执行的。

DMS-IV-TR 和 ICD-10 有什么区别?

DSM-IV-TR 中只包括了精神病学诊断标准,而 ICD-10 同时包括了医学和精神病学的诊断标准。此外,这两套诊断标准编制的目的是不同的。ICD-10 可用于广谱的流行病学调查,如掌握疾病的发病和流行情况、统计全国的发病率和死亡率等。

DSM-IV-TR 对诊断标准进行明确、具体而可操作的表述,从而努力提高诊断的可信度。而 ICD-10 只包含对于各种障碍的简单的描述。

多年来，两套标准在不断统一。现在很多精神障碍在ICD-10和DSM-IV-TR中的诊断标准是相同的。

DSM-IV-TR 由哪些部分组成？

DSM-IV-TR的分类系统是多轴的。要求临床医师评定患者生活状态的五个不同的方面。这5个方面称为轴，这5个轴概括在表7-1中。患者在每一个轴上或者只有1个、多于1个的诊断，或者在此轴上未做诊断或评定。

表7-1

DSM-IV-TR 多轴诊断系统

轴 I	临床障碍
	未达到精神障碍的程度但可以是临床关注的焦点
轴 II	人格障碍
	精神发育迟滞
轴 III	躯体情况
轴 IV	心理社会和环境问题
轴 V	整体功能评估

轴 I 和轴 II 有什么区别呢？

DSM-III的奠基者们（DSM-III最早应用多轴诊断）认为人格障碍和精神障碍存在本质的区别。这些观点受到弗洛伊德"人格性神经症"和"实际神经症"有区别的影响。人格障碍被编码在轴 II 上和轴 I 上的主要障碍群相区别。虽然轴 I 上的障碍往往是短暂的和状态依赖性的，轴 II 上的障碍往往是慢性的和特质依赖性的，但是仍有许多例外的情况。目前对轴 I 和轴 II 的区别的实际定义为人格障碍和精神发育迟滞构成轴 II 的障碍；其他的是轴 I 上的障碍。一个患者能同时出现轴 I 和轴 II 的障碍。

什么样的问题应归类为轴Ⅳ上的障碍呢?

心理和环境问题在轴Ⅳ上记录。表7-2列出了这些问题的主要种类。要知道所有好的和坏的事情都会产生压力。事实上,人生的任何一次大的转折点都可能充满着压力。例如,无论现实和你的期待是否一致都会产生显著的压力。

表7-2

社会心理和环境问题
与主要支持群体之间的问题(如家庭冲突)
和社会环境有关的问题(如退休)
教育问题(如文盲)
职业问题(如和老板或同事间的不和)
住房问题(如无家可归)
经济问题(如短缺的福利条件)
医疗性问题(如不充足的医疗保险)
法律问题(如监禁)
其他的问题(如战争、灾难和敌视)

如何评价轴Ⅴ的功能呢?

轴Ⅴ是整体功能评估(GAF),1~100的分值表示一个人的整体功能。低分提示严重的损伤,而高分提示较少的损伤。假如有足够的信息资料(信息资料不足被编码为GAF=0),那么GAF的评定是以心理、社会、职业功能情况为基础的。

怎样估计GAF呢?

把GAF 1~100看做被数值20、50和80分开(表7-3)。当你确定这4个区域中的某一区域为最适当时,考虑特定个体的功能与这个范围内其他人相比如何。请记住任何一个有过自杀倾向的人的GAF分值不会超过20。

表 7-3

对 GAF 的总体判断	
分数	功能水平
81～100	没有问题
51～80	有一份工作,可能是门诊患者
21～50	无工作,可能是住院患者
1～20	具有高度的自伤或伤人危险

把对药物依赖所致精神障碍或者是躯体疾病所致精神障碍记录在哪呢?

这些在轴Ⅰ和轴Ⅱ上都会有所记录。几个原发的精神障碍在鉴别诊断中都包括药物所致的和由躯体疾病所致的精神障碍。无论障碍病因如何,都将在轴Ⅰ或轴Ⅱ上记录。例如,"可卡因所致精神障碍"和"艾滋病所致痴呆"都是轴Ⅰ的诊断。当躯体疾病是精神障碍的直接原因时,躯体疾病也会在轴Ⅲ上有所记录。例如,如果一个患者的抑郁症状是脑肿瘤的直接结果,那么,"由脑肿瘤所致情感障碍并伴有抑郁特征"的诊断将会编码在轴Ⅰ上,而且"脑肿瘤"应该编码在轴Ⅲ上。

什么是 NOS? 该如何运用呢?

NOS 表示"非特定的"。其表明了一个患者的病情适合于通常的障碍分级,同时也表明了特殊的诊断没有被制订出来,或者是临床医师缺少足够的信息资料,或者是患者的症状群不符合正常的诊断标准。例如,如果一个患者抑郁发作,并且以前他是否有过躁狂或轻躁狂发作不清楚,那么他将会被诊断为"心境障碍 NOS"。随着资料的补充完善,诊断或许会被修订,例如,"双相Ⅱ障碍"。要避免用"NOS"来作为没有充分的临床资料而在开始时作出特定诊断的借口。

"神经症性"是 DSM-IV-TR 的一个专用术语吗？

当然不是。术语"神经症性"缘于心理分析理论，用来描述由无意识内心冲突所致的，但其"明辨事实"的能力并没有受损（与精神病相比）的精神症状的人。这些概念是解释性和非现象学的。他们在早期版本的 DSM 中已被排除。术语"精神病性"被保留是用来形容一个确切的症状，而不是某一个体。

我们需要记住 DSM-IV-TR 的诊断标准吗？

不需要。把某一障碍的总体表现形式概念化比死记硬背一些具体、详细的诊断标准更重要。许多和标准不完全相符的患者，仍然会得到一个假定的诊断，再说，正式的标准也会随着对精神障碍的进一步了解而改变。你应该把 DSM-IV-TR 当做一本参考书，而不是作为精神病理学的一本教科书。

DSM-IV-TR 有什么缺点呢？

用体征和症状的清单来诊断疾病可能使真正的患者漏诊。为了追求清晰性和可靠性，DSM-IV-TR 减少了对每个患者独特性的理解，除此之外，临床医师有时把精力集中在 DSM-IV-TR 讨论上，这对医患关系的进展没有多大的帮助。医生使用 DSM-IV-TR 的同时还应该了解患者的生活，和他们建立和睦的关系，并且为患者创造一个对其有支持力的有爱心的环境。

关 键 点

► 轴Ⅰ和轴Ⅱ的障碍不是互相排斥的，有时是共存的。
► DSM-IV-TR 确定一个现象描述的诊断方法，尤其避免解释和推断。
► 心理应激（轴Ⅴ）包括积极的和消极的生活事件。
► 很多住院患者的 GAF 分值为 20~50。

（谷 岩译　徐广明校）

第8章 精神病史和精神状态检查

精神病史

采集精神病史是否与药物治疗同等重要?

答案是肯定的。因为精神病学没有外在标志和实验室检查结果来协助诊断,唯一的办法就是依赖最基本的症状和病程作出诊断。一个详细的病史可以揭示出主要的症状(包括一些患者认为不重要而未向医生报告的症状)和这些症状的发展过程。表8-1介绍了精神病史的提纲。

如何收集病史?

通过提问及听取患者的描述来收集病史。以一个开放式的提问开始(你今天到这里来的目的是什么?)。给患者一段时间不受干扰的讲话比让患者回答一系列特定的问题更容易发现患者的思想障碍或妄想信念。用患者的回答作为接下来提问的向导。了解精神病史的提纲,但在交谈中要灵活处理提到问题的先后顺序,不能刻板地依赖病史大纲。举例来说,如果你正在询问患者以往的药物治疗史,患者突然提到现在的自杀观念,你应该立即转到自杀的评定。在另一些时候,如果患者提出一个看上去不重要或与你正在问的问题不相干的想法时,你可以对患者说:"让我们先把它放一放,我想先了解一下你曾服用过哪些药物。"

为什么即使患者的话没有意义也要用患者自己的话去写主诉?

用患者自己的语言记录能够很好地表明患者的想法、理解和自知力。举例来说,如果患者用凌乱的言语叙述他的主诉,这是非常有价值的信息,值得记录。在现病史中,你可以清楚地记录导致患者住院的原因和事件。

如果过去治疗无效是否也需要记录?

是的。你必须准确记录过去的治疗情况,特别是当它们没有效果的时候。通过探究以前的记录和与患者以前的医生交流,了解什么样的治疗可以尝试,哪些是有效的,哪些是没有效果的,从而为患者提供一种最有效的治疗方案。未来治疗效果最好的预言者就是过去的治疗情况。没有药物剂量、治疗持续时间和患者依从性的记录是无法判断某种药物治疗是否有效的(比如药物剂量不足或太短的疗程)。

表 8-1

精神病史提纲

Ⅰ. 身份资料(年龄、性别、民族、职业和有价值的婚姻状况)
Ⅱ. 主诉(用患者自己的话)
Ⅲ. 现病史
    A. 目前的发作是什么时候开始的?现在的症状是什么?症状是如何发展的?
    B. 患者是否正在接受治疗?如果是,是怎样治疗的?效果如何?有哪些副作用?患者对治疗的依从性如何?
    C. 相关的阴性症状
Ⅳ. 既往精神病史
    A. 第一次出现症状是什么时候?(是否治疗过?)是否复发?如果是,那么复发的频率和持续时间?症状是否有变化?
    B. 详细的治疗史
        1. 药物治疗:剂量,药物治疗的时间,间接影响,治疗的反应,患者依从性。
        2. 心理治疗:形式,治疗时间,起到的效果,患者是否投入。
Ⅴ. 躯体疾病史(特别是目前的健康问题,目前服用哪些处方药物,药物过敏史等。

续表

> Ⅵ. 家族史（家庭中有哪些成员？其他成员谁患过精神病或接受过治疗？）
> Ⅶ. 个人史
> 个人生活中发生过的重要事件，建立各个时期功能水平的图示。一些重要的因素：早期的朋友关系，学业记录，工作经历，恋爱关系，性经历，从军经历，监禁经历，毒品和酒精服用情况，业余爱好。
> Ⅷ. 精神状况检查
> Ⅸ. 躯体检查
> Ⅹ. 实验室检查
> Ⅺ. 鉴别诊断

什么是相关的阴性症状？

随着对病史的了解，一些精神障碍的诊断可能性变得更大一些，这时你会希望听到一些通常出现在这些精神障碍中的症状。相关的阴性症状指没有发现的预期出现的症状。如，你会预计在一个抑郁症患者身上发现睡眠障碍和食欲减退。若这些症状没有出现，要在记录中提到这一点而不能忽略。这些症状的缺乏可能存在诊断意义。

如果患者只表现出精神症状，那么还有必要了解就医史吗？

有必要。因为只有详细了解了患者的就医史并做详细的精神检查，才能确定患者是否患有精神疾病。很多时候，一些一般的疾病也可能表现出精神症状，所以患者的症状也有可能是由其他未被诊断的疾病所导致。此外，一般的疾病也会从多方面影响患者的健康状况，从而使治疗变得更加复杂和困难。

家族史对于诊断疾病有帮助吗？

通常不会。很多精神障碍是家族遗传的（有的可能是隔代遗传），但这并不能作为诊断的依据，患者的诊断只能依据患者本人的症状、体征以及临床表现等。最近的一些研究表明，这种家族遗传通常并不是传递某种特定的疾病，而是与此相关的一系列疾病。例如，有些家族具有精神障碍的易感性，那么在这个家族中，一些成员可以表现为精神分裂症，而另一些成员可能表现为精神分裂样障碍（schizoaffective disorder）或者心境障碍。

然而，确切的家族史也会给你一些可能性的提示。酒精依赖的家族史提示患者可能患有酒精相关的障碍；自杀的家族史提示，无论诊断为何种疾病，患者都有自杀的危险。

个人史应该记录什么？

不是记录从患者那里听到的所有的事，而应有选择地记录。应该包括重大生活事件（比如从军经历、婚姻状况），还要使个人史能够反映患者的生活轨迹，描述其以往各个时期独立生活的能力。主要记录那些与诊断、治疗和安置直接相关的信息，其他内容则要省略。比如，儿童时期里程碑式的进步（如走路、说话、大小便自理）等信息在诊治成年患者时很少作为"常规"的问题去记录。

对曾用药和饮酒史的检查也是很必要的。如最近在用什么药，使用量和使用频率怎样，最近一次饮酒或者用药是什么时候，过去曾使用过什么药等。对于特定物质依赖或者物质滥用的患者，最好把他的物质使用史和个人病史区分开来（参见第 26 章）。

患者的性生活史有必要采集吗？

无论是普通患者还是精神患者，性生活史都是检查和评估的重要部分。性生活是大多数人生活中的重要组成部分，是自我感觉的一部分,也是躯体和情绪变化的一种体现。至少要知道患者是否有正常的性生活和性取向,近来是否有变化或者是否存在哪些需要特别关注的方面。这些变化可能成为诊断的重要提示,比如,性欲增强是躁狂症的常见表现,而性欲下降则是抑郁症的常见症状。此外,一些精神药物也可能造成这方面的影响,比如,抗抑郁药 SSRI 会导致性欲下降和高潮延迟。对性的基本功能没有较深的理解,就很难对这方面的变化做出评估和判断。如药物使用史和饮酒史一样,了解性生活史也是必要的,这个在后面的章节中将详细阐述(参见第 31 章)。

(韩 雪译 李建明校)

精神状况检查

什么是精神状况检查?

精神状况检查(MSE)与内科治疗中的体格检查类似。它是有条理地观察患者思维,感情和行为并记录特定异常的固定程序。通过你对患者的直接观察,很可能发现一些在病史中没有涉及的情况(例如情感平淡或思维异常)。病史和 MSE 共同提供了鉴别诊断需要的资料。MSE 仅仅包括你在与患者面对面交谈时发现的情况。例如,即使你的患者有幻听,而在你和她交谈时并没有产生幻觉,幻觉不能包括在 MSE 中。另外,你的 MSE 观察必须尽可能是描述性的而非推论性的,记录你所看见的而非你所想象的情况。例如,描述"患者有眼泪在眼眶中",而不是"患者正因为与男友分手而难过"。表 8-2 给出了 MSE 的提纲。

我们需要用特定的检查来描述中枢神经系统的认知功能吗?

大部分情况下不需要。事实上,你通过完整的访谈而对患者认知功能所做出的描述较一两个孤立的心理测验结果更真实可靠。仅仅通过让患者不受干扰的讲一段话，你通常就可以发现患者注意力、知识储备、记忆和其他功能。例如，患者的注意力是否集中在你的问题上？回答时是否跑题，能否记住刚刚讨论过的问题？如果一个特殊的区域需要更好的了解，那么专门的检查是必要的，其中的一些检查列在表8-3中。

表8-2

精神状况检查提纲

Ⅰ. 外貌：观察古怪的服饰或举动，躯体疾病体征，对检查者的行为反应。

Ⅱ. 言语：谈话时的生理状态（非观念），含糊不清的、单调的、柔和的和压抑的等。

Ⅲ. 情绪表露：考虑情绪变化范围、强度、稳定性以及是否与讨论的问题相适应。
    A. 主观的：患者感觉怎样？
    B. 客观的：患者看起来怎样？

Ⅳ. 思维和知觉
    A. 内容：妄想、强迫观念、超价观念、自杀或杀人的想法
    B. 形式：失去逻辑与目标导向思维障碍
    C. 感觉：幻觉、错觉

Ⅴ. 中枢神经（认知功能）
    A. 警觉性
    B. 定向力
    C. 注意力
    D. 记忆力
        ①瞬间记忆
        ②短时记忆
        ③长期记忆
    E. 计算
    F. 常识
    G. 抽象推理

Ⅵ. 自知力和判断力

表 8-3
精神状态检查中检查认知功能的一些方法

要通过完整的检查来形成你的观察结论。这些测验会帮助你弄清缺陷和异常的程度。很多时候不需要正式的心理测验而仅通过与患者交谈就可获得足够的信息。

注意力

"从 100 开始隔 7 倒数"（注意：这不是测试她的计算能力，而是要得知患者集中注意力的能力，不在乎能否得到正确的答案）

"倒着拼读单词 world"

"倒着说出字母表中的字母"

计算

"3.75 美元可以分成多少个 0.25 美元"

"假如你买东西花了 1.60 美元，而你付了 5 美元，他们应找你多少？"

记忆

即刻记忆：要求患者重复你说出的一系列 5~7 位阿拉伯数字。让患者记住 3 个物体，然后马上问它们都是什么。

短期记忆：要求患者五分钟内重复 3 件物品的名字。

"你今天早餐吃的是什么？"

"今天下午你是怎么来到医院的？"

长期记忆："你上几年级了？"

"五年级的老师是谁？"

"你第一次学开车是在哪个地方？"（注意：询问一位患者他的生日并不能检测长期记忆力，她对出生没有记忆，只不过在复述一条反复学习的信息）

常识

"告诉我最近电视上或报纸上的主要新闻是什么？"

"给我讲最新的一部电影或书。"

"英国的邻国有哪些国家？"

"法国的邻国有哪些国家？"

抽象思维

"鱼、树和石头中哪个与其他两个不同，为什么？"

"苹果和橘子有何共同之处？"（注意：抽象思维不能用询问不同点来评价，因为仅仅看上去合理的答案是具体的）

"'一针及时省九针'是什么意思？"

常识是用来评估什么的?

患者知道他周围的世界正发生着什么吗?重要的事情在患者的脑海里是否留有印象?常识并不是要测量患者的教育程度或者智力,知道这点很重要,因为这提示你,对你的患者要提出适合他本人教育程度和智力水平的问题。

大多数时候,常识评估通常用这种方法——回答美国历届总统的名字,从现任总统开始,尽可能地往前回忆。这种测验是有缺陷的,因为她同时要考察认知功能的多个方面,包括常识,也包括记忆力和注意力。一些人可能不太关注政治问题,而且一些移民到美国的人,可能更了解他们自己国家的历史,而对美国的总统是谁却可能只是略知一二。表8-3列出了一些问题。

如何检查抽象思维?

学生们可能都知道评估抽象思维能力,可以通过让患者解释谚语的含义的方式进行,但是这种方法是有争议的。我们大多数人学习语言都是通过一种方法,那就是日复一日地去使用这种语言。所以,当要求患者"解释"一个谚语时,这实际上并不是在评估抽象思维的能力,而是在要求患者背出长期使用的意思而已。解释陌生的谚语可能会困难些,即使是高智力水平或者高教育程度的患者也是如此。(例如,你可以用这个东非的谚语来评估一下你自己:你不能对诚实的动物扔帆布。意思是:你无法永远掩藏恶行。)可以要求患者回答相似的问题,或者要求患者在3个物体中挑出不属于同类的物体。需要注意的是,通过与患者进行交谈也可以评估抽象思维,所以没有必要采取特别测试的方式。

不用正式的测验如何评估抽象思维能力?

患者们往往会无意中以各种方式暴露出他们的抽象思维能力,比如通过讲笑话、比喻和谚语。一位患者,当谈到她的精神病治疗医师时说道："我就像瞎子,是他给了我光明。"使用"瞎"这个词来描述精神病就是一个强有力的暗喻,表现了这位女士使用抽象术语思维的能力。

"自知力和判断力"的内容是什么?

这两种密切相关的能力可以帮助你了解患者配合治疗的能力和避免使自己陷入困境的行为。自知力指对自己所患疾病和相关症状以及治疗必要性的认识;判断力指可控制更严重的症状,行为能力和社会接受并配合治疗的能力。

我怎样评价自知力和判断力?

在与患者进行一般性谈话的过程中可以得到很多信息。患者对待你的行为方式是否是社会适应性的?她是否认识到自己有病并需要治疗?我们有时教学生通过设置假象的问题来测验判断力。例如提这么一个问题:"如果你在路边发现一个贴了邮票、写了地址并且还盖了戳的信封,你会怎么办?"其实,对大多数人来说,所想的答案似乎是显而易见的,可能与患者实际上会怎么做没有一点关系。实际上问患者一些与他的现实生活环境相关的问题会更好一些,比如:"你的药用完了怎么办?""如果家里停电,你会怎么做?"最后,根据整个面谈过程作出你的评价。一位把自己的汽车、结婚戒指和1万美元现金送给陌生人的患者,依然认为自己是在做一件好事,这就用实例证明了他糟糕的判断力。

关 键 点

- 在询问病史时,你必须提出一些开放性的问题供他们自由发挥,以发现患者的思维障碍和妄想观念。
- 主诉应该是患者自己的话,即使它没有意义。
- 个人史的信息收集应该限制在那些有助于诊断、治疗和安置患者的方面。
- 精神状态的记录只能是在访谈时发现的问题。
- 认知功能的评价应该建立在整个面谈过程的基础上,而不能根据孤立的测试。

(厉 洁译 苑 杰校)

第9章 精神病学的医学评估

为什么在对精神病患者病情确诊时例行医学检查很重要?

对精神患者例行医学检查是必要的,原因有很多:
1. 精神症状和体征是某些躯体疾病的最初表现。比如甲亢的症状包括焦虑和易激惹。看起来像精神疾病,但实际上很可能是躯体疾病。
2. 精神药物有可能造成严重的躯体反应。所以治疗前进行医学检查十分必要。如果出现肝病,那么使用丙戊酸盐治疗躁狂需要加倍谨慎。
3. 躯体疾病会严重影响患者的情绪,导致患者产生情绪问题。
4. 反过来,精神疾病也会对患者的躯体疾病造成巨大的影响。比如抑郁症会给糖尿病患者带来严重的不良影响。

哪些躯体疾病会表现出精神症状?

很多疾病都可能被误解成精神疾病,包括脑肿瘤和甲亢。表9-1列出了容易导致精神症状的一些躯体疾病。然而,在某一特定的躯体疾病和某种特殊精神症状之间却没有直接的相关性。精神症状、焦虑、抑郁以及其他混乱症状在多种躯体疾病中是独立存在的。需要强调的是精神症状并不只是躯体疾病所导致,一些药物和物质的使用也同样会对患者的精神状况造成影响。所以,对于以上这些情况,医生需要多加注意。

怎样给一个精神病患者进行身体检查?

简单来说,就是给所有的患者都进行身体检查。主要包括病史、系统检查、物理检查以及化学检查。

表 9-1

伴有精神症状的一些躯体疾病

感染	脑炎、艾滋病、三期梅毒、莱姆病、肺炎、Creutzfeldt-Jakob 综合征
肿瘤	脑（原发性和转移性）、胰腺、副癌综合征
炎症	系统性红斑狼疮
单纯性局限性发作	局部发作、精神运动性癫痫
神经	阿尔茨海默病、Wilson 病、Huntington 病、硬脑膜下血肿、脑外伤
代谢紊乱	高血钙、低钠血症、甲状腺功能亢进及减退、Cushing 病、Addison 病、恶性贫血、慢性肾衰竭、肝性脑病、急性间歇性卟啉

注：此表仅简要列出各种疾病。

怎样看待精神疾病伴发的躯体症状？

精神疾病并不直接表现出躯体症状，而一个好的临床医师应该能够通过发现一些躯体疾病的体征来说明患者出现了精神症状（表 9-2）。

表 9-2

精神病学中出现的躯体症状

患者表现	症状	诊断
悲伤	手臂和腿痉挛	Huntington 病
	脸颊出现蝴蝶疹	系统性红斑狼疮
过度活跃和焦虑	瞳孔放大、肌无力	兴奋剂滥用
混乱和易怒	尿失禁、血唇	局部发作
情绪低落	驼背、搓丸样震颤	帕金森病
焦虑	快速脉冲、震颤	甲亢

续表

患者表现	症状	诊断
兴奋	满月脸、向心性肥胖	Cushing 综合征
脾气暴躁	肌力增强	促蛋白合成类固醇滥用
冷漠	皮肤干燥、结膜苍白	慢性肾衰竭
视幻觉	震颤、出汗	酒精戒断反应
情绪不稳,苛刻	依靠轮椅	脑外伤

(韩 雪译 李建明校)

我是否应给我所有的精神病患者做躯体检查?

在精神科病房里,精神科医生要负责躯体疾病的治疗,所以应该对每一个患者进行体格检查。门诊患者可以转诊到会诊的内科医生那里,然后把检查结果送到精神科医生那里并记录在案。

检查中的哪一部分是最重要的?

检查中最重要的是那些可以显示异常的部分,预先判断什么重要、什么不重要将导致重大的错误。必须训练自己一边做检查一边分析检查所见,而不是机械地按照固定的套路前进。要特别注意那些令你感到意外的检查结果。

如果患者是无任何病史的健康人,而且没有阳性的症状,那应该怎么做呢?

即使没有任何理由怀疑你的患者有躯体疾病,完成全面的躯体检查对诊断和治疗也是至关重要的。尽管对健康患者的侵袭性检查(如直肠或骨盆)可以延期或征求会诊医师的意见后施行,但只要有医学指征就必须检查。例如,你的患者描述了前列腺的慢性症状;如果你没有试图去检查过,无论如何不要撒谎说患者"拒绝"做直肠检查。

指导老师告诉我不应该给患者做身体检查，因为那将会造成移情，这是什么意思？

移情是指患者把自己以往生活中重要人物的好的或坏的特点无意识地转移给医生的倾向。理解这一过程是精神动力学治疗的重要部分，但这不是不给住院精神病患者做躯体检查的借口。实施、咨询、延缓或忽略体格检查等每一种情况都可能造成移情。每一种选择的利弊都要从对患者健康的影响角度出发来考虑。放弃体格检查在任何时候都是错误的决定。也许在一些特殊情况下（如偏执或主动勾引医生的患者），体格检查需要其他人来完成或在别人的陪伴下进行。你的督导医师将会帮助你判断是否是这些情况。

PERRLA 是什么意思？

PERRLA 是一种广泛应用的描述正常瞳孔的首字母略写词，即瞳孔的大小相等、圆形，对光和调节反射存在。要清楚的是，从这些首字母缩写词指标没有告诉你什么。它没有说明瞳孔的大小，而瞳孔大小在判断毒品和酒精相关障碍是一个重要的生理标志。例如，瞳孔在麻醉时缩小，在刺激后兴奋时扩大，安静后又收缩。

有一组可以用于所有患者的标准的实验室检查吗？

没有，但有些实验对大多数患者是有用的（表 9-3）。

怎样的情况下可以认为患者精神症状是由潜在的躯体疾病导致的？

临床上会有这种情况出现（表 9-4）。即使在列举情况没有完全出现时，也要时刻保持注意，潜在的躯体疾病、药物副作用或者物质滥用都有可能成为引发精神症状的因素。

表 9-3

用于筛查精神病患者躯体疾病的实验室检查

全血细胞和计数血小板计数
电解质（钠、钾、氯化物、二氧化碳）
血糖
血钙
肾功能检查（尿素氮、肌酐）
肝功能测查（谷丙转氨酶、谷草转氨酶、碱性磷酸酶）
快速血浆反应抗体
甲状腺功能测验（游离甲状腺素、促甲状腺激素）
维生素 B_{12}
尿液药物筛选

表 9-4

以下情况提示可能存在躯体疾病

老龄患者首次出现精神紊乱，或者其慢性精神症状的表现形式突然有所改变
小便或者大便失禁（在严重或慢性精神疾病中，这是常见症状）
患者思维很混乱或者很健忘
患者表现出震颤、运动困难或者其他运动不能的症状
患者有慢性躯体疾病史并正在服用各种药物
近期发生过脑损伤

实验研究在监控治疗中有用吗？

实验研究，如结构性神经影像学检查，与症状的进展和消除没有关系。然而，血液中锂、镇静剂或某些抗抑郁药的水平需要监测，以确保它们的水平保持在治疗范围内，因为水平过高将产生中毒的危险。

实验室报告结果异常的意义是什么？

如果检测结果不在 95% 置信区间，那么属于不正常。

95％置信区间是指多次进行试验，100次结果中有95次在一个区间里，那么这个区间即为置信区间。因此，根据随机统计，结果指的是100次结果中落在某一区间的有95次，但肯定有5次落在此区间之外。也就是说，如果进行20次测验就有1次测验的结果不在95％的置信区间，这次测验的结果即为不正常。所以记住临床事实很关键，特别是检查试验测试的结果时，若一个结果被标记为不正常，是因为它不在95％的置信区间，但可能并不代表有病变的可能。判断化验结果偏离正常的程度和它代表的临床意义对理解化验结果并做出适当的反应是必要的。

躯体疾病对治疗会产生怎样的影响？

对躯体疾病的治疗是最主要的。如果身体疾病引起精神病征兆，那么当躯体疾病被有效治疗后，精神病性症状也会消失。然而对精神症状的治疗（例如，对严重抑郁症的抗抑郁药，对严重精神病症的抗精神病剂，对焦虑致病的抗焦虑剂）常能起到很好的辅助作用，而且不管患者是在检查阶段或药物治疗期，精神病药物的正确辅助作用能够使患者更舒适并更加合作。

关 键 点

▶ 精神病没有直接的体征。
▶ 躯体疾病有可能被误认为是精神疾病。
▶ 忽略体格检查的某些项目有可能漏掉引起精神症状的躯体疾病。

（许　鑫译　蒋炳武校）

第 10 章 心理测验指导和精神症状评定量表

心理测验

什么是心理测验？

　　心理测验是各种观察患者方法的总称。一般的临床评估是根据医生对患者收集的信息来进行诊断和治疗的，而心理测验不同，它对确定标准、信度和效度（框 10-1）的要求更加严格。心理测验包括三大区域：智力与能力倾向、人格以及由大脑损伤（神经精神病学评估）引起的认知损伤。用于这三大区域的一些常用测验见表 10-1。

框 10-1

心理测试原则
标准化 　　试验以相同和可重复的方式执行。测试的结果将与在相同条件下被测的正常人和患者的结果相比较
信度 　　测试结果是一致的和可重复的。给同一患者多次测试或者由不同的执行者测试这个患者趋于产生同样的结果
效度 　　测试能真正测量它所要测量的东西。例如，一个有效的智力测验就能测出智力水平而不是社会经济地位。

第 10 章 心理测验指导和精神症状评定量表

表 10-1

心理测试的一些普通用途

智力和才能
韦氏成人智力量表（WAIS）
韦氏儿童智力量表（WISC）

人格
明尼苏达多项人格调查表（MMPI）
墨迹投射测验
主题统觉测验（TAT）

神经心理学
halstead-Reitan 神经心理测验
Luria-Nebraska 神经心理测验
Bender Gestalt 测验

能用心理测试来为我的患者做诊断吗？

不可以。精神病学诊断只能通过对体征、症状和病程的描述才能做出。心理测试不能提供一个精神病学诊断。但是，通过测试可以发现常规临床检查方法不易发现的问题，如通过测验可能发现没有发现的妄想系统、思维逻辑障碍或是患者在撒谎。在这些例子中，当注意到这些新的资料后，你就可以重新评估你的患者了。

我自己可以做心理测试吗？

通常情况下是不可以的。因为心理测试一般是由通过正式心理训练后具有博士学位的心理专家来完成。准确地执行测试和正确的结果解释要求具备丰富的经验，所以初学者不能达到很好的效果。

所有的患者都需要做心理测试吗？

心理测试并不是评估患者的常规方法，它很昂贵且需要时间，而且在许多病例中，它所得到的有价值信息并未超过最初的临床评估。正式的测试是为特殊的患者准备的。

什么情况时让患者做心理测试？

完成心理测试的心理学家要根据需要测试的特定问题来选择一种合适的测试工具。申请心理测验的理由一般是要评定智力和能力以帮助制订出院计划，弄清受监护患者的性格问题，当诊断不清时澄清模糊和非特异性的症状。或者是评定有认知缺陷患者的脑损害。心理测验通常包含在法医鉴定中。当你申请心理测试时，要书面递交需要解决的特定问题。不能在把你的患者送去测验时问"诊断是什么？"表 10-2 中的各项是进行心理测试的常见原因。

表 10-2

心理测试的一般表现
智力和态度
促进计划的实施
建立精神迟滞的诊断
个性测试
诊断不明确时，提供清晰的症状表现
帮助鉴别是否装病
可以提供考虑心理疗法的论证
促进沉默寡言或被看护患者关于恐惧、信心和自身感觉的信息的显露
神经精神病学测试
区分大脑损伤和精神健全的精神患者
确认像失语症等特殊的神经问题
定位脑的损伤

精神病学评估量表

精神病学评估量表与其他形式的心理测验有区别吗?

它们在许多方面有本质的区别,评定量表包含一系列针对病态心理的某一特定的方面,如精神病症状或抑郁症状。患者要对量表上的每一个条目根据自身情况自评为不存在和严重两极之间的一个等级。每种回答都对应一个得分,总分表明了量化的评定结果。它们在药物或心理治疗的效果研究中非常有用,也是最初的设计目标。精神病学量表评定具有方便、快捷的特点,不需要使用者接受特殊训练和必须具有丰富的使用经验。广泛使用的量表记录在表 10-3 中。

表 10-3

常用精神病学评定量表

阳性症状评定量表(SAPS)
观察精神病性症状

阴性症状评定量表(SANS)
测量见于精神分裂的阴性症状如社会退缩、意志行为减退

汉密尔顿抑郁量表
测量常见于抑郁症的心境、躯体和精神病性症状

汉密尔顿焦虑量表
观察焦虑的心境和躯体化症状

耶鲁-布朗强迫症状量表
观察冲动和强迫的症状

我可以用量表来评定我的患者吗?

临床上对未参加临床试验的患者不必把量表评定作为常规检查。由于你的个人经验和所受的教育,你或许要用量表

对你的一个或更多的患者进行评定以建立一个临床状态变化的图表。书后附录Ⅱ～Ⅳ中提供了3个应用最广泛的量表，即阴性症状评定量表（SANS）、阳性症状评定量表（SAPS）和汉密尔顿抑郁量表。

关 键 点

▶ 对于一个患者来说，心理测试并不能提供精神病的诊断。

▶ 心理测试并不是常规的检查，做心理测验要有需要回答的具体问题。

（厉 洁译　李建明校）

第3部分

症状、体征和实验室检查的意义

第11章 幻 觉

病因

什么是幻觉?

幻觉是一种无外界刺激而产生的感官知觉,它们完全是在中枢神经系统(CNS)中形成的。它可以以视觉、听觉、触觉、嗅觉或味觉的形式发生。幻觉与错觉不同,错觉是由确实存在的外在刺激引起的一种歪曲或错误的感知觉。

什么导致了幻觉?

神经病理学方面的原因还没有完全研究清楚,可能是一些不同的生物学方面的原因导致了幻觉。幻觉大多与精神状态、躯体状态和药物有关。幻觉在精神分裂症中非常普遍,并且出现于重度抑郁及躁狂症发作期;幻觉常见于谵妄患者、CNS肿瘤患者和偏头痛患者。癫痫患者可能在癫痫发作之前产生幻觉;在普通药物中能导致幻觉的有LSD及苯环利啶,可刺激兴奋CNS的致幻剂及解除CNS抑制作用的如酒精、大麻中毒等,详细见表11-1。

表 11-1

幻觉常见原因

精神障碍者
  精神分裂症
  分裂情感性障碍
  重度抑郁
  双向障碍

续表

医学情况
  癫痫
  谵妄
  CNS 肿瘤
  偏头痛

与药物有关
  酒精
    重度戒断反应
    幻觉（清醒时）
  CNS 中毒（可卡因、苯丙胺）
  抗胆碱药物中毒
  致幻觉药物中毒（LSD）
  大麻中毒

正常、非病理的
  悲伤
  入睡状态、半醒时

幻觉到底是不是一种正常的生理现象？

对正处于悲痛之中的人看到或听到已故亲人的形象或声音是一种常见的现象。这种经历我们通常不认为是一件苦恼或是病态的事情，也不认为是一种疾病的表现；此外，许多人在快入睡时或快清醒时经历与幻觉类似的感觉。入睡前或醒前幻觉是发作性睡病的症状。但也有报道称某些此种症状的发生不伴有明显的睡眠障碍或其他精神障碍。

评估

我怎么知道我的患者存在幻觉？

尽管有些患者主诉出现幻觉，但你仍应询问每个患者的

第11章 幻 觉

病史，作为完整精神病学及医学检查的一部分。有过幻觉经历的患者会把它看成一种真实的感官觉，难以和真正的感觉区分开来，存在听幻觉的患者能真实地听到他们所描述的事情，他们并没有凭空捏造或有所隐讳，其中一些有意义的问题包括："你曾听到或看到过别人看不到的事情吗？你在没有旁人的情况下听到过谈话声吗？你有过幻视吗？你曾闻到过不知来源的气味吗？"一开始就问如："你曾有过幻觉吗？"这样的问题是无益的，患者可能不知道这个医学术语的确切含义，如果认为问话有贬低的含义，患者可能不会承认曾出现幻觉。

我应该怎样询问那些主诉有过幻觉的人？

尽量去得到对幻觉的最全面的描述。查明幻觉发生的形式、内容，以及它出现的环境。当时患者是清醒的吗？在此之前是否发生了一些事件呢？它持续了多长时间？是否只与疾病和药物有关？当时的个体反应是什么呢？是否出现了情绪或是行为上的反应呢？"这事你怎么看？"或"你认为这事是怎么回事？"这些都是对了解患者极有帮助的问题。

我该如何区分患者的幻觉是由精神障碍或潜在的躯体疾病或药物原因导致的？

有时患者提供了躯体疾病或精神障碍或药物使用方面的确切病史，虽然这些信息是有用的，但并不能作出诊断，正如通常进行的鉴别诊断，你需要利用其疾病史、精神状态检测及身体检查的所有信息，查明是否存在其他精神方面的症状。90％的由精神障碍导致的幻觉者有妄想，发现明显的情绪紊乱或是自主神经症状，常提示精神病发作。另一方面，意识变化与出现定向障碍，可能更说明是躯体疾病和药物所致，而非原发性精神障碍所致。身体检查出现的异常增加了潜在的躯体疾病或服药状态的可能性。查看血压、心率和体温升高情况，是否有瞳孔放大、深度腱反射的亢进、大汗或皮肤干燥、皮肤潮红或者黄疸、步态或运动异常和任何神经病性学的症状（表11-2）。

表 11-2

精神性与医疗性幻觉的鉴别	
精神障碍引起幻觉的有关因素	医疗和药物引起幻觉的有关因素
慢性、长期持续的症状	在无精神病史的中老年中急性发作
无异常体征	有异常体征
无异常实验室发现	实验诊断异常
心境和呆板症状	方向觉丧失，记忆损害，意识改变
	缺少精神症状，如错觉

幻觉的出现是急症吗？

幻觉发作常伴有谵妄，某些病因引起的谵妄可能出现紧急情况，如不及时诊治，有较高的致死率。酒精戒断引起的谵妄症状有大汗、寒战、意识变化、心跳加速及血压和体温升高，抗胆碱能药物所导致的谵妄可以从皮肤干热、瞳孔放大、肠鸣音消失、心动过速、心律失常以及精神方面的改变等症状中得知，所有类型的兴奋和谵妄都可以导致心血管系统衰竭及死亡。

实验室检查能帮助我们作出相应的诊断吗？

目前还没有有关原发性精神紊乱诊断的试验测试，试验研究可用来排除非精神性的原因导致幻觉，并应该受精神病史状况、身体状况所提供的信息所引导。一个普通的电解质和代谢率检查就能帮助确立身体的各种功能状态，也能帮助测定是否存在由于主要器官（如肝与肾）衰竭所产生的疾病，如果需定位神经检查，进行脑成像研究也是十分必要和有帮助的。如果怀疑是癫痫发作的话，脑电图会帮你确诊，但是要记住，癫痫发作是一种临床上的诊断，而不是普通的

第11章 幻 觉

脑电图所能检测确定的。

尿液或血液毒理学筛查有助于诊断吗？

毒理学筛查有一定的帮助，但在分析结果时一定要谨慎。药检阳性能说明患者体内含有此药物，但并不一定是此种药物导致了幻觉的产生；药检阴性也不能排除药物引发幻觉产生的可能，因为某些药物如可卡因或安非他明，在药物被清除后仍能继续造成幻觉。而且，药检阴性在那些由于停药反应而产生幻觉的患者中常见，因为，此幻觉是由药物戒断所致的。药检结果的分析必须结合对患者的评估过程进行，比如，如果患者的尿检显示可卡因阳性，寻找如瞳孔扩大、心率加快、血压升高等与可卡因中毒相一致的体检发现，幻觉的出现与药物使用是否一致？以前患者停药后是否曾出现幻觉的病史？

幻觉的发生形式有助于诊断吗？

不。在临床精神病学中，最固执的民间观念之一是认为幻听提示如精神分裂症等原发性精神紊乱，幻视提示躯体疾病或药物所致的精神障碍；然而所有形式的幻觉在精神病及服药或药物成瘾状态中均可见，发生形式本身是没有诊断意义的。25%的精神分裂症患者诉有幻视，其比例与精神病性抑郁症或躁狂症患者相当。在存在幻觉的精神病患者中，20%的患者有两种或两种以上的幻觉，最常见的是幻听和幻视。幻嗅在筛状板肿瘤及海马沟损伤的患者中可见。但在精神病性抑郁症患者中，幻嗅同样可见。在幻觉形式无诊断意义这一认识中，唯一例外的是一种被称为"蚁走感"的幻触，此症患者感觉皮肤上有昆虫爬行感，"蚁走感"在戒酒过程中及中枢神经系统兴奋剂中毒者中常见，其他状态下罕见。

幻觉的内容是否有助于诊断？

在精神病学中没有能确定诊断的症状。然而，若存在某些特征性症状，尽管他们不能用以确诊，但可以提示某一诊断比另一诊断的可能性更大。比如，出现某种形式的幻听常强烈提示精神分裂症之可能（但不足以作为诊断特性）；听见自己的想法被大声地说出，听见一个声音对自己的行动做出连续性的批评，以及听见两个或更多的声音为某些有关自己的话题相互争论。然而，心境障碍的精神病患者所幻听到的都是与其心境相符的，抑郁症患者可能会听到贬损、轻视的话语；然而，躁狂症患者可能会听到过度的赞美话语。

命令性幻觉是怎么一回事？

就像术语里所说的那样，命令性幻觉——常见为幻听——告诉患者去做某些事情，有时指令是良性的，比如说写封信或是给一位朋友打电话。但令人担心的是，指令可能会告诉患者伤害自己或他人，患者叙述有不同程度的能力来拒绝指令。至少一部分患者感到对幻听不予理睬极其困难，以至于感到他们必须按指令行动，即使他们自觉地拒绝该指令。尽管有一研究称在有命令性幻听的患者中，自杀或是暴力的危险率并没有升高，但仍应对其认真处理，要针对患者进行个体化的危险程度评估。

幻觉与幻觉闪回是一回事吗？

幻觉闪回是对过去经历的具有强烈情感体验的生活事件生动的再体验。尽管它们与幻觉有根本的不同，因为它的发生源于早期的经历而不是新形成的，但幻觉闪回的患者所述的自觉症状与感官经历可能与那些幻觉患者所述之症状难以区分。与真性幻觉不同，幻觉闪回症状用抗精神病药物控制的效果欠佳，幻觉闪回在创伤后应激障碍患者中常见，并与某些药物服用后状态相伴随。

治疗

幻觉应如何治疗？

治疗主要是针对病因，不管是精神病性的、躯体性的或是药物性相关的。但抗精神病药物的应用控制幻觉对大多数病例是很有效的，抗精神病药物常与其他方面的治疗相结合。

对幻觉的抗精神病类药物应用有何禁忌？

禁忌证不是绝对的，但对震颤性谵妄及抗胆碱能药物所致谵妄，此两种状态下产生的幻觉抗精神病药物并非首选治疗。震颤性谵妄有癫痫发作的危险，许多抗精神病药物可降低癫痫发作的阈值。另外，与酒精有交叉耐受的药物，如地西泮，将不仅控制幻觉，还会控制震颤性谵妄的其他症状，同时也降低了癫痫发作的可能性。与此类似，许多抗精神病药因为有抗胆碱能特性，会加重抗胆碱能性谵妄。毒扁豆碱，一种乙酰胆碱酯酶抑制剂，可拮抗胆碱能药物毒性所产生的影响。

关 键 点

- ▶ 幻觉出现的方式不具有诊断意义。
- ▶ 毒理药检阴性不能排除药物引发了幻觉。
- ▶ 对于有躯体症状或有定向障碍或警觉水平受损的患者出现幻觉怀疑是由潜在的身体或药物引起的。

病例 11-1

患者男性，24岁，因害怕而由朋友送到急诊科，因为在过去24小时中，患者诉说有可怕的幻视。

A. 对他如何评估？
B. 应如何治疗？

病例 11-2

患者女性，26岁，由父母领着来医生办公室。在过去的6周内，患者表现出奇怪的行为，她变得日益孤独，不去上班，这两天一直主诉听到声音。精神状况检查表明患者存在幻听，她感到她的想法被大声说出并且有人谈论她。

A. 对她的诊断是什么？
B. 你还需要哪些信息？
C. 如何处理？

（李 凌译 李建明校）

参考答案

病例11-1 A. 学习目标：**熟悉不同幻觉的诊断**。幻觉的原因多种多样，各不相同，所以需要一些辅助的信息。诊断时需要考虑的重要的一点是要明确幻觉的出现是由原发性精神障碍导致还是由于某些治疗因素引起，或者是相关药物引起的。需要对患者进行躯体、病史、精神状态等全方位的检查。出现躯体症状，意识水平降低且方向感丧失，提示是治疗因素或相关药物所导致。

病例11-1 B. 学习目标：**掌握如何根据病因制订治疗**

第11章 幻觉

计划。尽管无论什么原因引起的幻觉，抗精神病药物都会起到治疗作用，然而最好是在弄清楚病因之后再进行治疗。在患者非常恐惧和激动时，苯二氮䓬类药物会起到缓解作用。对于诊断有谵妄的患者，首先考虑的是病因，而不是症状。此外，激素中毒（如过度使用代谢激素）不会引起太大的危险，抗精神病类药物可以控制恐惧症状。

病例 11-2 A. 学习目标：**掌握诊断时要注意幻觉中的哪些内容**。没有信息就没办法诊断，当然尽管幻觉的内容提示精神分裂，也不能就立刻作出诊断。

病例 11-2 B. 学习目标：**了解幻觉的评估诊断有哪些积极和消极影响**。尽管信息不多，但你知道病程持续了 6 个星期，出现幻觉提示可能有精神分裂，意识水平未见降低。据此，在评估时，你要注意两件事：检查是否有其他精神分裂的症状，以及排除其他可能的原因。病程持续 6 个星期，这说明药物或医疗所致幻觉的可能性要比原发性精神障碍小。这种想法可以通过就医史、症状回顾以及躯体检查得到支持或遭到反对。过去的精神病史、家族史以及精神状况检查（妄想、思维形式障碍等）可以帮助肯定或排除精神障碍的诊断。

病例 11-2 C. 学习目标：**熟悉幻觉的治疗方法**。治疗方法的制订要依据更多的评估结果。如果确定不是医疗或相关药物所致幻觉，就可以给患者开抗精神病药。这种药能够缓解精神症状，包括幻觉，也更容易获悉更多就医史。

（韩　雪译　　蒋炳武校）

第 12 章 妄 想

病因

什么是妄想?

妄想是错误的信念。但与错误想法不同,错误想法时常变化,而妄想很固执,即使别人提出确切证据也拒绝改变。妄想可以认为是关于现实主义的,都是每天的杂事,如认定自己的配偶有外遇,他们称此种情况为非古怪。也可能是非常离奇的妄想,如某人相信自己已被太空异种受孕,此种情况应称之为古怪的。在所有的病情中,患者的信念都固执且坚信不疑,患者不可能因理性的劝说而终止错觉,宗教信仰与大部分文化信念通常不认为是错觉。

什么导致了妄想的产生?

妄想可见于很多互无联系的精神病或躯体疾病状态。尽管妄想产生的确切的神经生物学机制了解甚少,但可以确定的是,妄想不仅可由纯粹的生物学因素如可卡因成瘾或脑炎引起,也可由外界事件引起。通常能引发妄想的环境因素包括社会隔离、感觉的剥夺以及迁居,尤其是缺乏语言流畅交流时。

在何种精神病中可见妄想?

妄想没有特定的精神症状,任何精神病都可出现妄想。在妄想性障碍中,它们是唯一的症状。在其他精神病中,妄想与其他症状共存,其他症状有幻觉、形式思维障碍以及奇异行为(表 12-1)。

第 12 章 妄　想

表 12 - 1
包含妄想的精神障碍

精神分裂症
情感分裂性精神障碍
双相障碍（Ⅰ型和Ⅱ型）
重度抑郁
妄想型障碍

引发妄想的躯体状况和药物性原因是什么

事实上，任何可改变感知觉或扭曲理性的疾病或药物都有引发妄想的潜在可能性。妄想被认为是脑损伤疾病、谵妄及痴呆综合征的特征之一，妄想也可以是躯体疾病或药源性症状的唯一精神病性表现（表 12 - 2）。

表 12 - 2
导致妄想的躯体疾病和药物性原因

神经学
　脑瘤
　Huntington 病
　阿尔茨海默病

感染
　脑型疟疾
　病毒性脑炎
　三期梅毒

代谢和内分泌障碍
　急性间歇性卟啉病
　Cushing 病
　主要器官（如肝、肾、胰）衰竭导致的脑病
　低钠血症
　甲状腺疾病

续表

药物
中枢神经系统刺激成瘾（如可卡因、安非他明）
中枢神经系统镇静剂戒断（如酒精、苯二氮䓬类）
大麻成瘾
类固醇（产生雄性征的皮质类固醇）
抗胆碱能药
多巴胺受体激动药（左旋多巴）

评估

我该如何询问患者有关妄想的情况？

因为妄想患者坚信妄想的真实性，所以你不能问："你有妄想吗？"此外，因为患者主观认为他所持有的观念是事实，他（她）几乎不会将妄想当做不适症状提出。相应的，引出妄想有两条补偿的途径。第一条是只需给患者足够的时间和安全感，让患者能公开且自然地诉说；当你聆听并搜寻妄想性思维时，需跟随患者的思路。比如，如果一个年轻人在谈论中说："他们不想我成功"，你可以自然地问："他们是谁？"第二种方法是在病房这种妄想可能存在的环境中逐渐地提出探索性的问题，注意询问的方式，不要挑战患者所持信念的真实性，此类筛选性提问已在框12-1中列出。

框 12-1

对于妄想人信念所提的一些筛查问题
1. 有人想伤害你或找你麻烦吗？
2. 有不寻常的经历吗？有你不能与别人谈的事吗？
3. 你有特殊的权力吗？
4. 你从电视或报纸了解到特殊的信息吗？

妄想的内容会有助于诊断吗？

略有帮助。妄想的内容是非特异性的，事实上在任何一种诊断中都可找到任意的信念。但是，特定的妄想在某些诊断中更常见，而在其他诊断中不常见，尽管不能确诊，但确可强烈地提示是某一诊断。比如，被控妄想（如有一机器在远处遥控某人的思维和行动）比起其他的精神障碍患者，在精神分裂症患者中更常见。当妄想发生在情感障碍时，妄想通常是与心境相一致的：夸大性的妄想多出现在躁狂症发作，而罪恶妄想或躯体腐烂妄想多发生于抑郁发作。妄想常见的精神障碍见表12-3。

一些障碍包含这样的信念：难以与妄想区别开来，又称作"接近妄想"，这包括强迫症和疑病。强迫症患者对症状的无目的性缺乏洞察力，疑病患者对疾病非常恐惧。

表 12-3

一些诊断常见的妄想	
患者的妄想	诊断
精神受控或身体控制	精神分裂症
夸大的特权	躁狂症发作
罪恶感或躯体腐烂	重度抑郁
被迫害	躁狂症发作、精神分裂或妄想性障碍

我该如何区分患者的妄想是由精神病引起或是躯体疾病引起的？

每次彻底的评估都应包含完整的病史及仔细的体格检查，原发性精神障碍不包含躯体症状。瞳孔散大、血压升高、明显的神经系统体征或者腹胀等症状的出现不能仅用精神学诊断来解释，还需做进一步的检查。同样，实验室检查异常应考虑躯体疾病所致。病史检查也有帮助：在以往体健且情绪稳定的成人身上突发的症状提示由躯体疾病或药物性原因引起,感觉系统的异常如定向障碍、觉醒水平下降以及记忆力障碍可提示潜存的躯体状况所致。

妄想患者应做哪些实验室检查?

描述出一组对所有患者都适用的标准是不可能的。你应该依患者的病史系统回顾以及体格检查来选择实验室检查。对多数患者合理的筛选检查包括全血细胞计数、电解质、血糖、血钙以及肝、肾功能。神经影像学检查如 CT 或正电子发射断层显像的常规应用效率极低,此种检查应用于那些病史(如癫痫发作或颅脑外伤)或体格检查发现异常者(如明显的神经系统体征),或者在诊断不明确而对常规疗法无反应的患者中使用。

我该如何区分患者的怪异观念是妄想性的还是真实的?

你需要使自己相信妄想的两个基本元素是:不真实性及固执性。非现实的怪异妄想常能轻易地分辨,评估非特异性妄想更困难,有时需要取证于外界资料。

比如,一个穷困、蓬头垢面且无家可归的人因需要治疗结核而住入一家市属医院,此人宣称自己曾在一部获格莱美奖的电影中扮演了角色。一位敬业的住院医师租到了此电影的录影带并发现她的患者的的确确在此电影中有一个小而重要的角色,就如他所宣称的那样。

是否患者被称为"偏执狂"就说明此人是妄想患者?

不一定。偏执狂是夸大的多疑症的总称,在许多诊断中都可应用。被诊断为偏执型精神分裂症或是偏执妄想障碍(受迫害型妄想障碍)的患者存在妄想,偏执型人格障碍的人不存在妄想。"偏执狂"这个词本身不是一个标准的精神病学诊断。

第12章 妄 想

如果两个或两个以上的人相信同一件事，那件事仍可能是妄想的吗？

是。根据定义，妄想不包括宗教及文化信仰，然而，有可能不止一个人有同样的妄想，这种病例称为共享性精神障碍（或者更通俗的，如果两个人有同一妄想称二联性精神病，三个人称三联性精神病，以此类推）。在共享性精神障碍中非常常见的是，此妄想在一具有某种强烈意志、具有领袖魅力的个体中产生，然后也在更多的易受影响的随附人群中出现此类妄想。

该如何确定妄想患者患何种精神障碍？

在所有的精神障碍中，诊断仅能建立在症状和病程上，你需特别注意是否存在其他精神症状如幻觉和思维障碍，以及心境障碍症状是否明显。妄想性精神障碍不包含其他精神症状，且常常表现为慢性的、无变化的病程，精神分裂症是慢性复发性疾病，精神症状发作（常为多发）后常跟随阴性症状为主的残留期。双相障碍和重度抑郁的精神症状是发作性病程，在其两次精神症状之间常为正常的心境和身体功能。

"怪异的"和"非怪异的"妄想间的区分有助于作出诊断吗？

是的，如果你正在使用DSM-Ⅳ-TR，从某种程度说是肯定的。妄想障碍的妄想不可能是怪异的。另一方面，如果妄想是怪异的，精神分裂症的诊断不需要其他更多的症状了。然而，并非所有人对"怪异"和"非怪异"能取得一致意见。有些观点是公认的——例如，大多数精神病学家把"某种机器已移植入我的脑内，它正控制我的思想"评定为异常，而评定"我丈夫与人有私通"为非异常。然而，对另外一些观点，比如"伊丽莎白女王个人被牵涉入一个国际贩毒集团",即使是富有经验的专家也会有分歧。

妄想症患者具有危险性吗?

他们可能具有危险性。有迫害妄想的患者可能会咒骂、攻击他人;有虚无感或罪恶妄想的患者可能会伤害他们自己。评估的一个重要部分是患者对于妄想的反应,患者是否觉得被强迫做出反应?可能会是什么反应?患者对自己的控制能力如何?

治疗

妄想该如何治疗?

大多数妄想就像其他精神症状一样,不管是何种起因均对抗精神病用药反应良好。如果妄想是由躯体疾病或相关的药物引起,则治疗需针对病因,但慎重使用抗精神病药可有辅助作用。妄想性障碍中出现的妄想与其他精神病状态下出现的妄想相比用药后效果欠佳,这使得一些观察者推测妄想性障碍更可能是一种习得的状态,不像分裂症和情感障碍那样具有遗传或生化的病因。

如果患者用药后妄想仍不消失,我该如何处理?

对于服用抗精神病药效果不好的患者,尤其是那些妄想性精神障碍患者,采用认知行为疗法会获益,学习减少妄想对精神功能瓦解作用的技术,最终可能会有能力控制住妄想。妄想并没有消失,但是患者能够更好地控制自己与适当的人去讨论它,控制住按妄想思维行事的冲动,并学会如何把注意力转移到其他问题上。

第12章 妄 想

关 键 点

▶ 妄想是固定不变的错误信念，患者不会因劝说而放弃。
▶ 怪异妄想和非怪异妄想的差异具有诊断上的差异。
▶ 如果一个人有妄想，直接问患者得不到答案。

病 例 12-1

患者女性，32岁，因有怪异行为由朋友送到急诊室。在过去的12小时，患者拒绝离开自己的房子，虽然是白天，但患者坚决不拉开窗帘和百叶窗，不使用任何用具，坚称一个宗教团伙对她的生活构成了威胁，团伙成员一天24小时监控她。患者无任何病史，血压150/110mmHg，心率100次/分，瞳孔变大，深部腱反射亢进。

A. 患者有精神病吗？
B. 还需要进行哪些检查？
C. 如何治疗？

参考答案

病例12-1 A. 学习目标：**找到提示症状是医疗或药物使用所致的信息**。这位女性出现被害妄想。她的年龄、症状突发性、无精神病史以及身体检查都提示妄想是由医疗或相关药物的使用所导致的。

病例12-1 B. 学习目标：**掌握对精神患者的评估**。就医史和身体状况是首先要考虑的。另外也要做一些特定的实验室检查。她的症状和体征与中枢神经系统中毒症状有关，所以有必要检查是否有药物滥用的情况。有必要的话，还要进行一些附加的检查，比如心电图、甲状腺功能检查以及血细胞计数等。

病例 12-1 C. 学习目标：**了解如何治疗妄想。**抗精神病药对于医疗或药物所致的妄想同样有缓解作用。缓解妄想（如使用利培酮和氟哌啶醇），尽管抗精神病药的药效不能立即表现出来，但也会缓解症状，有利于获悉准确的病史。

（厉 洁译 韩 雪校）

第13章 思维及言语紊乱

病因

什么导致了言语紊乱？

言语紊乱有时由大脑损伤所致，如失语症。由于言语反映思维，故言语紊乱可能是由思维形式障碍所致，思维紊乱是言语紊乱常见的精神病学诱因。

什么是思维形式障碍？

思维形式障碍——各种观念相连接的方式与观念本身是相对立的——被归类为思维形式障碍。它表现为指向目的或是内在逻辑性的断裂，这个名词在日常医学交谈中常被简称为"思维障碍"。影响交流的严重的思维障碍常被认为有精神症状，图13-1是一个精神分裂症住院患者所提交的要求出院的信件的复印件，信件内容的不连贯性与言语组织的破坏反映出潜在的思维障碍。

什么导致了思维形式障碍？

对正常思维中各观念如何联合的大脑功能机制仍了解甚少，对思维形式障碍中大脑的工作机制同样也不甚明了。思维形式障碍在许多精神障碍中都有发生，从良性（应激导致适应障碍）到最严重（错乱型精神分裂症）的精神障碍都可见到，它们也出现在躯体疾病如谵妄中。

思维形式障碍都是病理性的吗？

在正常交谈中的口述揭示了言语——以及推理思维——

```
t  to  the  public  all  you  known  me  talks  in  all  you
you  minds  ovrer  over  new  york  are  seemly  out  to  he
me  in  i  love  that  i  want  to  be  the  person  you  people
want  mmee  toto  be  music  artist  that  im  for  newyork  i
                                      that
love  you  people  the  glitter  i get  from  aii  you  help  me
---so--mue--   -  somush  im  new  place  i  always  draem ed  orf
the  builting  all  that  happen  i beeb  right  here  in themi
middle  so all this  harmony  that  move  me  i  like  it  to
keepgoing  the  love  yt  to  keep  going  thej  joy  smlies

subpost  that  i  have  throught  you  we  all  as  a  term  need
  to  work  to gather  to  subpost  us  aii  your  jial  yourb
villle

to  sing  asong  to  save  aworld  to  live  a  life  without
  fear  is  to  homeerbly  and  kno wn  thatlovve  has  came  in
  gone--k--i  still  be  loving  you  tomorrowin  aii  allall  you
sir  mainer  time  so  i  want  give  youall  me  all  allme

  judge  lawyer  in  all  im  thebest  ican  be  loving  all

in  stay  on  my  medicine  thanks  to  all  'you
```

图 13-1 一位 43 岁，男性精神分裂患者的出院请求信。语无伦次的书信反映了患者思维的紊乱。

经常是无条理的、重复的、易跑题的、受情绪影响的，那些在纸上看起来毫无条理的文字，却可以轻易地被参与者理解，参与者依靠大量的信息如面部表情、语调、语气、躯体姿势和手势来领会其他人的意思。两个或更多的独立性推测在脑中同时进行的情况并不罕见。此外，正常人在异常的环境中会出现焦虑和恐惧感，失去他们平常的条理性，在思维和言语上变得紊乱起来。要确诊一例思维障碍，其思维的紊乱必须对交流和理解能力有损害，且不能包括特殊状况下出现的紊乱。常见的思维障碍见表 13-1。

表 13-1 一些常见的思维形式障碍

障碍名称	说明	哪种病的特征
思维混乱	思维的逻辑性和目标指向性出现问题	精神分裂症
思维中断	思维的流畅性突然破裂	精神分裂症
词不达意	对一个问题能回答,但回答得不准确(如:"你什么时候上床睡觉?""我昨晚睡在沙发上。")	精神分裂症、心境障碍、焦虑症、人格障碍、痴呆
思维奔逸	多重的,同时存在的联想	躁狂
声音联想	言语依声音连在一起而不是思维,如节奏、协音	躁狂
持续言语	重复说某些词、短语或思想	谵妄、痴呆
分裂性言语	完全语无伦次,似乎是一些毫无连贯性的随机拼凑的言语	表达型失语症谵妄、痴呆

评估

评估患者是否有思维形式障碍应问哪些问题?

当患者有机会自由发言时,思维障碍就会表现出来,故没有专门的问题或测验来评估思维障碍,而是需要倾听患者的倾诉。围绕一个中心话题(你在大学时过得怎么样?)的开放性问题,让患者能自由地诉说比为了特定的事实性信息(你上的是哪所大学?)而提出的封闭性问题更能让思维障碍表现出来。某些患者,但不是所有患者能够注意到他们的思维出现困难。他们也许能回答一些直接的询问,如"你是否感到想清楚问题很困难?"或"你的思维是不是在赛跑?"大多数人健康的或是患有精神病的人,都有一套发展得很好的社会反应体系,在谈话出现意义不明时,来填充这个意义。在聆听患者时不要做这些,你应该对患者思维组织清晰的能力表现得更有兴趣，而不是你理解患者想表达意思的能力。当出现不清楚或是前后矛盾时，问清楚这个事情，比如，"我不明白你说过的'all of it is none of it'这句话的意思。"

我该如何区分言语紊乱是由思维障碍引起的，还是由失语症引起的？

失语是因大脑机能障碍所引起的语言障碍。当大脑不同的区域受伤时，失语的症状也会改变。比如，Wernicke失语症患者，典型的表现为能流利地说话，但在理解他人语言时存在困难。另一方面，Broca区域受损的患者，在理解他人语言时不存在困难，但自己不能流利地说话。在精神病性思维障碍患者中，给物品取名以及读和写的能力比起神经系统性失语症患者来说，受损的可能性较小。尽管失语症患者有效地应用语言的能力受损，但思考和推理能力通常都没有受损。

思维障碍具有诊断特异性吗？

只能作为一个大体指导。某些思维障碍在特定的功能紊乱中更常见，但有很多例外。总的来说，比起精神症状况来说，持续言语及不连贯言语更常见于躯体病理状态。思维破裂和思维中断是精神分裂症的特征，思维奔逸和音联常见于躁狂状态。这些概括性意见可提示你诊断疾病的可能性，单靠思维障碍是不能作出精神病学诊断的。

体检和实验室检查对于评估一个思维障碍患者重要吗？

在排除躯体疾病方面是非常重要的，对于谵妄尤其重要。谵妄是一种发病率和死亡率都很高的、需要紧急救治的疾病，其思维及言语紊乱可能是最突出的临床表现。精神病性障碍不会伴有躯体体征，也不会有实验室检查结果异常。

治疗

思维障碍应如何治疗？

治疗应指向病因，不管是躯体性的或是精神病性的。另外，给予抗精神病药可能会有帮助。

关 键 点

▶ 开放性提问有利于识别思维形式障碍。
▶ 思维形式障碍患者言语和推理都受到影响，而失语症患者仅表现为言语障碍。
▶ 思维紊乱并不都是病理性的。

病 例 13-1

患者女性，76岁，被女儿送来就医。她女儿感到她的行为怪异，如煤气点燃后她就离开了，被人发现夜里只穿睡袍在家外徘徊。医生问她那天早饭吃什么，她回答："鸡蛋和烤面包片。"当问她昨天晚上吃什么时，她说："鸡蛋和烤面包片。"医生又问她 $2+2=$？她回答"4"，医生问她 $4+1=$？她回答"4"，她没有明显的躯体病史和精神病史。

A. 该患者的情况更可能是躯体的还是精神病性的？
B. 最可能的诊断是什么？

参考答案

病例 13-1 A. 学习目标：**了解不同思维形式障碍的诊断要点。**这位女患者表现出持续言语，也就是不适当的重复语言和想法。持续言语更多出现在医学或者神经病学症状中，很少由原发性精神障碍引起。同时，她的年龄和无精神病史也同样提示，她的情况是躯体性的。

病例 13-1 B. 学习目标：**知道鉴别特殊思维形式障碍的诊断限制。**尽管她的情况更可能是躯体性的而非精神病性的，然而要做出诊断还要依据一些其他的信息。年龄、健忘、持续言语都是痴呆的表现，当然还要进行认知上的全面检查才能确诊。

（苏 宇译 韩 雪校）

第 14 章 心境症状

病因

什么导致心境的变化?

心境改变是最常见的精神症状之一。但是除了精神障碍之外,有许多原因能导致心境的改变,包括药物相关的状态、疾病和日常生活事件。即使没有精神疾病和其他相关疾病出现,在一些个体中,心境的变化和季节改变以及月经的改变有关。尽管对心境改变的神经生物学机制了解得很少,但环境、健康状况和精神障碍都可以是诱导因素。这些在表 14-1 中有所概述。

心境与情感有何不同?

人们普遍认为的心境是指它的通俗含义:一个人占优势地位的情绪或情感,通常用于回答"你感觉怎么样?"而术语情感通常用于将内在的、主观的心境体验与通过面部表情、身体姿态和语调传达出来的情感方式区别开来。情感采用三种方式进行描述:范围、与心境的一致性和表现出来的情绪。例如,自称心境悲哀的抑郁患者可以出现这样的情感:受限制、与心境一致和悲哀。躁狂患者也可能被描述为受限制和与心境一致的情感。但是这个患者的情感可能是高兴、兴高采烈或愤怒。心境和情感均不明确,没有独特的、被公认的含义。还没有研究表明即使经验丰富的内科医生能够准确地评估情感。

表 14-1

心境失调的一些常见原因

精神方面的障碍
心境障碍
　　双相障碍
　　重度抑郁
　　精神病性抑郁
精神症失常
　　精神分裂症
　　情感分裂性精神障碍
人格障碍
　　边缘型
　　依赖型
　　戏剧型
　　自恋型
伴有心境失调的适应性疾病

躯体状况
甲状腺异常
肾上腺异常
突发卒中
帕金森病
多发性硬化
额叶损伤

与药物有关的原因
中枢神经系统激动剂戒断
阿片中毒
类固醇
中枢神经系统镇静剂
干扰素
降压药

正常状态
正常生活事件应对
应对季节性日光变化
月经周期改变
产后

什么样的精神病障碍表现出心境症状？

上述列表列出的症状并不局限于心境障碍：重度抑郁、双相障碍和心境重度障碍、精神分裂症患者在疾病发作后有时表现为抑郁，处在发作期的精神分裂症患者自杀危险性最大。情感性精神分裂症患者除了有精神分裂症样的精神症状外，还有显著的心境症状，有适应障碍的患者，在应对生活困境时有显著的心境症状。有人格障碍的患者可能体验严重的抑郁心境或在应对人际困难时生气。例如，一个自恋人格障碍的人在感知到轻微的即使是微不足道的事情也会被激怒或表现为抑郁，如在一个预订率很高的航线上没有得到他想要的机票。有边缘人格障碍的人在感知到被放弃后容易感到绝望。

文化可以影响心境吗？

情绪通过文化的方式来表达，但文化可能不会影响情绪。通过面部表情来表达基本的情绪（高兴、恐惧、悲伤），在所有国家基本是相同的。但是在情绪表达的数量上有很大的不同，这被认为是文化。因而，表达强度常常不能准确地描述出悲伤的主观程度，这对评价来自不同文化背景的患者是尤其重要的。在鼓励禁欲的文化中，患者并不把自己的痛苦表露出来，故应将心境症状的重要性放轻。

焦虑是一种心境吗？

对于很多患者来说，焦虑是心境障碍的一个症状。中度抑郁和双相障碍的患者会伴发焦虑。患者也可能患有焦虑症。焦虑症分为广泛性焦虑和惊恐障碍，是独立于心境障碍的另外一种病症。

随经期而改变的心境是正常的吗？

据调查，女人的健康状况大多数是凭她自己的直觉来评估的。女人在生理周期的某些时段比在其他时间更易出现心境波动，这种易感性波动是正常的。心境波动本身正常与否取决于它的严重程度。一个曾经有过心境障碍的女人，或者是一个易感素质的女人有更高的发病危险。在产前、产后、更年期有更高的易感性。正如以前认为的那样，虽然当前的研究认为怀孕不能避免出现心境波动，但怀孕并没有增加易感性。有趣的是，曾经有过重度型抑郁发作的女人，趋向于有明显的经期前心境症状。而有双相障碍的女人往往在绝经后症状明显，两者都容易出现严重的产后心境障碍。

怎样区别正常的情绪反应和病理的心境状态？

悲痛、快乐、不幸和满足是人生不可分割的组成部分。人生都是由喜、怒、哀、乐组成的，很多时候，甚至平常的事情也会带来不同寻常的影响。伤痛是如此的难以抗拒和持续存在，使人无可奈何以至于结束生命。常规产后抑郁可以如此强烈，以至于母亲不能很好地照顾孩子或者甚至伤害孩子。一般而言，区别正常和非正常心境是根据悲痛和功能障碍的程度来决定的。虽然区别有些生硬，但它是有价值的，因为它有助于识别那些不太可能自发解决的，并且很可能需要医疗干预的情况。

评估

怎样评估患者的心境？

通过提问和观察。有关心境的信息可以从患者现在和过去的精神病史以及心理状态检查中得到。如果你的患者在面谈中有明显的心境症状，这些症状可以用来作为探寻过去的参考。"你曾经有过这样的感觉吗？什么时候开始的？持续多长时间？"如果你的患者有正常的心境（情感正常），在询问先前心境症状时需要解释你的意图，如果你问"你曾经有过抑郁吗？"回答往往是肯定的。更好的问题是"你是否曾经感到在一段时间内一整天心情都不好，或隔几天就心情不好？或隔几个星期心情不好？当时心情非常差以至于你不愿做任何事情，不能工作？是否感到活着没有价值？"在你的精神状态检查中，你需要评估患者的感受和他的表现。好的、最初的问题是"你感觉怎么样呀？"或者是"这几天你心情怎样啊？"一类的话。接下来，根据患者的反应提问更详细的问题。情绪表现方面需要你评估的是范围（几种情绪）不稳定性（一种心情倾向另一种心情的快慢）、强度和针对当前谈论题目及情境的适当性。

我怎样区分患者的心境症状是由药物引起的，还是由躯体疾病引起的？

正像精神病学评估那样，病史和身体检查在探测一个潜在的躯体疾病时是很重要的。抑郁患者脱发就应怀疑甲状腺功能减退。对一个患有焦虑症的患者，反射亢进和 Chvostek 征阳性表明血钙过低。除此之外，极端的情绪不稳定，几乎没有原因就迅速从一种情绪状态转化为另一种情绪状态，表明有躯体疾病，特别是与额叶功能不全有关。额叶功能不全是由脑梗死、肿瘤、神经退化性疾病以及影响额叶的药物引起的。额叶损坏的患者可能会开心大笑，但是几秒钟之后，又极为伤心地痛哭。有些双相障碍的患者，尤其是混合性的，经常表现为不稳定状态。

实验室检查有助于评估心境障碍吗？

实验室检查对确定躯体疾病也许是必要的。例如，仅根据病史和体格检查的结果不能做出甲状腺功能亢进的诊断，甲状腺功能必须要由实验室来检测。然而，原发性精神障碍的诊断是不需要实验室检查来确诊的。比如重度抑郁，只要你能确保这种心境障碍并不是由药物和其他躯体疾病所致，就可以作出心境障碍的诊断。

我的患者看上去没有感情，这是疾病吗？

也许吧。评价一个正常情绪缺失和一个非正常或夸大的情感是同等重要的。应记住，尽管外在的心境改变也许不能精确地反映个人的真实情感。对于帕金森病患者和精神分裂症患者来说，感情表达变迟钝是不常见的，但常见于禁欲主义者中。不能表达情感与下列因素有关：一些人格障碍（特别是强迫性和反社会人格障碍）和苯二氮䓬类药物等慢性药物中毒。述情障碍一词用于描述不能命名自己的情感。如果你问他们是什么样的感觉，他们通常回答"我不知道"。它并不专门用于诊断。

治疗

在诊断还不太明确时，患者的心境症状能得到治疗吗？

抗抑郁药物和心境稳定药物通常要几天或几周才起效。因此，治疗由躯体疾病所导致的心境症状通常是治疗潜在的疾病。由甲状腺功能低下而导致的抑郁症的合适治疗方法是甲状腺激素替代治疗，而不是抗抑郁治疗。有严重情绪障碍的患者，内科医生经常给予快速、有效的药物如抗精神病药或苯二氮䓬类抗焦虑药。

抗抑郁药和心境稳定药物不被用于躯体疾病导致的心境障碍吗？

并不是这样的。有些与躯体疾病相关的障碍，比如产后抑郁，就可以用抗抑郁药物来有效地治疗。除此之外，人们遇到严重疾病时会出现情绪反应，在这些情况下，药物治疗也是有效的。

在治疗抑郁症状之前明确精神诊断是否重要？

是的。对双相障碍的患者进行抗抑郁治疗可能导致躁狂或者激惹。双相抑郁发作的患者最理想的治疗就是给予心境稳定剂,但有时,尽管有引发躁狂发作或者环性心境障碍的危险,也有必要进行抗抑郁治疗。在这种情况下,抗抑郁治疗的同时使用心境稳定剂。

关 键 点

- ▶ 心境不稳定表明躯体疾病或药物相关原因作用于额叶。
- ▶ 心境状态评定应该包括两点:他感觉怎么样和他看起来怎么样。
- ▶ 治疗之前要排除心境障碍的药物影响。

病 例 14-1

患者男性,63岁,处于精神恍惚状态在公园四处游荡,被警察带到急诊室。这位男子很害怕,并重重叹气,不时地挥动双臂,抱怨、呻吟。在两次问话中,他不明原因地大笑。他否认任何自杀的想法和计划。他走起路来步态不稳。

A. 是什么原因导致这名男子的心境症状?
B. 你要做哪些评估?
C. 你将怎样处理他的心境症状?

参考答案

病例 14-1 A. 学习目标:**要知道什么时候心境障碍是由器质性病因导致。**尽管对这个患者的信息我们掌握得不多,但有限的信息已经可以提示他患有躯体性或者神经系统疾病。被带进来时,他很混沌且步态不稳,情绪不稳定,这都有力地提示了他患有额叶功能障碍。

病例 14-1 B. 学习目标：**知道如何评估心境障碍。**已经提示了患者可能患有神经系统疾病，所以神经系统的检查应放在首位。如果还不能确诊的话，就需要做一些神经躯体检查以及一些精神状态的检查来确定疾病的类型和程度。CT 扫描可以鉴别脑创伤、占位性病变或者神经元退化性病变。实验室检查可以辅助发现感染以及药物或酒精依赖。

病例 14-1 C. 学习目标：**了解躯体性心境障碍的治疗原则。**治疗的重点放在患者躯体或者神经系统的病变上。可以开一些抗抑郁的药，药效会在 2 周或以后表现出来。如果患者很激动、很冲动或者痛苦，可以开一些抗精神病药，如氟哌啶醇。苯二氮䓬类药物要谨慎使用，因为这类药物可能会导致额叶功能障碍更加严重或失控。

（韩 雪译　李建明校）

第15章 焦虑症

病因

焦虑常见吗？

焦虑是每个人随时可遇到的常见情感之一，它经常与明确的应激联系在一起。有焦虑症状的患者通常伴随其他躯体疾病。医生要清楚焦虑的性质和辨别这种焦虑是生理性还是病理性的。适当的焦虑是正常的，并可促进学习与自我保护。焦虑有别于恐惧，恐惧是面对外界的现实威胁而产生的恐慌和紧张感。

正常的与病理性焦虑应如何鉴别？

焦虑是个人成长中的正常部分。产生焦虑的成长经历包括上学、交友、换工作等。一些焦虑比如应激，实际上可促进学习。当焦虑过度时它干扰了学习、注意力集中和记忆力。如下面列举的焦虑被认为是病理性的：没有明确诱因的焦虑；超过了一定的范围和持续时间；或者是它削弱了一个人的应对能力或社会能力。例如，一个患者得知自己身患糖尿病后，几周内不能集中注意力于工作或睡眠欠佳，这就是病理性焦虑。焦虑障碍是特殊类型病理焦虑的综合征，而且作为一组疾病，它们是所有精神障碍最常见的组成部分。

关于焦虑的神经生物学，我们了解了什么？

杏仁核是大脑中与恐惧过程有关的主要构造之一，它有时也与人的精神恍惚相关。杏仁核接受感觉输入，然后通过大脑皮层其他突出关键部分调节人的自主行为与反应（图

15-1)。

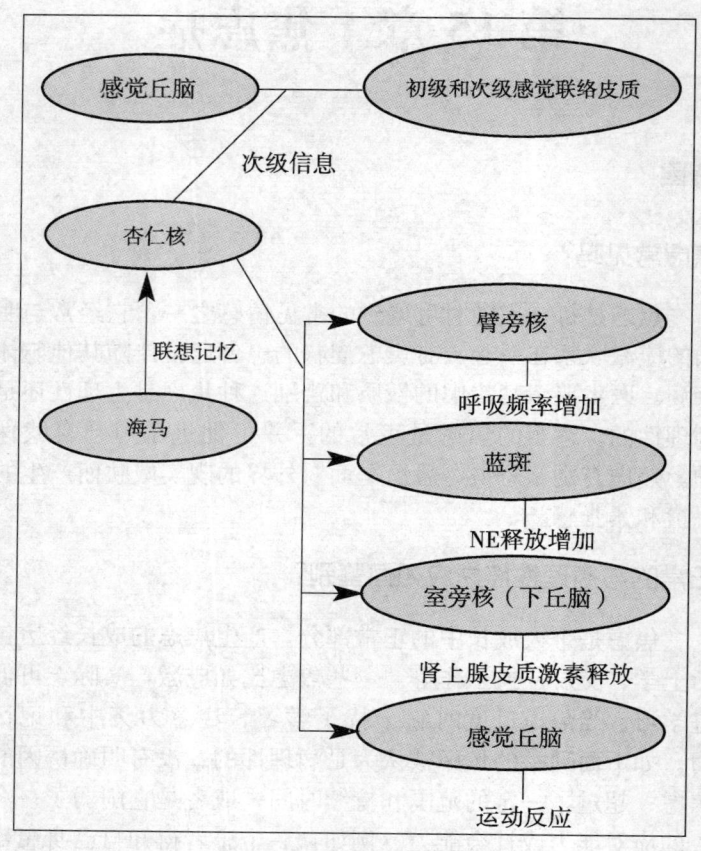

图 15-1 恐惧和焦虑的脑区和环路。

[From Stein DJ. "The neurobiology of panic disorder." CNS Spectr 2005; 10 (Suppl 12): 15.]

与恐惧和焦虑有关的主要神经递质系统呈现于去甲肾上腺素、5-羟色胺和 γ 氨基丁酸。神经解剖学和神经化学上的异常可能导致病理性的焦虑状态。

什么引起焦虑症？

焦虑症分为两类：认知型焦虑，如担心或紧张感；躯体型焦虑，如心悸、头晕、颤抖、恶心和叹息。患者的神经生物学和心理学事件常集中于一点，导致焦虑的症状与体征。冲突感多可引起焦虑。举例来说，一个患者可能对婚姻有冲突的情感，故在结婚前在你的办公室表现为疲劳、体弱、失眠和紧张。失落感，如失去朋友、失业、身体不适是常见的诱发因素。药物中毒或戒断症状属于焦虑症最常见的原因，几乎每个患者都应该考虑这个因素（表15-1）。焦虑患者经常用酒精或其他药物进行自我治疗，一段时间后将加重焦虑症或出现严重的焦虑障碍，有许多躯体疾病的患者也会表现出焦虑症状。

表 15-1

引起焦虑的药物病因
中毒
咖啡因
可卡因
苯环己哌啶
俱乐部滥用药（如摇头丸）
戒断
酒精
镇静催眠药
俱乐部毒品/滥用药［羟基丁酸盐（GHB），氯胺酮或称克他命］

什么躯体疾病可导致焦虑症？

焦虑症和躯体疾病的关系比较复杂，因为非常多的躯体疾病可导致躯体型、甚至认知型焦虑。此外，躯体型焦虑的一些症状可能与躯体疾病的症状相似，患者对疾病和相关治疗及副作用的心理反应是需要评估的。一个特殊的患者发生某种特定的躯体疾病可能会产生焦虑症状。例如，一位身患丙型肝炎的患者因异常代谢、干扰素副作用、自责传播给别人等而焦虑。医生必须发现并重视这些因素，从而成功地治疗焦虑症。常见的可引起焦虑症的躯体疾病见表 15-2。

表 15-2

焦虑症的躯体病因

心血管系统
  低氧、心律不齐、心绞痛、充血性心力衰竭

神经系统
  颞叶癫痫，脱髓鞘病，创伤性脑损伤，卒中，维生素 B_{12} 缺乏

内分泌系统
  甲状腺功能亢进、甲状旁腺功能减退、嗜铬细胞瘤、高胰岛素血症、围绝经期

代谢系统
  酸中毒、低血糖、低钙血症、高热

其他
  贫血、艾滋病、肝病、肺栓塞、胶原血管病

如何鉴别患者的焦虑症状是躯体疾病所致还是原发性焦虑障碍？

彻底、详尽的病史和心理社会史对做出正确判断有重要作用，完善的全面体检和神经系统检查可能揭示与焦虑症相关的躯体疾病。尿毒素检查和其他实验室检查也可能是有用的，而且在特定条件下（例如低钙血症）会提供帮助。与躯体疾病所致的焦虑相关因素见框 15-1。

框 15-1
与引发焦虑的躯体性疾病相关的因素

症状发作晚（35 岁以后）
无家族焦虑史，童年无焦虑症状
不伴有精神类焦虑的躯体性焦虑
无禁忌行为
对抗焦虑药物不敏感

药物治疗会导致焦虑吗？

许多处方药、非处方药、中草药治疗会导致躯体焦虑症状，甚至与原发的焦虑障碍相似。在评价一个患有焦虑的患者，尤其是伴躯体症状的患者时，关键要询问所有治疗措施及补充方案的利弊。人们时常把焦虑症的发作与使用的药物联系起来。如果是非医疗能解决的问题，停药或换药最好。表 15-3 提供了常见的诱发焦虑的因素。谨记，很多的治疗具有神经精神方面的副作用，所以最好先回顾患者所服用的药物。

表 15-3
能引起焦虑的药物

处方药	中草药
拟交感药物	育亨宾树皮
类固醇	肌氨酸
雌激素和黄体酮	SAMe（S腺苷甲硫氨酸）
茶碱	白毛茛
甲状腺激素	
选择性 5-羟色胺抑制剂	
支气管扩张剂	
咖啡因	
左旋多巴和溴隐亭	

续表

处方药	中草药
兴奋剂	
洋地黄	
非甾体抗炎药	
舒马曲坦	
卡托普利	

其他原发精神障碍会有焦虑的表现吗?

会。患有重度抑郁症的患者,焦虑和易激惹是他们最突出的表现。悲伤、绝望以及缺少快感是抑郁的核心症状,以焦虑为特征或焦虑发生率较高的其他精神障碍包括双相障碍、物质滥用障碍和精神分裂症。精神病家族史中多有原发性心境障碍或精神障碍,患者把焦虑作为主诉内容。

评估

焦虑症患者到哪里寻求帮助?

许多身患焦虑症的患者不去找精神病学专家寻求帮助,而是找心脏病专家、神经病专家或胃病专家等,因为许多症状表现为躯体症状。

如何询问焦虑的情况而不会引起反感?

对于患躯体焦虑症的患者,通过问患者适当的问题来诊断焦虑症是很有帮助的。这会使他们感到你认真地对待了他们的症状与痛苦,而不是先考虑为情绪疾病。你可以询问焦虑症的一些躯体表现,如肌肉紧张、头疼、失眠、疲乏、心悸和肠胃等不适症状,同时也要了解与压力相关的症状。这有利于解释大脑与躯体之间生理方面的联系,将会为你询问焦虑、担心、最近的压力、损失和像怕死和可怕等的认知焦虑方面的问题铺平道路。

焦虑症会引起什么躯体症状与体征？

焦虑症可引起几乎所有器官系统的症状，常见的如心慌、气短、眩晕、疲乏、虚弱、恶心、肌紧张和感觉倒错等。在体格检查中，医生可能注意到脉率与呼吸频率很快，双手冰凉、震颤或中等程度的收缩压升高。异常的实验室检查结果包括：呼吸性碱中毒伴低钙血症和心电图显示的窦性心动过速。表15-4列出了焦虑可引起的各器官系统的常见症状。

表 15-4

焦虑的生理症状

心血管系统
　心悸
　心动过速
　感觉心脏要跳出来
　脸红

神经系统
　头晕或目眩
　疲劳或虚弱
　感觉倒错
　头痛
　肌肉疼痛或僵硬
　颤抖
　记忆受损、注意力不集中
　失眠
　感觉人在坠落

呼吸系统
　呼吸短促
　喉或胸部发紧
　叹气

消化系统
恶心、腹部不适
腹泻
厌食、贪食
腹痛、腹胀
感到窒息、哽噎
泌尿生殖系统
尿频
性冲动减弱
阳痿或性快感缺失

我应该对焦虑症状患者进行特殊实验室检查吗?

没有专门用于诊断焦虑的实验室检查。如果一个患者详尽地讲述压力、失落或心理冲突,这些表现与焦虑症的发生似乎有相关性,此时医生可以推迟做实验室检查并强调焦虑症在心理及行为方面的表现。多数情况下,用医学实验室检查来筛查由躯体疾病或物质滥用引起的焦虑是重要的,这些检查包括尿毒素、血生化、肝脾功能检查、血细胞计数、维生素 B_{12} 水平以及心电图检查,只有当临床评估提示有躯体疾病时,其他的检查才有必要。

治疗

为什么对焦虑的治疗是重要的?

对焦虑不进行治疗会导致严重的后果,包括工作能力丧失、交际困难、求医次数增多以及严重的物质滥用问题。由于对检查和治疗的恐惧被夸大,会导致患者对治疗的不信任。焦虑症患者对治疗副作用极为敏感,时常接二连三地放弃治疗方案,导致患者乃至医生都丧失了信心。

第 15 章 焦虑症

初级保健医生能治疗好焦虑症吗？

大多数情况下，可以而且应该能治愈。大多数焦虑患者就诊于初级保健医生，他们多先为患者做心理治疗而非介绍患者去看其他医生，包括精神科医生。如果患者生活中有急性的应激事件发生，危机干预可能会减轻焦虑感。定期看望患者可减轻焦虑和与焦虑相关的急诊次数。教给患者如何放松，如缓慢的腹式呼吸和默想练习可能有效。即使对于由躯体疾病引起的焦虑，苯二氮䓬类药物也可用来减轻焦虑症状。

对伴有物质滥用情况的焦虑症患者有什么不同的措施？

正因为焦虑患者经常滥用酒精和其他物质来减轻焦虑症状，因此两者都需要治疗干预。我们经常犯的错误是用药物治疗焦虑，而忽视了物质滥用问题，这种治疗是不成功的，而且物质滥用问题可引起较高的患病率和死亡率。关于药物和酒精相关性障碍的治疗将在第 25 章进行全面的讨论。

哪种心理治疗对焦虑最有效？

研究十分成熟的认知行为治疗与药物治疗的疗效大致相当。限时（常为 12 次）焦虑管理组疗法教给患者减轻焦虑的技术，这些患者在与其他有相同症状的人在一起时可以获益，定向观察疗法多适用于与人格特征相关的慢性焦虑症，冥想及练习计划尽管不是心理治疗的形式，但对减轻焦虑还是有明显效果的。

关 键 点

▶ 物质滥用和未确诊的躯体疾病经常是焦虑症的病因。
▶ 处方药与非处方药都会导致焦虑症状。
▶ 焦虑症状得不到治疗会干扰躯体疾病的治疗。

病 例 15-1

患者女性，43岁，律师，无躯体疾病及精神病史，因持续性恐慌认为自己患心脏病来急诊。就诊当天她有大约10分钟的短暂心动过速，过去一个月中也曾有过两次类似的情况，但时间较短。她平时工作压力较大，过去两个月感到"濒死感"，伴有间断性失眠，这是原来没有的。她的体重下降了几磅（1磅≈0.45公斤），但否认有饮食改变。体格检查示：心率96次/分，体温99.8华氏度（华氏度＝32＋摄氏度×1.8），余无异常。

A. 你还希望问什么问题？
B. 如果有，什么检查是有意义的？还要进行哪种实验室检查？
C. 你将如何治疗这个患者？

病 例 15-2

患者男性，22岁，大学高年级学生，在女友的陪伴下来到校园医疗中心。他极其焦虑且略微发抖，并且说自己快要疯了。心率120次/分，心律齐，血压140/80mmHg，呼吸28次/分，无发热。他住校外朋友的房子里，昨晚朋友过生日，聚会较平时隆重，他女友陪同他一直饮酒。几个月来，他焦虑和紧张加重，最近他没有离开过寝室。本学期初他就因为患"心绞痛"而没来上课。

A. 此人的焦虑最可能的诱因是什么？
B. 哪些实验室的检查是重要的？
C. 应该提供哪些短期或长期治疗？

第 15 章 焦虑症

参考答案

病例 15-1 A. **学习目标：认识症状的模式，提出焦虑症状的医学原因。**患者在 35 岁以上，之前从未有过焦虑和恐慌的症状。虽然在焦虑症患者中会出现心动过速和震颤，但是不常见高热。这位患者也很少出现认知性的焦虑症状。当她出现血管症状时她认为她可能出现了心脏病发作，但是并不担心和害怕，她一直不去工作或去其他的工作场所，即使只是出现两次小的发作。

病例 15-1 B. **学习目标：了解在评估焦虑时实验室检查的用途。**这个患者应该做几次医学检查，她最近的病史处于边缘状态，体重减轻，失眠和低热可能是甲状腺功能亢进造成的，所以应该进行 TSH 检查。因为她的心慌可能是有心律不齐造成的，因此应该进行心电图和动态心电图检查，也可以进行基本的化学检查，排除心慌的新陈代谢原因。假定出现低热，也应该检查全血细胞计数。

病例 15-1 C. **学习目标：了解当症状具有潜在的生理原因时是能够治疗的。**如果患者甲状腺功能亢进，治疗和调整甲状腺水平可能占用一些时间，尽管甲状腺水平检查是正常的，但是神经精神病学症状依然存在。进行短期的苯二氮䓬类药物治疗是一项好的选择，没有像物质滥用那样的禁忌证或其他的躯体损害。

病例 15-2 A. **学习目标：认识到物质滥用、依赖和戒断是焦虑症状的常见病因。**这个患者经常大量饮酒。他的血液酒精含量下降——与少量的戒断相一致。他的焦虑症状一直是上午最严重。当前的生命体征并没有呈现重度戒断或者震颤性谵妄，但是在接下来的一周内他仍处于危险中，尽管他很年轻。

病例 15-2 B. **学习目标：理解在评估焦虑时适当测验尿毒性和血液酒精水平。**一有可能就要进行毒性检查，否则阳性结果可能被错过。这个年轻人可能是血液酒精水平低，因为戒断而导致焦虑；其他的药物如可卡因和兴奋剂成瘾都能出现类似的情况。肝功能检验也很重要。

病例 15-2 C. 学习目标：**熟悉焦虑的基本治疗方法。** 患者出现少量戒断症状，包括心率加快、收缩压升高、中度震颤和激动，服用氯硝西泮并且逐渐减量会降低他的焦虑程度，戒断的致命性伤害将降到最低程度。苯二氮䓬类药物应避免长期使用，但是，患者处于成瘾的高风险下时要使用苯二氮䓬类药物。首先应先治疗他的酒精滥用，物质滥用根除后一段时间的清醒后还存在焦虑，可采用选择性 5-羟色胺再摄取抑制剂（SSRI）进行治疗。

（徐广明译　苑　杰校）

第16章 记忆丧失

病因

什么是记忆？

人类的记忆是一种复杂的认知过程，它以多种方式表现出来，记忆被分成许多不同的类别：就呈现和回忆之间逝去的时间而言（如即时回忆对远期回忆），就信息被记起的方式来分（自由回忆对再认）或者就信息存储的类型（如陈述性的对程序性的）。一些记忆保存时间短需要不断重复背诵才会记住（如电话号码），而其他的记忆会持续很长时间（如记住过去的经历或者你自己的电话号码）。表16-1列出了记忆分类的方式。记忆形成和储存于脑的不同部位；不同的脑区受到损伤会出现不同的记忆问题。

表16-1
记忆的类别

Ⅰ. 依据信息存储的类型
   A. 外显记忆（或陈述性记忆）：有意识记忆事件、事实
   B. 内隐记忆（或称"程序性"）：无意识地保存运动技能、习惯和对刺激情感反应（如骑自行车）
Ⅱ. 依据信息是如何储存
   A. 自由回想：不需提示即可回忆信息，可产生记住信息的信息，如采用记忆术。
   B. 识别：通过线索回忆起信息。
Ⅲ. 依信息存储的时间
   A. 即时记忆：信息存储几秒至几分钟
   B. 近期记忆（短时记忆）：信息存储几分钟
   C. 远期记忆（长期记忆）：信息存储数年

记忆被存储在大脑的哪个部位呢?

主要的区域包括内侧颞叶(海马、外周皮层和杏仁核)、中线处的间脑(包括丘脑,下丘脑和乳头体)和中心皮层。这些区域受损会导致临床综合征。例如,当内侧颞叶被切除时(治疗癫痫症)患者很难将新近学到的知识转入到长期记忆。这些患者有即时记忆,能记得术前的远期记忆,但是难以记住昨天发生的事情。当内侧颞叶的右侧受影响时,经常出现非言语记忆问题,而左侧颞叶与言语记忆有关。

言语记忆与非言语记忆有什么不同?

言语记忆指用言语陈述的事情和事实,非言语记忆是指不能用言语编码的内容,如认出一个人的脸或记住一段音乐。

记忆障碍是怎样分类呢?

记忆损伤总体上可分为两种症状(体征):遗忘症和痴呆。遗忘症指有正常人的感觉和理解能力,但不能回忆起过去发生的事等。逆行性遗忘症是指丧失了在受伤前的记忆。顺行性遗忘症是指丧失了保持新的信息的能力。痴呆除了记忆丧失外,还伴有在其他认知方面的障碍,如语言障碍、运动能力障碍、计划和感觉刺激的理解障碍。痴呆的详细内容见第 27 章。

遗忘症是由什么引起的呢?

由于肿瘤、头部创伤、脑卒中(要么由卒中引起,要么由心肌梗死引起)造成的大脑损伤都可引起遗忘症。基底动脉供血不足能引起一种叫做"短暂性全部遗忘症"的现象,可以持续 3~24 小时。其他可能的原因有:新陈代谢紊乱、抽搐、感染和感染后症状。非基因的因素包括外科麻醉、电惊厥治疗法和药物治疗。酒精在中毒的时间内也能导致遗忘。酒精相关的维生素 B 缺乏导致长期记忆障碍是由于损伤到了乳头体，这就是 Korsakoff 综合征。表 16-2 列出了一些常见的由酒精因素引起的记忆综合征。遗忘症也可以由纯粹的精神疾病导致，称为分离性遗忘。

表 16-2

与酒精有关的记忆综合征	
暂时的意识丧失	中毒期间出现遗忘；人是清醒的但记不起事情
Korsakoff 综合征（遗忘性综合征）	维生素 B_1 不足引起乳头体受损导致记忆和认知受损，主要特征是虚构症，记忆不准确的信息，Wernicke 脑病引发的综合征：谵妄，眼动异常，共济失调
酒精性遗忘	由于重复性的头部受损或长期饮酒导致较大范围的认知损伤

什么是分离性遗忘？

分离性遗忘症——以前也称为功能性遗忘——涉及不能回忆起自己生活中的事情，通常是在一次创伤或一种烦躁的心情下出现。分离性遗忘很难诊断出来，因为典型性的功能性遗忘的患者伴有其他精神障碍，这些障碍经常被认为是遗忘的原因。而且遗忘并不总是损害社交和工作。分离性遗忘更常见于女性，并被认为更常见于青少年和青年。大多数患者迅速恢复记忆。DSM-IV-TR 列出了 4 种分离性障碍（分离性障碍的其他种类没有专门论述），这些内容在第 33 章将详细介绍。一种罕见的情况是"分离性漫游症"，患病时患者不知道自己是谁，不知道怎么突然来到一个新地方旅游，或在一个新地点采用一个新的名字或证件。这种情况常由于一个被遗忘的创伤事件所诱发。分离性身份障碍，通常也称为"多重人格障碍"，与慢性创伤或物质滥用有关，由滥用引起的遗忘是短暂的。同样，创伤后应激障碍患者可能不记得创伤的重要内容。在这些障碍中，躯体状况和物质引发的状况可以被排除是遗忘的原因。

有没有记忆障碍既不是遗忘症又不是痴呆？

有。看到记忆问题从丧失到非常轻的全景图谱是可能的，在非常轻的情况下，损伤并没有达到遗忘水平。此外，记忆问题可能是潜在的躯体疾病和精神障碍的症状表现。许多药物将导致伴有认知症状的记忆损伤，也可由新陈代谢和内分泌异常所引起，如甲状腺疾病、雌激素缺失、甲状腺功能亢进、恶性贫血、Cushing 综合征、高钠血症和肾衰竭等。多项研究表明抑郁或躁狂的患者会出现学习新信息的能力减退，并经常记不住新学到的内容。重度抑郁表现出的认知和记忆障碍，其程度足以类似于痴呆，广泛性焦虑障碍患者因注意力受损而出现记忆问题。精神分裂症经常与在注意、运动技巧、提取、学习和记忆不能有关。表 16-3 提供了一些记忆问题的常见原因，表 16-4 列举了一些短暂性记忆缺失的原因。

表 16-3

记忆问题的常见病因

Ⅰ. 药物
   A. 抗肾上腺素药（如可乐定、利血平）
   B. 抗胆碱能药（如苯托品）
   C. 抗组胺药（如苯海拉明）
   D. 抗痉挛药（如苯妥英钠、苯巴比妥、丙戊酸、卡马西平）
   E. 苯二氮䓬类（如替马西泮、劳拉西泮）
   F. β受体阻断剂（如对中枢起作用的普萘洛尔）
   G. 类固醇（如泼尼松）
   H. 干扰素
   I. 锂

第16章 记忆丧失

续表

Ⅱ. 躯体状况
　　A. 甲状腺功能减退
　　B. 雌激素丧失
　　C. 甲状腺功能亢进
　　D. Addison 病
　　E. 高钠血症
　　F. 肾衰竭
　　G. 创伤性脑部损伤
Ⅲ. 精神状况
　　A. 重度抑郁
　　B. 广泛性焦虑症
　　C. 精神分裂症

表 16-4

暂时性记忆丧失的病因

酒精性意识丧失
TIA/短暂性脑缺血
癫痫症
头部创伤
电痉挛治疗法
分离性遗忘

随着年龄的老化记忆的缺失是否正常？

伴随年龄增长而出现的记忆问题倾向于反映在效率上的减少，这种效率是指信息被编码和提取的效率。编码是指信息获得、加工和和转化为存储资料的过程；保持是指编码后的信息在没有背诵的情况下保留下来的过程；提取指在需要时保留下来的信息能够回到意识中。健康的老年人通常具有很好的短时记忆，并且可以通过重复一系列 6 个数字来测验出来。但是，当要求管理存储在短时记忆中的信息时，如倒着重复 6 个数字，老年人的结果要次于同组的年轻人，在长时记忆的提取过程中也有缺陷，老年人在测验时难以提取故事或单词，但是提供线索后能够完成。许多老年人（和一部分中年人）难以想起名字，只有在想到其他事情一小时后才会突然想起。这些记忆问题不被看做是病理性的，更严重的和持续型的——特别是那些影响功能——记忆缺陷决不应认为是老年人的自然结果。不管人的年龄多大，出现记忆问题都要做全面的评估。

评估

在精神状况的检查中如何评估记忆力？

你应将当时的、最近的和远期的记忆测验都包括其中。评估即时的言语回忆可通过让患者向前和向后重复一系列数字。正常的成年人可以向前重复 6 位数，向后 4 位数。近期的记忆可以通过让患者重复 3 个句子，并在 5 分钟后仍记住。视觉的记忆测验通过让患者凭记忆绘图来进行，长期的记忆包括记住患者自己结婚城市的名字，5 年级的班主任是谁或从童年起的家庭度假等。

对于记忆丧失的患者该问什么问题？

询问关于发作、环境、严重程度和持续时间（如果患者记忆严重受损，则有必要通过其家人了解相关情况），是一段时间的短期记忆障碍，还是长时间持续的遗忘症？发作是突然的，还是逐渐发生的？哪类信息保留下来，哪类信息丧失？患者有没有其他方面的认知障碍？有没有情感问题或精神方面的问题？是否有生理上或精神方面的创伤引发记忆丧失？回顾患者的躯体症状、绝经、当前用药情况、物质使用和精神病史。

对于记忆出现问题的患者体检可查什么?

身体检查应当包括检查跌倒的原因、脑外伤和药物中度、使用或戒断情况。详细的神经病学检查可以揭示主要的缺陷,他导致卒中、肿块和脑损伤,检查中可见的运动异常与某些痴呆如帕金森或 Huntington 病相关。心脏、肺、腹部和末梢评估可能提示与记忆损伤相关的系统疾病,生命体征可能揭示导致卒中的危险因素。例如高血压或心律不齐,只有在身体检查、实验室检查和神经成像的结果呈阴性后才进行记忆丧失的心理生理原因诊断。

有没有检查可以帮助确定记忆损伤的原因?

有。最基本的实验室检查(框 16-1)应该进行,当出现临床特征时应该进行额外的检查,如心电图用于评估心脏疾病。心脏方面的疾病(心律不齐、心血管疾病、栓塞)可以影响血液流到大脑,导致缺血性事件出现,躯体体检发现颈动脉杂音,应进行颈动脉研究。如多普勒和磁共振血管造影术(MRA)检查,CT 和磁共振成像(MRI)这样的神经成像检查揭示了结构性的脑损伤。脑电图可帮助确定癫痫是否记忆丧失的原因。对于更详细的评估记忆丧失损害的特定部位,可考虑进行正规的神经心理学测验(见第 10 章)。一个例子是 Wechsler 记忆问卷修订版,它包括总的、言语的和视觉空间记忆部分。一些疾病,例如阿尔茨海默病、多发性硬化和 Korsakoff 综合征等在神经心理学测试中表现出典型的症状。(但是,诊断是基于临床症状和体征、临床病程,而不是依据神经心理学测验结果。)

框 16-1

记忆丧失的实验室检查

常规的
- 全血细胞计数
- 基本的代谢水平
- 肝功测验
- 甲状腺功能检查
- 快速血浆反应素环状卡片试验
- 维生素 B_{12} 和叶酸水平
- 尿毒检查
- 艾滋病毒检查

临床指明的检查
- 其他感染性疾病的血清检验
- 评估疱疹病毒的脑脊髓也得穿刺检查
- 激素水平（甲状腺、皮质醇、促甲状腺素和雌激素）
- 传染性疾病如莱姆滴度

治疗

记忆丧失可以治愈吗？

记忆丧失能否治疗取决于病因。当然，可逆原因导致的痴呆或遗忘可以通过纠正潜在的病因来治疗。痴呆的治疗见第 27 章。对有分离性遗忘的患者，心理治疗会有用。对于不可逆的病因，如阿尔茨海默病药物治疗，抗胆碱酶剂和抗氧化性维生素可以改善症状。有报道用共轭雌激素可以改进更年期妇女的记忆问题。假如患者有明显的记忆问题，那么稳定的、固定的和刺激性环境是一个重要的干预措施。一个有效的方法是改建家庭环境，例如钟表、日历和新报纸，而家庭成员能提供适当的帮助和训练是关键的治疗要素。

第 16 章 记忆丧失

关 键 点

- ▶ 记忆不是单一的现象，记忆模式涉及许多脑结构，而且内侧颞叶和中线处的间脑特别重要。
- ▶ 遗忘和痴呆的共同特征是记忆丧失，但诊断为痴呆还要有其他认知方面的损伤。如言语、语言、震动任务和执行功能。
- ▶ 要诊断心理卫生学方面的记忆丧失，必须排除躯体疾病和物质引起的疾病。

病 例 16-1

患者女性，64岁，被邻居带到急诊室。邻居发现她在街上徘徊，不能回忆起她的名字和她住在哪？邻居说她不知道是否既往病史或有精神病史，但是 medic-alert 手镯征表明她服用了香豆定（华法林）。在大部分的心理检测中她表现很正常，包括对事物的短时和长时记忆都很正常。然而她不能认人，仅有模糊的童年记忆，神经检查没有显著异常。她显得有些焦虑和呼吸急促。

A. 如何进一步获取患者的病史？
B. 你将进一步做什么样的病情检查？
C. 你如何区分精神错乱状态和心理性遗忘？

参考答案

病例 16-1 A. 学习目标：**认识到在评估记忆丧失的患者时获取患者周围人提供的信息是非常必要的。** 邻居可能认识其家庭成员，而家庭成员能够提供更全面的病史。患者的身份证和其他证件也可以提供有用的线索。

病例16-1B.学习目标：**了解记忆丧失是一种症状，不是任何一种疾病的特征。**缺乏神经病学体征和其他认知损害预示着可能有精神障碍，但是你必须首先评估患者是否有躯体疾病或者物质引发的疾病，细心地体检以寻求摔倒的原因，应进行心电图、脑电图、实验室研究和尿毒物检查，还有脑部神经成像检查，尤其是服用抗凝剂的患者。

病例16-1C.学习目标：**了解遗忘障碍与痴呆的不同。**遗忘障碍的特征是其他认知损害的相对缺乏，发病更突然，本案例中的患者，忘记自己的身份表明是分离性遗忘，这起源于情感创伤。

（李　凌译　李建明校）

第17章 自 杀

病因

自杀常见吗?

在美国,自杀是成年人死亡的第八大原因,居15~25岁年龄段青少年死因的第3位,大约每年有3万人自杀,为12.5/10万人口。从开始统计自杀资料至今(大约100年),自杀率很稳定。不同国家的自杀率不同,从每年5/100 000到50/100 000不等。

什么原因导致自杀或企图自杀?

自杀本身没有原因。有一些特征使一些人更倾向于自杀。事实表明,自杀的人不是随机分配的,而是有共同特点的一类人,包括有心理疾病的和人口统计学特征的,如年龄、性别和种族性。

自杀和精神障碍之间的关系是什么?

90%的自杀者符合轴Ⅰ标准,包括酒精和药物作用。明显的自杀企图总是发生在这样的背景下,冲动、判断失控和心理失调,这又是导致精神障碍的最常见原因。重度抑郁、双相障碍、精神分裂、中毒和谵妄导致较高的自杀风险。在这些原因当中,酗酒是导致自杀的最主要原因。对于有心理疾病的患者,风险随着症状的严重程度和病程的改变而改变。有精神病症状的抑郁患者有特别高的自杀危险性,精神分裂症患者在没有精神病症状的前驱期或残留期自杀的可能性是最高的。

高自杀率还与其他什么因素有关?

人口统计学研究发现,自杀不需要达到一定痛苦指数也会发生。例如,男性比女性自杀的人数要多(比例大约是 3∶1),但这并不意味着男人要比女人更不快乐。男性常选择枪击或从高处跳下等成功率高的自杀方法,女性常选择服用药物或煤气中毒自杀。事实上,尽管男性的自杀率高于女性,但女性则有更多的企图自杀(4∶1)。超过 50% 的男性通过枪击完成自杀。同样,老年人比年轻人自杀的多,但他们当中自杀企图所占的比例小(高自杀成功率可能归因于更多的老年人是单独生活,并且他们的生理功能正在衰退)。表 17-1 列举了自杀率升高的相关因素。

表 17-1

增加自杀可能性的因素

因素	解释
年龄:随年龄增加而可能性增大青春期可能性大	年长的人存在较少的自杀企图,但有较多的自杀行为,青春期的人自杀可能性特别大
性别:男性比女性多,比例 3∶1	女性比男性有更多的自杀企图,比例为 4∶1
种族:白种人比黑人多	美国非白种人自杀比率在增长;青春期的白种人和黑种人的自杀比例相等。移民比常住人口的自杀比例高
婚姻状况:离婚、分居或寡居的人自杀的可能性最大,其次是单身,最低的是已婚人员	在组家庭和伙伴中的自杀率还不清楚,一些观察者认为一些有承诺的、情感上互惠的关系起最低的保护作用

续表

因素	解释
工作：工作起保护作用；有工作的自杀率较低、在一些职业中自杀率较高：如医生、律师、牙医、警官、保险代理人	职业自杀风险可能是利于选择自杀方法（药物、枪），或有能力控制自杀后果（如律师、保险代理人），而不是由于工作压力造成
以前有自杀企图	即使以前自杀企图不严重，自杀可能性也在提高
有精神疾病	尤其是重度抑郁障碍，双相障碍、精神分裂症、药物和酒精滥用、谵妄

自杀有生物学诱因吗？

没有相关证据。但自杀有可能与遗传倾向有关。在有精神病家族史的家庭里，自杀仅限于一些家庭，而不是所有家庭。而且，在家庭史阳性的家庭中，自杀危险率和精神病的显性也是没有相关性的。而且，一个因患有精神分裂症而自杀的人，其近亲也有自杀的危险，即使这位亲戚并没有精神分裂症。但是遗传的作用机制目前不是很清楚。对有严重自杀企图者的脑脊液递质代谢物研究表明，血清素传送受损可能是原因之一。

评估

我该如何确定我的患者有自杀的可能性？

你们必须通过公开、直接、不需判断的并且无需婉转的方式讨论有关自杀的问题。一些好的筛查问题是："你是否觉得生活没有意义？"或"你是否曾经想过伤害自己，甚至结束自己的生命？"

对你的患者自杀想法的各方面的评估包括意图、计划、方法、准备和结果等，这些在表 17-2 中列出。

如果一个患者看起来并不抑郁，我是否应问他有关自杀的问题？

当然，自杀的估计必须包括每一种完整的精神病学评估。自杀不等同于沮丧、抑郁，它包含在许多诊断中。

表 17-2

对自杀的评估

目的
　　患者是真的想死吗？是想尽可能地减轻痛苦，还是想惩罚一下家人和朋友？患者不得不自杀的原因是幻觉呢，还是被迷惑了呢？或是有什么矛盾存在？去问一问到目前为止，是什么阻止患者遵照上述的想法去做呢？

计划
　　患者对自杀有一个明确的计划吗（如吃药、跳楼、开枪自杀、用刀自杀）？没有明确的计划但却说："我希望我死掉或是我希望被汽车撞死"的患者，可能有非常强烈的自杀欲望。

方法手段
　　患者有办法执行他的计划吗？他们有办法弄到枪吗？他们能到达高层的住宅阳台吗？他们有获得致命性药物的能力吗？

准备工作
　　患者一直在采取措施执行他的计划吗？他储存药物了吗？是否为购买一把枪做了安排？他在为期望的死做准备？遗嘱写好了吗？财产处理了吗？公司关门了呢，还是由孩子来管理呢？

后果
　　由于他（她）自己的死，患者看到了什么？痛苦结束？和一个所爱的但已死去的人还能再团聚吗？对于家庭中还活着的人来说是一个难以承受的打击吗？

我的患者割她自己的腿并且一再坚持她并不是想自杀，她告诉我的是真心话吗？

很可能是。对于一些精神患者来说，这是显而易见的，但也不是绝对的。对于边缘性人格障碍的患者，采取自残的目的是减轻焦虑，而不是自杀。

问一些关于自杀的事，可能使有自杀企图的患者自杀可能性更大？

尽管同学们都很担心问一些关于自杀的事将提高自杀的可能性，但是对于一个以前没有自杀倾向的人来说，决不是这种情况。正相反，大多数患者由于能够更加深刻地谈论令人烦恼的想法而使自己得到解脱。

过去的自杀意图将增加将来自杀意图的风险性吗？

是的。过去企图自杀的人在将来自杀的风险性上比没有企图的人更高。（另一方面，在第一次有自杀企图时就自杀了的人大约占 60%。）如果发现你的患者过去有过自杀企图，你应该密切关注那些意图的历史。对以前的自杀企图进行评估有两个特征：目的和严重性（包括躯体原因和精神性原因）。你的问题应该包括一个人在企图杀死自己时实际上做了什么，在企图自杀时他正在想什么。这次自杀企图发生在什么地方？期望被发现吗？医疗后遗症是什么？例如，如果患者过量服用一种药，你可以问："你服了多少片呢？过了多长时间？病得有多重？你想达到一个什么程度？你是在哪里吃这些药的？旁边有人吗？你认为有人尽力找你吗？"对于割伤自己的患者，你可以问："你割伤了哪些部位？伤口多深、多长？需要缝合吗？神经或血管有没有受损伤？"

我应该怎样应用人口统计学的危险因素来评估患者？

自杀风险性的增加是对于总体而言，而不是对于个体而言的。有一个特殊的群体，他们基于年龄、性别、种族和婚姻状况，自杀的风险增加。用这些人口统计学的要素是衡量危险性，而不是排除风险性。如果一个抑郁患者符合一个高危个体的概况（如一个有慢性疾病的男人，他的年龄较大，最近又刚刚离婚，且喝醉酒），你需要对他高度重视，即使他对你的关于自杀的问题不予理会。另一方面，很清楚地陈述出自杀的强烈目的和可用的手段的患者，不论统计情况如何，也不能认为他自杀的风险性低。

自杀能被预测吗？

尽管自杀的人有很多相关因素是已知的，但是去预言自杀与否几乎是不可能的。当前我们预防自杀的能力比预言自杀的能力强得多，用一个互相信赖的医患关系和风险意识去预防将更有可能成功。

当患者说他不会自杀了，我是否应该信任他？

精神病学家经常问患者："如果你想自杀，你会告诉他人或者去急诊室吗？"这被称为"安全契约（contract for safety）"。研究表明，这是评估患者自杀思维和预测行为非常不可靠的方法。签署了"安全契约"的患者在他想要自杀时，可能不会遵守契约，"安全契约"唯一真正的用途是患者告诉你他不会签契约，这表明患者感到自己太脆弱而不信任他自己。你必须考虑整个的情况——近期的活动、病史、个人环境——选择稳妥的确保患者安全的做法。

治疗

怎样管理有自杀倾向的人？

对于一个自杀风险非常高的人，应该使他处在一个安全的环境中，且密切关注他。通常，这将意味着应住进可进行精神病治疗的急诊科或住院部。有自杀倾向的患者，在美国全部 50 个州都被承认。如果患者有一个可信赖的、强大的社会支持，将给予考虑此人在家人和朋友的帮助下，允许其在社区中观察治疗。即使在住院部里最严密的监管，也不足以保护患者，患者可能为昼夜不停地"一对一的"监护人员进行辩解。除了照看患者的人身安全外，你还必须治疗导致这种自杀想法的潜在的精神障碍。到目前为止，在临床试验中，对自杀（不仅仅是心境障碍）有特效的唯一药物是锂，但是对于所有有高自杀风险的精神障碍患者来说，它显然并不都是合适的选择，社会心理干预可能是有帮助的。尤其是对与社会隔离的想自杀的患者，努力使其融入社会和建立起社会关系，对他们是有用的。

如果我不确信是否还会出现另一次自杀企图，我能在患者出现一次自杀企图后将其送回家吗？

可以。有一些时机允许他们离开急诊室比送到病房更合适。但是做出这样的决定要非常谨慎，因为我们预测未来的自杀企图是非常不确定的。决定的作出依赖于自杀企图的后果和当前的精神状态，一般原则是要求生活中的食物和环境必须不同于自杀企图时的情况。例如，独居的人可以暂时与家人生活在一起，家人由于其自杀企图而关注他，学生不用商量或同意必须参加到集体中，如果有疑问，则选择稳妥、安全的做法。

> **关 键 点**
> ▶ 自杀思想和计划的评估必须贯穿于精神评估的每一步。
> ▶ 自杀不是特殊的诊断,不应该被理解为抑郁或不幸的测量方法。

病 例 17-1

患者女性,35岁,有工作,已婚,有两个孩子,信奉天主教,以前没有过精神病史。她在一家旅店的床上躺着,对他人的询问没有应答,被女服务员带到急诊室。在那张床上,服务员发现了装有苯海拉明、地西泮、阿司匹林、伏特加的空瓶子。患者的丈夫说,她早上像往常一样从家出去,直到他被急诊室叫来,他还一直以为她在上班。旅馆女服务员称,她用现金订房,登记时用假名字,在谈话过程中,这名妇女否认了烦躁不安的心境和抑郁症状或任何的精神障碍,她没有药物或酒精滥用史。这名妇女由其丈夫带走,一周后,她用枪自杀了。

A. 在很少有可识别的危险因素的情况下,如何去评估试图自杀的严重性?
B. 如何从不同的角度去处理本病例?

参考答案

病例 17-1 A. 学习目标:**熟悉在评估自杀时适当使用高风险的因素**。高风险因素被用于加入到自杀的风险中,而不是排除自杀的风险。虽然这名妇女没有已知的精神疾病史和与自杀有关的人口统计学上的危险因素,但是在评估时,其企图自杀的严重程度已远远超出其表象。送她来急诊室的原因有两个方面：躯体严重疾病和不知她是谁。她不仅服用了大量的药物和酒精，而且她混吃了不同的药物，这通常比单服用一种药物更危险。尤其是联合服用了中枢神经系统抑制剂如酒精和苯二氮䓬类药物。这个妇女表现出不希望因被及时发现而获救，她没有登记就住进了一家旅馆，也没告诉任何人她要去哪里。

病例17-1 B. 学习目标：**理解治疗自杀最好的方法是住院治疗。**这名妇女死了，因此很明显应该采用其他的处理方法。第一次自杀企图的环境是非常严重的，有可能有其他因素没有立即获得需要在评估中去考虑，例如，她可能存在更多的精神方面的症状，是她不愿意被了解的，而且，在她的生活中有一些事情——例如家庭暴力或者最近诊断出严重疾病要面对，没有足够的信息能够让其回家，迅速治疗自杀的唯一方法是使她避免采取自杀冲动。或者长期需要住院治疗。

（厉 洁译　苑 杰校）

第18章 暴　力

病因

是什么原因导致患者变得暴力呢？

我们用动脉粥样硬化是冠状动脉性疾病的诱因的方法去解释暴力的诱因是不合适的，暴力并不是一种如胸痛那样的症状，也不是一种如高血压病那样的诊断，而是人们处于不同环境中的一种或多或少的行为倾向。讨论一个人在某种环境条件下有不同程度的暴力倾向更有意义。对一个精神患者来说，暴力的危险性不仅仅取决于诊断，还与症状的严重程度和特殊的精神状态如幻觉有关。当一个人感受到威胁或者有很差的判断力，或者冲动控制能力受损时就很可能变得暴力。增加暴力危险性相关的精神障碍通常有妄想症、服用药物相关状态、躁狂发作、精神错乱、谵妄和某些人格障碍（表18-1）。

暴力与生物因素有关吗？

有。研究发现那些因冲动而犯罪和有自伤行为的人，在他们的脑脊液中有较低水平的递质代谢物。这个发现提示降低递质代谢物可增加暴力危险，但这不具有诊断意义。

评估

如何去询问患者的暴力倾向呢？

暴力行为的评估或暴力行为的可能性是所有精神病评估中的一个必要部分。你要了解患者过去的病史和当前的精神状况。在这两种情况下，最好是以一般的筛选问题开始，之后问更具体、详细的问题。对于过去的经历，可以这样提问："以前你的情绪有问题吗？"或"你的情绪好吗？"这些问题听起来是非判断性的，因此更容易得到患者诚实的回答。接下来的问题可以包括："你曾经有过非常狂怒以至于破坏东西的情况吗？你伤害过别人吗？结果发生了什么呢？"同样，对于当前的精神状况，好的筛查问题是："你感觉易怒吗？""你控制不了自己的脾气吗？""你认为你是否狂怒得以至于伤了人？""你想伤害他人吗？你有什么计划吗？可以说说你的计划吗？"如果你的患者表明有一个明确的想施以暴力的对象的话，那么你将有法律责任告知那个人，并且要尽可能快地和你的上级领导或值班医生讨论这种威胁。因为值班医生在他的职业范围内也有一定的法律职责，你不必单独行动。当然，也有一些患者存在明显的敌意和威胁，详细地询问关于暴力可能性的问题是必要的。

表 18-1

一些与增加暴力危险性有关的情况
谵妄
药物中毒
可卡因
酒精
苯环利定
激素
妄想狂样状态
妄想型精神分裂症
妄想型错觉障碍
妄想型人格障碍
躁狂症
人格障碍
反社会型
边缘型
妄想型

如何判断患者可能会变得暴力？

不能总是得到肯定的答案，想要识别精神病患者潜在的暴力性，要保持高度警觉，信任自己的直觉。一些好战的患者将会公开威胁或者公开谈论暴力或杀人的想法，其他的警示性信号还包括易怒、多疑、易激惹、在谈话中不合作、定向力障碍和中毒性精神障碍。随机的暴力爆发一般是由一段时期内由精神性运动性激越的积累所引起的，包括步伐加快、说话越来越大声、凝视、诅咒语，或者用拳头砸墙或门。中毒和谵妄患者的判断力和冲动控制力减弱。

治疗

如何处理一个有暴力倾向的患者？

表 18-2 的一些指导准则可以用来帮助降低所有患者暴力爆发的可能性。一旦发生暴力行为，你应根据所处的环境来采取对策。在住院病房或急诊科时，由于有许多医护人员和保卫人员在场，所以在这种情况下，有暴力倾向的患者一般采取注射药物和身体束缚，有时则需同时采取两种措施。有时，医生们（也包括医学生）不愿进行强制性身体控制，因为强制性身体控制本身带有暴力性和惩罚性。可是，有时强制性身体控制却是必要的。因为在暴力的威胁下，医生是无法对患者进行治疗的。如果你害怕，将不能清晰地思考和推断。另一方面，其他患者和工作人员也应确保他们是被保护的。控制暴力性患者才能充分、合理地评估病情。一些躁狂的暴力性患者需要紧急的药物治疗，只有暴力患者被控制，全面、准确的潜在生命评估才成为可能。

表 18-2
与潜在暴力性患者进行谈话的指导准则

相信你的直觉。如果感觉形势不妙,那么就应当如上文所述的那样做。

在安静的地方访谈。减少环境刺激,可以降低暴力发生的危险。

与患者保持距离。不要接触患者。如果必须接触的话,如测血压,要提前心平气和地和他讲清楚要做什么,并在操作之前确保患者会合作。

要留有出口。感到上圈套或受威胁的患者发生暴力行为的可能性更大(在精神科急诊室门,保安会堵住出口,特别是当患者被警察带进来时,但这不是你的工作范围)。

询问患者是否携带武器。如果带了,让他把武器交给别人或放在够不到的地方。你不要试图从患者身上拿下武器,如果患者带有武器并且不放下的话,就应结束访谈。

不要辩论、争论、讲条件。如果决定采取控制患者的措施,那么一定要全力、迅速,并且在控制过程中不能停下来。如果想改变决定,在控制患者后再重新考虑,不要在控制过程中考虑改变决定。

在门诊或私人办公室里,常会遇到不能用药物或其他方法来限制患者的情况。大多数诊所里会有安全保卫人员能制服患者,你要知道如何尽快得到他们的帮助,包括使用诊所里的紧急按钮。如果那里的安全不能保障(如私人办公室),或是安全人员不能及时将患者制服,应该自行逃开,给自己最佳的逃生机会。可以坐在办公室门口并确信你的出口没上锁。要知道如何逃离诊所,了解哪些在诊所或办公室附近的人可能帮助到你,并且你一直在电话旁边,以便你能及时地叫救护车或寻求警方的帮助。

该如何去从身体上束缚患者?

千万不要!束缚患者是专业人员的工作,一个有经验的、经过训练的专业人员能够冒尽可能小的伤害风险去完成它。对于学生来说,最佳选择是远离现场。每个医院的束缚程序不同,按我们的惯例,将患者约束在担架上面需要团队合作，并且要有一个队长分配组中人员分别负责患者的肢体的一个部分。当队长发出命令，队员们接近患者，锁定他们应负责的腿或胳膊，并把患者搬到担架上。一旦做出约束一个患者的决定后，就需要足够多的人员快速并安全地完成它。通常，激动的患者当遇到强制力时会变得克制很多，有很多不同的设施将患者束缚在担架上，你应该清楚你所处的机构用于束缚的设施，并且会打适合的绳结或使用相应扣件。吐痰的患者还需要相应的面罩。如果患者被束缚在担架上仍然挣扎，并有可能将担架翻转，那么用另一个担架绑在第一个担架上，并将之固定在墙上是很好的办法。图 18-1 举例说明了四点控制法。

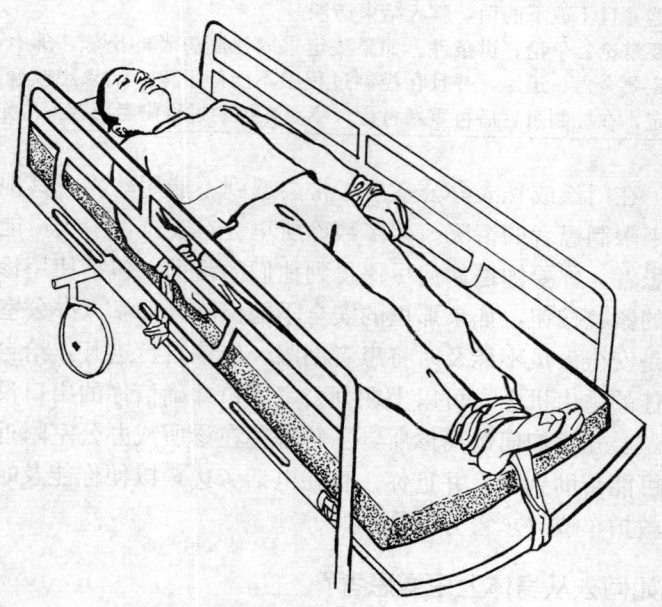

图 18-1　束缚暴力患者的四点控制法

如何用药物来控制患者？

选用化学药物镇静是一个有争议的话题，医学专家们也会有不同的看法。抗精神病药剂（如精神病药吩噻嗪类、硫利达嗪、氟哌利多、氟哌啶醇）、苯二氮䓬类（如地西泮、劳拉西泮）和其他一些镇静催眠类的药物，包括苯海拉明单独使用或联合用药。有资料比较了这些药剂单独使用和联合使用的效用和安全性，但没有得出结论。在我们的研究所，我们主张联合使用氟哌利多 5mg 和劳拉西泮 2mg 肌注。因为我们认为这样对绝大部分患者来说是有效和安全的。即使单独使用或用较小的剂量对一些患者来说也是有效的，我们相信通过肌注的方法来完成用药减少了过量用药的危险。肌注要 5～30 分钟后才会见效，因此我们不尝试在 15 分钟内再次肌注用药。即使患者仍然躁动不安，静脉滴注的途径在大多数精神病治疗中不被使用（如地西泮），因其将导致静脉使用选择性的降低。你应该对更常用的药物束缚更加熟练，并且遵守你所在单位的用药的一些规定。

关 键 点

- ▶ 暴力的风险在诊断上无专指，在许多精神病和药源性情况下都会发生。
- ▶ 相信你的直觉，如果你害怕就无法足够地评估患者。
- ▶ 身体束缚有时是必要的，但它永远不属于医学生的责任。

病例 18-1

患者男性，56岁，被警察送到急诊科，因为在火车站他威胁要攻击别人。他表现出迷惑和萎靡不振，讲话不清，对时间和地点定向不准，步态不稳，阔步。在评估过程中，他变得觉醒，易激惹，来回走动，用拳头捶墙，对工作人员和其他患者大喊脏话。当护士接近他并努力纠正他时，他对她大吼大叫，威胁要打她，并把椅子扔到墙上。

A. 你的诊断是什么？
B. 下一步要做什么？

参考答案

病例 18-1 A. 学习目标：**认识到需要对有暴力的患者进行躯体评估**。虽然你不是很了解这个人，但是有足够的信息表明这个人可能处于谵妄状态：意识改变和波动、定向不能和神经病学特征（步态不稳和语音模糊）。谵妄是一种与增加暴力风险有关的躯体状态，他可能是躯体方面的急症，这依赖于潜在的病因。

病例 18-1 B. 学习目标：**熟悉进行安全评估暴力患者的方式**。因为存在谵妄的可能性，这个患者需要立即进行快速的躯体评估。只有他平静下来才可以进行评估。随着时间的推移，他会变得更合作是没有道理的，他的暴力潜力已经表现为明显的行为。为了执行必要的和潜在的挽救生命的调查，有必要采取物理限制和可能的药物镇静。

（李 凌译　李建明校）

第19章 睡眠障碍

病因

什么原因引起睡眠问题？

几乎所有问题都可引起。睡眠是最容易受情绪或环境因素干扰的生物功能之一。当潜在的精神或躯体疾病引起睡眠问题时，睡眠障碍是继发的。当没有明显的躯体或精神症状时，睡眠障碍是原发的。几乎所有引起身体不适的躯体疾病（如发热、疼痛、腹泻、恶心、呕吐）都会干扰睡眠。另外，不正常的睡眠是某些疾病本身的症状。典型的是谵妄，可导致正常睡眠/清醒生物周期的中断：患者整天断断续续地入睡和觉醒。比较轻微的谵妄可能导致睡眠颠倒，即白天睡觉，晚上清醒。某些传染性疾病，例如流行性感冒可导致嗜睡（表19-1）。

何种精神病导致睡眠问题？

重度抑郁发作通常包括早晨早醒。抑郁患者入睡没有任何困难，但是仅几个小时后即醒来，并再也不能入睡。这在成年人中少见，而儿童和青春期更常见。抑郁也可造成嗜睡。躁狂或轻躁狂发作通常导致睡眠减少，而处于焦虑状态的人通常伴有入睡困难。

什么药物可以引起睡眠问题？

药物是睡眠障碍的常见原因，夜深时使用咖啡因或其他刺激性药物的人将会很难入睡。睡觉前喝酒的人可以出现反弹性失眠。锂盐和利尿剂能引起晚上频繁的起夜，从而干扰睡眠。

表 19-1

继发性失眠的原因

精神障碍
重型抑郁：不能持续熟睡，有时嗜睡
双相躁狂：睡眠需要减少
广泛性焦虑障碍：很难入睡和很难持续熟睡
情景焦虑：入睡困难

躯体疾病（都有入睡困难和持续熟睡困难）
引起不适的任何情况，如疼痛、恶心、腹泻、发热
甲状腺功能亢进、夜间心绞痛、端坐呼吸、谵妄、前列腺疾病（夜尿次数增多）

药物
中枢神经系统镇静药物戒断症状，如酒精、半夜反弹失眠症
中枢神经系统刺激物（如哌甲酯、咖啡因）入睡困难和持续熟睡困难
支气管扩张剂：入睡和熟睡困难
5-羟色胺再摄取抑制剂：难以入睡和保持睡眠
锂盐和利尿剂：半夜起夜（小便）

睡眠问题最常见的原因是什么？

对于健康年轻人，情景性焦虑（如考前焦虑）是失眠最常见的原因。对于中年人来说，尤其是超重者，阻塞性睡眠呼吸暂停（常用大量的镇静剂）是最常见的原因。其他较常见的原因有药物、心境障碍和焦虑症。

评估

我应该问什么问题呢？

睡眠是身心健康的晴雨表，你应该在每一个有关躯体和

精神疾病评价中询问睡眠的问题。在系统的回顾过程中，以一般的筛查问题开始，例如"你注意到睡眠有什么变化吗？"或"这些天你的睡眠怎样？"如果你的患者有睡眠问题，你将首先需要弄清主要的症状：失眠、嗜睡、还是无休止的睡眠，然后进一步询问更详细的问题。如果是失眠，询问患者是否有入睡困难或不能持续熟睡；如果不能持续熟睡，询问患者什么时候醒来、能否再睡着、多长时间再入睡、一个晚上有多少次。一个好的睡眠病史将包括它什么时候开始，怎么变化，有什么可以使它变坏、变好和患者认为是什么原因导致睡眠问题。记住，区别原发性睡眠障碍和继发性睡眠障碍。你还需要做一个常用的躯体疾病、精神疾病和物质滥用方面的评价。

睡多久才合适呢？

睡眠类型的正常变化范围是相当大的，尽管每天 7~8 小时是平均值，但是有些人 5 小时的睡眠就会感到很舒服，而其他人可能需要 10 小时才能感到休息足够了。睡眠的绝对时间与睡眠时间的变化和睡眠是否帮助恢复体力相比并不重要。一个晚上正常需要睡眠 11 小时的人，现在只睡了 7 个小时，会一整天都感到疲倦，这就是失眠症。另外，睡眠类型随着年龄变化而变化，儿童和青春期人较成年人睡眠更长，老人有时有两个阶段的睡眠，在 24 小时中有两个固定的睡眠期，而不是一个。

哪种实验室检查可以帮助评价睡眠问题？

实验室检查在确定继发性睡眠障碍，像由甲亢引起的失眠症是绝对重要的。做哪些实验室检查是由病史、系统回顾、躯体和精神状况检查来决定的。睡眠实验检查提供最详尽的研究，对于这些研究，患者需在睡眠实验中心度过整个晚上，有时候甚至是两个或更多的晚上。当患者睡觉时，可以监测其多种指标，包括血压、心率、体温、肌张力、呼吸和其他的指标。除此之外，还要做脑电图。当然，研究耗时且费用高，但是可以提供一个详细的、连续的、整个晚上的睡眠生理学图。

什么时候需要做睡眠实验检查？

对于严重、持续的睡眠障碍，当不能找到潜在病因和传统的治疗方法不起作用时，应该考虑睡眠实验检查，睡眠实验检查常用于确诊嗜睡发作和睡眠呼吸暂停。

治疗

所有的睡眠问题都需要治疗吗？

不是。暂时情境性失眠是几乎所有人都经历过的，大部分人能继续正常工作（尽管不舒服）。在经历一两个晚上睡眠不好后，在以后的晚上可能会有补偿。然而，对某些人，晚上不睡觉会引起恶性循环，而不能入睡的焦虑会干扰入睡，正确地使用药物可帮助阻止恶性循环。

我们应该使用什么样的睡眠药物？

睡眠药物这个术语并无特指，许多不同的药物和药物种类是有镇静作用的，可帮助患者入睡。苯二氮䓬类药是抗焦虑药，根据其药效开始的时间和药物半衰期，有时用于睡眠障碍。唑吡坦和扎英普隆是有效的催眠药，但是有耐受、成瘾和副作用的风险，应注意仅用于其他治疗无效的严重病例。一些抗抑郁药的镇静作用和组胺可以帮助睡眠，并很少有依赖性。非处方药通常对轻微的失眠有效。褪黑激素作为自然睡眠调节剂得到了失眠者的青睐，但是还没有研究证实。治疗失眠的药物见表 19-2。

怎样选择处方药治疗？

药物的选择将由患者的症状和你检查的结果确定。若睡眠障碍为继发，你应该治疗潜在的躯体和精神病因。对于原发和继发的失眠症，短期使用唑吡坦和扎英普隆都是首选治疗。当伴有焦虑时，选择苯二氮䓬类。镇静抗抑郁药并无成瘾性，可考虑长期用药。不管患者是否有抑郁，抗组胺药在促进睡眠上并不是特别有效，但是相对温和，值得一试。

对每一个失眠的人都应给促进睡眠的药物吗？

失眠是一种症状，并不是一种诊断，若不加选择地使用镇静催眠药会有严重的潜在依赖性。即使对于非成瘾的药物，患者也会产生习惯用药和如果不用药睡眠就有困难。一旦他们开始服用，让患者戒掉这种药物是很困难的。另外，尽管镇静催眠药对于焦虑的人是有效的，但对于由其他问题引起的睡眠障碍来说是有害的，例如睡眠呼吸暂停。有一些人，特别是老年人或其他带有认知损害的人，如精神错乱，用镇静催眠药后会变得心烦意乱和易怒，并且睡眠会进一步恶化。这类患者通常用低剂量的抗精神病药物如氟哌啶醇效果较好。

长期使用睡眠药安全吗？

安全。两种新药已经被证实可以长期使用。艾司佐匹克隆（右旋佐匹克隆）是一种 GABA 药物，临床实验表明无耐受性和戒断症状，而且它与苯二氮䓬类药物、安眠药和催眠药一样被分到属于控制剂量的物质。安眠药和催眠药只对睡眠初始阶段起作用，不能维持一晚上，而艾司佐匹克隆可以做到。雷美替安是第一种不控制药量的处方药，它作用于视交叉上核的接收器，视交叉上核是一个脑区，调节生理节律。虽然艾司佐匹克隆和雷美替安可以长期使用，但是在开这些药时仍要谨慎。持续使用的药物定期要进行评估，全面调查潜在的躯体疾病和精神方面的障碍。

对于睡眠不足的人,除了药物外还有其他的治疗措施吗?

许多措施都能有利于睡眠,通常叫做"睡眠卫生学"。这些措施概括在框 19-1 中,一些患者将获益于冥想的使用、放松性锻炼或瑜伽。当你正在治疗明显不是继发性的睡眠困难时,首先确保试用所有的非药物措施。

表 19-2

用于治疗失眠的药物	
药物	可能的问题
镇静催眠药	
苯二氮䓬类	依赖,与酒精一起使用时出现呼吸抑制
唑吡坦(ambien)	药物残留,记忆受损
扎莱普隆(sonata)	药物残留,记忆受损
右旋佐匹克隆(eszopiclone, lunesta)	日间思睡,记忆受损
雷美替胺(ramelteon, rozarem)	日间思睡,催乳激素升高和睾丸激素降低
水合氯醛	依赖,耐受,GI 症状(肠胃症状)
巴比妥类	依赖,耐受,呼吸性抑郁
镇静抗抑郁药	
曲唑酮	日间思睡
米氮平	日间思睡、体重增加
三环抗抑郁剂	心脏毒性,抗胆碱能和其他副作用
抗组胺药	
苯海拉明	对严重失眠无效
非处方药	
褪黑激素	作用不均
辅助夜间睡眠的药物	通常包括抗组胺药,只有中等程度的镇静

框 19-1

睡眠卫生学

有规律地睡觉和起床
晚上不要用兴奋剂,如咖啡或茶
睡觉前避免吃大量食物或做运动
如果可能,床只用于睡觉和性生活
在睡觉前不要喝酒

应该告诉患者不要打盹吗?

没有硬性的规定。你需要考虑你的患者打盹的环境和效果。下午打盹和晚上很难睡着的患者应该试着不要打盹;而某些人下午打盹可恢复精力,充满活力,并可不被晚上睡不着困扰,如果他们的时间表允许,就没有理由干涉。事实上,有证据表明许多美国人被慢慢剥夺睡眠,一些睡眠专家号召应有更多的人在白天打盹,固定的白天打盹有时可帮助有嗜睡发作的患者避免突发的嗜睡发作。

关 键 点

治疗失眠之前应先诊断其原因。

如果你的患者:	考虑:
入睡困难	焦虑
	使用刺激性药物
难以通宵睡眠	睡前喝酒
	抑郁
白天镇静剂	睡眠呼吸暂停
	中枢神经系统镇静药物应用

需要睡眠实验检查
严重、难治的失眠症
确定睡眠呼吸暂停或嗜睡的诊断

病 例 19-1

患者女性，26岁，主诉很难入睡。在过去的几年中，她在上床后1～2小时才能入睡。上个月她的失眠更严重了，有时要4小时才能睡着。她整天十分疲倦，且一直存在工作困难。

A. 你给她什么评价？
B. 你建议使用何种治疗方案？

参考答案

病例 19-1 A. 学习目标：**熟悉失眠诊断的不同**。失眠有许多躯体和精神病学原因，评估必须进行全面的病史检查、躯体检查、精神状态检查和详细的药物，包括处方药和娱乐药物使用检查。病史和躯体检查后有必要的话要进行实验室检查，失眠常见的原因如甲状腺功能亢进。睡眠的实验室检查用于严重的、持续的失眠患者，治疗没有起作用的患者。

病例 19-1 B. 学习目标：**了解能够治疗睡眠症状的范围**。如果睡眠障碍出现在躯体疾病、药物使用或者精神问题出现之后，治疗必须针对最初的困扰。但是短期使用安眠药可以摆脱失眠并帮助打破因害怕失眠而导致失眠的恶性循环。在对原发性失眠进行慢性治疗之前应该说明和执行睡眠卫生的基本原则。

（许 鑫译 苑 杰校）

第 20 章 性症状

病因

性症状是怎样形成的?

性症状可能持续一生。通常它们是躯体疾病的结果,受药物或治疗措施的直接影响,或因为心理方面的原因,包括精神症状,如焦虑和抑郁。它会干扰患者对性活动的兴趣、想法、感觉或行为,从而分散患者对性活动的注意力,干扰他投入到性活动的能力,并且无法体验由性生活带来的快乐。

性症状是怎样出现的?

性症状有可能是原发的(终生的),这意味着他们的性功能不正常一直存在。也有可能是继发的(获得性的),这意味着他们的性功能原来正常。他们可能是全面的,发生在所有的性活动中,或者是有条件的,只发生在某个特别的性伴侣上。性症状如果不是特别被提出时并不是明显的,因为患者常常对谈论性问题感到很尴尬。应该考虑每个患者的性生活史,而且医生和医学生应很自然地与不同年龄和性取向的患者谈论这些问题,以使患者感到自在,这一点很重要,从而可以使性问题成为医患之间交流的问题。如何获得性生活史将在第 30 章详细讨论。

评估

性症状的表现是什么?

干扰性愉悦和性功能的任何问题都是性症状的表现,他们可能是纯心理性的（性欲降低）、纯生理性的（逆行射精），或者更常见的是混合型的。把症状看做是性生理反应周期特定阶段的问题是合乎常理的。表20-1所概括的不同时期的问题都可以导致性功能障碍。男性表现为性欲减退、勃起功能障碍、早泄或者射精延迟，女性表现为性欲下降、缺乏润滑性、性交痛和性快感缺失。

什么躯体因素需要考虑？

在有性症状的患者中，躯体因素是应该要考虑的。多达20%有性症状的患者是由于躯体原因而导致的。在一些病例中，通过病史就能排除躯体因素，如明显的情境性障碍或早泄。影响性功能的躯体疾病包括糖尿病、心血管疾病、生殖器官的病理改变、神经系统疾病和激素分泌异常。可能损伤性功能的药物包括阿片类、酒精、镇静催眠药和兴奋剂，如咖啡因。药物治疗也可能对性功能产生重要影响，服用选择性5-羟色胺再摄取抑制剂（SSRIs）的女性中多达40%的人出现性功能失调，男性中比例小一些。其他产生性功能失调的药品包括某些抗抑郁药、抗精神病药、抗高血压药和抗胆碱药，引起性功能障碍的一些常见原因在表20-2列出。

表20-1

性欲反应期
性欲反应有四期
兴奋期 发生在性欲的开始，男性以勃起为特征，女人以润滑为特征。
高潮期 是性器官的极度觉醒时期。它表现为血管充血：男性勃起更坚挺，女性性器官更加润滑和隆起。
性欲高峰期 包括男性的精囊、前列腺和尿道有节律的收缩，导致射精。女性阴道和子宫缩小1/3。男性在高潮期后有一个不应期，即在此期内不能再勃起，这个不应期随着年龄增大而延长。
消退期 是以上时期变化的结束，机体处于静止状态。

第20章 性症状

除机体因素外，还有什么原因引起性症状呢？

性欲反应对情绪压力是非常敏感的，长期的压力和抑郁会引起循环中的睾酮水平降低，这会导致男性和女性性欲减退。焦虑会干扰性欲和性唤起。性反应也对性行为十分敏感。如果性唤起与负面情绪如罪恶感、恐惧感相联系，性欲反应就会受抑制。

焦虑和习得的压抑常常是性症状的直接原因。也就是说，它们发生在患者的性活动期，分散患者的精力，从而干扰了性欲反应，这可以发生在性反应期间的任何阶段。内在的心理冲突是性功能障碍的间接原因，例如，未解决的对双亲的敌意。如果性功能障碍是有条件的，则可能是功能性的，而不是器质性的。例如患者早晨能正常勃起，但性交时却存在勃起功能障碍。

治疗

性症状如何治疗？

器质性性功能障碍的治疗包括诊断和治疗原发的躯体疾病，或者药物治疗，其他性症状的治疗包括：间接行为治疗和定期精神动力治疗，性功能障碍的治疗将在第30章详细讨论。

表20-2

常见的导致性症状的原因

原因	症状
躯体疾病	
糖尿病	性欲减退
	降低唤起
	勃起障碍
	性快感缺失
心脏疾病	性欲减退
	性唤起减弱

续表

原因	症状
绝经	勃起功能障碍
	性欲减退
	减少润滑和性唤起减少
	性交困难
	性快感缺失
精神障碍	
重度抑郁症	性欲减退
焦虑症	性欲减退
	性唤起减弱
	勃起功能障碍
	性快感缺失
药物	
酒精	勃起功能障碍
可卡因	射精减慢
	性快感缺失
海洛因	性欲减退
抗抑郁药（尤其是 SSRIs 和 MAOIs）	性欲减退
	勃起功能障碍
	性快感缺失
	射精减慢
抗精神病药	性欲减退
	勃起功能障碍
	射精减慢
口服避孕药	性欲减退
	性唤起减弱
抗高血压药	性欲减退
	勃起功能障碍
	性唤起减弱
	射精不能

第 20 章 性症状

关 键 点

- ▶ 性反应分为 4 个时期,不同类型的性症状与各个不同的时期相关。
- ▶ 除非特意询问患者,否则患者不可能自愿说出性症状问题。性欲病史可分为躯体病史和精神病史。
- ▶ 要考虑到器质性病变,除非性功能障碍很明显是情景性的。

病 例 20-1

患者女性,35 岁,单身,曾患重度抑郁。主诉不能达到性高潮,尽管润滑正常,但性欲减退,这些症状发生在手淫、口交和阴道性交时。症状初次发生在 9 个月前,当她失去网页设计师工作并出现抑郁以后开始,在她解除了和公司的经济关系后,抑郁症状日趋恶化。睡眠欠佳,食欲不振,注意力不集中,缺乏性活动兴趣,否认有性功能障碍史。经过精神治疗,每天口服氟西汀 20mg,4 个星期后除了性功能障碍外,其余症状已痊愈。

A. 该妇女的性功能障碍是心理原因还是生理原因?
B. 性功能障碍是原发的还是继发的?
C. 引起其症状的可能原因是什么?
D. 你推荐何种治疗?

病例 20-2

患者女性，42岁，已婚，主诉很难达到性高潮。初发症状发生在两年前，之前无性功能障碍。通过进一步询问病史，患者承认她怀第2胎时，发现丈夫有外遇，她的性快感开始缺乏。曾打算离婚，但又想保持家庭完整，最终未离婚。她的丈夫许诺结束婚外恋。当问到现在她和丈夫的关系时，她含泪说她仍对丈夫很生气，不管他们何时有性关系，她都在想着丈夫不忠的行为。

A. 该妇女性障碍的直接原因是什么？
B. 你建议给予何种治疗？

参考答案

病例20-1 A. 学习目标：**认识到性障碍的症状可能包含生理和心理两方面的因素。**该妇女在第一次出现性障碍的同时开始出现重度抑郁。伴有大量的自主神经系统症状，包括性欲减少。经治疗后，她的抑郁消失了，但是她还存在持续的性欲和性高潮的问题，现在最可能与抗抑郁药的副作用有关，重要的是只有当患者的抑郁消失后，她才会主诉与抗抑郁药有关的性方面的副作用，这时，大家才会再次关注性。

病例20-1 B. 学习目标：**了解原发性或终生的与继发的、习得性的性障碍的不同。**本案例中，该妇女的主诉症状发生在正常功能之后，所以她的障碍是继发性的，继发性的性障碍预后好于原发性性障碍。

病例20-1 C. 学习目标：**了解抗抑郁药经常导致性障碍。**这特别常见于妇女，尤其是SSRIs药物如氟西汀。与本案例不同的是，患者一般不会主动诉说药物引起的性方面的副作用，获得这些信息通常是通过药物标明的副作用。

第 20 章　性症状

病例 20-1 D. 学习目标：**了解抗抑郁药物引起的副作用是能治的并且应该治疗。**最好的方法是选用没有潜在性方面副作用的抗抑郁药物，如安非他酮和奈法唑酮。

病例 20-2 A. 学习目标：**了解性障碍的即时原因与远期原因的不同。**本案例很明显，该妇女与丈夫生气和她对丈夫出现外遇的看法出现了相互影响，这干扰了她的性趣和在性交行为中的感受。本案例中，心理动力学原因并不明显。

病例 20-2 B. 学习目标：**了解性障碍的治疗包括对性伴侣的治疗。**本案例中，治疗包括妇女主诉的近期和远期原因以及她的丈夫。此外，在对性伴侣的治疗中将性问题和双方关系不好的分开进行是有帮助的。

(李　凌译　李建明校)

第21章 食欲改变和进食障碍

病因

什么能够引起食欲变化呢？

食欲变化发生在许多躯体疾病和精神障碍中。然而，大多数食欲变化是日常生活中的一部分，可归因于各种各样非病理的病因。新的日常进度表、新的住所、新的人际关系或者新的工作都会引起食欲变化。可以预见的是，有规律的锻炼和饮食可以增加食欲。当食欲变化持续几天至几周，或导致体重增加或减少，超过原体重的5%时，就应当引起关注。

什么精神障碍会引起食欲和体重变化？

与抑郁有关的所有精神障碍都能导致食欲及体重的增加或减少。当抑郁与食欲增加（和睡眠增多）相联系时，称为"非典型抑郁症"。然而，其实这是用词错误，因为最新研究表明，非典型抑郁症可能比没有这种特征的抑郁症更普遍。尽管亲人的丧亡不一定引起精神疾病，但是会引起患者出现抑郁症的特征，也能导致食欲和体重的增减。表21-1概括了通常与食欲和体重变化相关的精神障碍。

表 21-1
常见的与食欲和体重变化有关的精神疾病

抑郁
　重度抑郁
　情绪障碍
　伴有抑郁心境的适应障碍
　双相Ⅰ型障碍
　双相Ⅱ型障碍
　情感性精神分裂症
丧亲之痛
　神经厌食症*

* 表示体重降低不是由于食欲下降。

体重减轻总是表明食欲不好吗?

不是。厌食在希腊语中的意思是"没有食欲",也是用语错误。精神性厌食症患者的体重减轻相当明显,但并不是由于食欲不好。相反,他们常常经常极度饥饿,但是拒绝吃东西。有胃肠疾病的患者因吸收不好,他们的体重也减轻,但未必是没有食欲。

体重增加总是因为食欲增加吗?

并不总是。有时候食欲的改变会导致体形和精力的改变。例如,运动员经过锻炼后的体形可以变化极大,而由于他在锻炼肌肉,故其食欲也会自然地增大。

什么躯体疾病能引起体重减轻?

许多躯体疾病能导致体重减轻,包括癌症、慢性阻塞性肺疾病、消化性溃疡、获得性免疫缺陷综合征(AIDS)和肝脏疾病也能引起明显的体重减轻。表 21-2 概括了一些重要的导致体重减轻躯体疾病。

表 21 – 2

引发体重减少的躯体疾病
癌症
感染
HIV 和 AIDS
肠内寄生虫
内分泌系统疾病
糖尿病
甲状腺功能亢进
Addison 病
肠胃疾病
吸收不良综合征
肝脏疾病
消化性溃疡
慢性阻塞性肺疾病

AIDS，获得性免疫缺陷综合征；HIV，人类免疫缺陷病毒。

躯体疾病能引起体重增加吗？

是的，但并不多。久坐的生活模式通常是体重增加的主要原因。然而甲状腺功能减退和 Cushing 综合征是能引起体重增加和应该被排除的两种内分泌系统疾病。

药物治疗能导致体重增加或减少吗？

可以。大多数抗精神病药和抗抑郁药能引起体重不同程度的增加。不增加体重的药物有典型的抗精神药物吗茚酮，非典型抗精神病药齐拉西酮和抗抑郁药安非他酮，其他常引起食欲和体重增加的药物有口服避孕药和糖皮质激素。

滥用何种药物能影响食欲和体重？

兴奋剂如可卡因、去氧麻黄碱、3,4 亚甲二氧苯丙胺〔Ecstasy(MDMA)〕、哌甲酯和"减肥药丸"是食欲抑制剂，咖啡因是微弱的兴奋剂并抑制食欲。当人们突然停用兴奋剂时，他们的食欲和体重会增加。一些吸烟的人难戒烟是因为当他们戒烟后他们的体重增加。另一方面，大麻在中毒期间会增加食欲，并且当吸入大麻时会有强烈的喝碳水化合物的渴望。

什么精神障碍会出现暴饮暴食？

暴饮暴食不仅仅是进食过量。他是一种进食障碍，其特征是重复出现在短时间内（通常为1~2小时）不能控制地消耗大量食物。它见于神经性厌食症（暴饮暴食/催泻剂）和神经性贪食症患者。暴饮暴食可在对冲动控制力不强的边缘性人格障碍的患者中看到。经前紊乱的妇女有时也暴饮暴食，尽管"经前焦虑症"并不是正式的DSM-IV诊断，没有被列为DSM-IV诊断目录，它被建议作为一个疾病分类，尚需进一步研究。

对于有进食障碍的人来说，自我诱导呕吐是病态吗？

几乎都是。尽管已经确认自我诱导呕吐是神经性厌食（暴饮暴食/催泻型）和神经性贪食症的特征（催泻型），但仍有一些情形被排除。一些有病理改变的患者需要假装疾病，诱导呕吐以使内科医生相信他们有病。另外一些人通过诱导呕吐以逃避上学、工作、法院或其他责任（装病）。自我诱导呕吐未必都诊断为神经性贪食症。

什么是异食癖？

异食癖是吃非营养物质。典型的有涂料、石膏、动物的粪便、沙子或土。异食癖通常是儿童心理发育迟缓或发育障碍，但也可见于成年人。进食障碍的常见原因概括在表21-3。

表 21-3

进食障碍的常见原因

暴食
　　神经性厌食，暴食/催吐型
　　神经性贪食，催吐/非催吐型
　　边缘性人格障碍
　　经前焦躁症（可能）
　　大麻中毒

自我诱导式呕吐
　　神经性厌食，暴食/催吐型
　　神经性贪食，催吐型
　　人为性疾病
　　诈病

异食癖
　　心理发育迟缓
　　延迟性发育障碍
　　妊娠
　　先天性

评估

患者体重增加或减轻时如何问诊？

在对大多数医学症状进行评估之后，你还需要问体重增加或减轻多少，在哪个时期，何种环境下。对于体重有极大变化的人，看其是否有抑郁或焦虑是十分必要的。你也可向患者家属或了解患者病情的人询问这些症状，这是因为患有严重抑郁症或神经性贪食症的人不能提供可靠的病史。甚至抑郁患者提供了确切病史，他们也可能是情感淡漠的，忽略了重要信息。另一方面，病史详细的人十分关注体重的变化，麻烦的是这会增加你推测躯体疾病病因的难度。

体格检查结果能帮助诊断吗？

龋齿、手背结茧和唾液腺肥大表明存在多次自我诱导呕吐和进食障碍。此外，限制性厌食症患者在体检中会出现许多阳性结果，包括直立性低血压、心动过缓和脱发。

如果患者的体重变化是由精神障碍或躯体疾病引起的，我应该怎样做呢？

许多躯体疾病（包括癌症）表现出一系列的体征和症状群，这常常不存在于精神障碍。然而癌症能呈现食欲不振、身体不适和全身不适，也有与抑郁症相同的症状。一般来说，体重极大的变化，在诊断为精神病前通过病史、体格检查、实验室检查和影像学检查排除躯体疾病是十分有必要的。

对于食欲和体重有变化的患者应该做什么实验室验查？

常规实验室查包括全血细胞计数、电解质、钙、镁、血糖、肾肝功能和甲状腺功能等实验室检查，红细胞沉降率、尿毒素检查和 HIV 抗体测验能有助于完全评估。对于怀疑有恶性肿瘤的患者要做 X 光照相和特殊的血液指标检查。严重体重减轻的患者也应该做心电图以了解有无心律失常。

治疗

如何治疗食欲和体重的改变呢？

如果体重改变是由于躯体疾病所致，潜在疾病的治疗可以使食欲和体重恢复。带有自主神经症状的抑郁症，可以用抗抑郁药和心理治疗。重度抑郁症可以考虑抗精神药或电疗。对于神经性厌食症，首要的目的是体重恢复并辅以认知行为疗法。

进食障碍有哪些治疗方法呢?

暴饮暴食自我诱导呕吐和异食癖常用认知行为心理疗法来治疗。让患者察觉到自己歪曲的认知和想法(认知重构),我们的目的就是教给他们更健康的行为和规范(行为矫正)。像 5-羟色胺再摄取抑制剂等抗抑郁药、营养咨询和自助团体也可以作为辅助治疗。进食障碍及其治疗方法将在第 29 章更详细地讨论。

关 键 点

▶ 许多躯体疾病如癌症或甲状腺功能异常会导致食欲改变,在诊断进食障碍前须先排除这些躯体疾病。
▶ 抑郁既可使食欲和体重增加,也可以使之减少。

病 例 21-1

一位 39 岁的内科医生,在急诊遇到了一个服用过量安眠药的患者,虽然这个患者否认任何症状,并坚持这是一个事故。但是,他的同伴告诉医生,这个患者的体重在过去的两个月内减轻了 40 斤,现在是 165 斤。他的同伴也告诉医生,患者晚上很难入睡,也停止了星期六一直做的英式足球运动。在最近 2 周内,他认为他体内的器官开始衰退。他的同伴说在 10 年前,这个患者有过相似的症状,但没有去医院检查。该患者的生命体征平稳。

A. 你还想从他的同伴那里询问些什么?
B. 下一步做什么?
C. 你将怎样治疗他呢?

第21章 食欲改变和进食障碍

参考答案

病例21-1 A. 学习目标：**熟悉造成体重减轻的躯体与精神病因的不同**。虽然他的同伴提供的病史与重度抑郁的诊断非常吻合，重复发生、程度严重伴有与心境一样的精神病学特征，但是你还是应该向他的同伴询问躯体方面的病史和是否服用违法药物和处方药，你还应该考虑体重过度减轻的躯体病因和与药物有关的原因。记住内科医生更容易获得药物，这增加了其风险，你应该了解躁狂史——在不抑郁时的精神病和进食紊乱，因为患者可能患有双向障碍，分裂性情感障碍或者原发性的进食障碍。

病例21-1 B. 学习目标：**认识到在评估体重变化时精神状况检查的重要性**。与患者交谈，获得患者的心理健康程度以确定患者的定向和基本的认知功能，如果患者出现意识水平改变或者不能定向，你必须考虑谵妄还有这是导致体重减少40磅的慢性过程。接着进行全面的身体检查和实验室检查，患者可能被送到精神科，也需要进行心电图和胸片检查。

病例21-1 C. 学习目标：**熟悉严重抑郁和体重严重减轻的治疗方法**。如果你确定患者患伴有精神病性的抑郁，他需要服用抗抑郁药，并辅助服用抗精神病药。但是记住，抗抑郁药服用几周后才会完全起作用，如果患者处于自杀或饿死的危险情况中，你可以考虑采用电休克疗法使患者迅速摆脱严重的抑郁，然后再进行药物和心理治疗。

（厉　洁译　蒋炳武校）

第4部分

精神障碍

第22章　精神分裂症和其他精神障碍

病因

精神分裂症有多常见？

在美国以及世界上大部分地方，有0.5%～1%的人会在他们一生中的某一时段被诊断患有精神分裂症。在大城市中，这个比例会更高。男性和女性发病风险相同。

什么导致精神分裂症？

没有人知道答案。虽然还没有确认特定的基因和染色体，但有强有力的证据证明该病受遗传因素的影响。可能是精神分裂障碍的易感性而不是疾病本身得以遗传。在同卵双胞胎中，如果其中一个的精神分裂症，另一个患病的概率仅为40%～50%，因为同卵双生子的基因是一样的，有足够的证据表明病因不仅仅是基因异常，这被称为"压力-素质"模式或者"二次打击"理论：环境因素加大了基因方面的敏感性。

我们知道诱发因素是什么吗？

不知道。但是似乎在多变的环境中会增加出现进行性精神分裂症的风险，增加多种诱发因素的可能性。这些环境是产科综合征和围产期并发症，可能导致缺氧而影响到孩子的大脑和造成母亲怀孕时出现病毒性感染。发病增加的风险还与出生在冬末和早春有关，可能是因为在这个时段容易出现感冒和流感。一项研究发现精神分裂症的高风险与父亲年龄有关，可能是因为生殖基因发生了随机突变。

在精神分裂症患者的脑部能看到异常吗？

能。虽然不能作为诊断的依据，但是精神分裂症患者与没有精神分裂症的患者相比，脑容量减少了大约5%；在一些脑区，如前额皮质和正中颞叶皮质，容量的损失更大——达到15%，与之相对应，侧脑室经常稍稍扩大。此外，功能性的影响研究表现出一种趋势：在额叶新陈代谢活动减少，这个结果被称为"额叶功能低下"。

这是否意味着精神分裂症是像阿尔茨海默病那样的退行性障碍？

不一定。观察到的结构性的脑变化可能起源于以前正常的脑的退化，也可能是发展异常的脑的结果。获得的大多数证据支持发展异常而不是退化。例如，退化伴有神经胶质过多症——一种神经性的胶质细胞结疤。在精神分裂症患者的脑内没有发现神经胶质过多。而且，对处于高风险儿童（因为家庭成员患有精神分裂症）的前瞻性研究表明在儿童中出现社会交互作用异常和轻微的神经病学的异常。这些儿童后来被诊断为患有精神分裂症，但是在出现症状前几年在临床上就很明显。

广泛接受的精神分裂症的模型认为在基因方面易感人群容易出现异常的脑发育。假定异常出现在多种脑区——神经网络的交互联系中，精神分裂症是多种病因的综合征，它不是由不良的教养造成的。

精神分裂症是如何首发的？

尽管首次的精神病发作常出现于成年早期，一般为18～25岁，但是也可以发生于一生中的任何时段。应激，如与家人分离、经济困难、打架以及争吵等可能会促进精神病发作。有时候在首次发病前会出现长期的的与家人和朋友冷淡

第 22 章　精神分裂症和其他精神障碍

和在学校或工作单位的成绩下降，这种经历慢性发作过程的病例的预后较急性发作者更差。一经确诊为精神分裂症的个体，反复的精神病发作常与停止使用抗精神病药物有关。

有没有躯体疾病或药源性相关的状况是类似精神分裂症的？

有，至少有短期的这种状况。许多情况都会产生精神病的症状，少数会导致产生精神病的症状合并长期波动起伏的进程。但是，在对患者进行评估时，长期的病程可能表现得并不明显。一种在症状和病程上都类似精神分裂症的相对不常见的疾病是急性间歇性卟啉症，其症状和进程都类似精神分裂症；"精神错乱的"英国国王乔治三世，在执政期间丢掉了北美殖民地，现在认为他是患有卟啉症。

什么是分裂情感性障碍？

这种诊断应用于有明显心境症状和精神病症状的患者，DSM-IV-TR 将伴有精神病症状的心境障碍与分裂情感性障碍区分开来，强调后者最少在两周内出现不伴有心境混乱的精神病症状。

分裂情感性障碍与精神分裂症有关吗？

可能有，但确切的关系还不清楚。几项大规模的研究表明日益增加的精神分裂症的发作与情感性分裂症患者之间存在高相关。也发现了日益增加的精神病性的心境障碍。

那是否意味着分裂情感性障碍患者存在叠加于精神分裂症的心境障碍？

确实存在这种可能性，虽然大多数情况下不可能。一个可能的解释是心境症状和精神病症状共存于可变的临床表现谱中，谱的一端是心境障碍，另一端是精神分裂症。二者之间是精神病性的心境障碍、分裂情感性障碍和伴有明显心境症状的精神分裂症。一个人的情感特征越多,预后越好。分裂情感性障碍的预后处于心境障碍和精神分裂症之间。

妄想症是精神分裂症的变体吗?

似乎不是。妄想症是单症状的:唯一的特征是妄想。没有明显的幻觉、混乱或者隐性症状或认知症状。与精神分裂症不同,妄想症没有临床相,但妄想一直存在。就定义而言,妄想必须是"非奇异的",即一些事情能够在现实生活中真正发生。这样的事情包括相信配偶有外遇或者某人成为有组织的犯罪团伙的攻击目标。微芯片被植入人脑并控制其思想和活动的信念是"奇特的",与诊断为妄想症是不一致的(进一步的介绍见第12章)。一些研究发现在妄想症的患者中出现家族性的精神分裂症,其他的研究没有发现。

评估

血液或影像学检查能帮助诊断精神分裂吗?

尽管对实验室标记物开展了大量的研究,但目前还没有发现很好的方法。已经观察到了一些脑部的异常:扩张的脑室,两侧半球不对称,前额叶代谢降低和体积减小,脑血流量的改变。然而没有一项是敏感性或特异性的诊断指标。在外部标记缺乏的情况下,只能基于临床标准诊断精神分裂症:根据特征性的症状群和特征性的疾病病程。

病史和精神状态检查的哪些要点有助于诊断精神分裂症?

精神分裂症是反复发作的精神病性状态,伴随有精神衰退的残留期的一种精神障碍。首次发作常见于青春期末或成年早期,可能伴随有前驱症状。在疾病发作期,主要表现为阳性(或精神病性的)症状:幻觉、妄想、思维形式障碍或怪异行为。在前驱期和残余期,阴性症状显著:社会退缩、情感迟钝、意志减退及快感缺乏(无法获得愉悦感)。

某些症状的缺乏也有助于作出诊断。通常无突出的情绪症状。无典型的睡眠及食欲方面的显著变化。感觉中枢的异常——警觉性、定向和记忆问题——并不常见。因精神分裂症是一种伴有症状波动起伏的慢性障碍，明显地表现出失调必须至少持续6个月以上。表现出有精神分裂症的症状，但不足6个月者，可诊断为精神分裂症样障碍。如果这种障碍持续超过6个月，则转为精神分裂症的诊断。

有没有特定的症状？

很遗憾，没有。然而，已认识到某些症状，但不是确诊性的，可以作为参考。尤其是被控制感（举例来说，认为自己的思想和行动被某个机器控制）或思维插入或思维被撤走等特征。幻听常见，尤其是有评论患者本身行为的声音。患者常表现出联想障碍或松散及思维阻塞。

如何排除医源性或药源性相关的状况？

全面的体格检查是必需的。精神分裂症并不表现出神经病学的或其他的体征。（但是可能会有一些抗精神病药物引起的体征如震颤、僵化或肌肉痉挛。）同样，实验室检查的异常也不能单纯以精神分裂症来解释。假如出现异常，则一定要调查躯体疾病或药源性相关状况的可能性。有躯体疾病史和目前存在躯体症状正在进行治疗则要考虑潜在的医源性情况。尿的毒理学筛查有一定作用，但作用有限。阳性的检测结果仅表明有药物存在，并不能说明该药物是导致患者症状的原因。此外，阴性结果不能排除药源性综合征。一些药物如可卡因，其导致的精神症状可持续到药物已清除后，由于撤药导致的精神病性症状表现为停止使用药物之后的延长效用，在这种病例中，毒理学的筛查常为阴性。

在老年人表现为无先前精神病史的突然发作的症状时，应怀疑医源性或药源性相关的原因所致，如表现为定向障碍、明显的记忆问题及意识知觉水平变化。除了注意进行体格检查，必须仔细了解先前的疾病和用药以及偶尔的毒品使用和躯体症状评估的历史。

精神分裂症有性别差异吗？

有差异，但这种差异必须在大样本人群才清晰可见，在评估特定患者时因存在个体差异而用处不大。通常男孩精神病的首次发作年龄（13～14 岁至二十多岁）较女孩（20～25 岁）为早。另外，男性有更难恢复的病程，有更频繁而严重的发作，他们更有可能随着时间的流逝而对自理功能造成日益加重的损害。

精神分裂症怎样与其他精神病鉴别？

精神分裂症应以症状和病程为基础进行鉴别诊断（表 22-1）。

表 22-1

其他精神障碍	
精神分裂样障碍	症状与精神分裂症相似，但持续时间少于 6 个月
分裂样情感障碍	精神病性症状和情感症状同时发生，但在同一次发作中的某一段时间只有精神症状而无情感症状
单纯妄想障碍	仅有妄想（无幻觉），必须是针对在日常生活中确实可能发生的某事的妄想

治疗

哪些药物用于治疗精神分裂症？

使用抗精神病药是大多数精神分裂症患者进行药物疗法的主要形式。它们常用来治疗精神病性症状，而不管引起这些症状的原因是什么。老一代抗精神病药称为"典型药"，

第22章 精神分裂症和其他精神障碍

而新药则称为"非典型药"(表22-2)。典型药可以按药效不同分类。高效与低效抗精神病药同样有效,但要按不同剂量给药。由于高效药物具有更强大的效能,有效剂量常以10mg为单位,按照数倍于此剂量或较少给药。而低效抗精神病药物常以100mg为单位,用数倍于此的剂量治疗。典型的低效抗精神病药物较之高效抗精神病药有更多的镇静及抗胆碱能副作用。但另一方面,高效能药更有可能产生急性运动失常,如肌张力障碍、静坐不能以及类帕金森病样症状。无论高效或低效的抗精神失常药物均有导致迟发性运动障碍的危险(参见第36章关于药物引起的运动障碍的深入讨论)。

表22-2

抗精神病药物			
药物	剂量*	副作用	潜在问题
典型:低效药物			
氯丙嗪	500~1000mg/d	镇静	长期使用有迟缓运动失调
		抗胆碱能作用(口干、嗜睡、尿潴留、蓝视)	癫痫发作
		直立性低血压	
		锥体外系统症状(比高效药物少见)	
		性功能低下	
典型:高效药物			
氟哌啶醇	5~20mg/d	锥体外系症状(肌张力异常、帕金森病样症状、静坐不能)	长期使用有迟缓运动失调

续表

药物	剂量*	副作用	潜在问题
氟奋乃静	5~20mg/d	抗胆碱能症状（比低效药物少见）	
	氟哌啶醇和氟奋乃静均有长效肌内注射剂型	镇静（比低效药物少见）	抗精神病药恶性综合征
		直立性低血压（比低效药物少见）	
		性功能低下	
非典型			
阿立哌唑（abilify）	10~30mg/d	眩晕	抗精神病药恶性综合征
		便秘	
		静坐不能	
氯氮平（clozaril）	300~500mg/d	镇静	粒细胞缺乏症
		体位性低血压	
		抗胆碱能作用	
		体重增加	
奥氮平（再普乐）	5~20mg/d	镇静	代谢综合征
		体重增加	
		眩晕	
奎地平（思瑞康，seroquel）	200~400mg/d	镇静	抗精神病药恶性综合征
		直立性低血压	
		眩晕	
利培酮（维思通，risperdal）	4~6mg/d	锥体外系症状	抗精神病药恶性综合征

续表

药物	剂量*	副作用	潜在问题
齐拉西酮（geodon）	20~80mg/d	镇静 眩晕 镇静 眩晕 恶心	QT间期延长

* 表示不同个体的剂量应综合考虑。

非典型制剂是最新一代的抗精神失常药物，它们更少产生运动失调，且显著降低迟发性运动障碍发生的危险。那些对典型药物多次试用没有效果的患者，非典型药物常常有效。而且更多的证据证明至少有一部分非典型药物，如氯氮平，对精神分裂患者的阴性及阳性症状均有效。

其他药物多用作基础的辅助治疗。苯二氮䓬类抗焦虑药可帮助减少焦虑和激越，尤其在急性精神病发作时可能有帮助。而抗抑郁药物对经历抑郁期的精神分裂症患者有帮助。常用一些附加的药物来减少抗精神病药物的副作用。抗胆碱能的、抗帕金森病的药物如苯托品或安坦可减少运动失调。

典型和非典型抗精神病药起作用的方式不同吗？

是的。药效学不同但是相互重叠。典型性的药物阻断多巴胺 D_2 受体，其效价直接与这样做事的效力有关。非典型药物是较弱的 D_2 拮抗药和较强的 $5-HT_{2A}$ 受体拮抗药。

非典型药物比典型性药物有更小的副作用吗？

它们的副作用不同。典型性药物（特别是高效价药物）对于老年人来说最常见的副作用是锥体外系症状，非典型药物很少导致锥体外系症状而是更容易出现代谢性问题：2型糖尿病、高胆固醇血症和高脂血症，有时称作"代谢综合征"。此外，奥氮平比典型药物更可能出现明显的体重增加，典型药物引起的锥体外系症状常出现在治疗的开始阶段，代谢性问题可能在服用非典型药物后几个月也不明显。

如何知道哪种抗精神病药对患者是有效的？

抗精神失常药大多数是有效的，但无法预期哪种药物对某个患者是最好的。以往的用药经验会有所帮助。假如这个患者过去使用过某种药物且是有效的，能够耐受它的副作用，那么用这种药物开始治疗是正确的选择。同样，一个有效药物治疗的家庭史也是有用的。如果没有个人或家族的治疗史可参考，那么有无副作用也是有用的指针。因为非典型药物的不利影响更少、更轻微，许多临床医生会选择其作为治疗的首选药物。然而，一项关于奋乃静——中度效价的典型药物与非典型药物奥氮平、齐哌西酮、喹硫平和维思通的大规模的对比研究表明在老年人和新一代服用抗精神病药物的患者中断药物治疗的比率相似，在治疗效力上没有什么不同（奥氮平的效力稍高、同时也有较大的风险出现严重的和潜在致命的代谢性问题）。此外，非典型抗精神病药通常比一般的抗精神病类药物贵很多。表22-3列举了典型药物与非典型药物的差异。

有效的给药途径也能帮助你选择抗精神病药一天一次的给药，比多次给药更容易且会增加患者的依从性。氟哌啶醇和氟奋乃静（高效的典型抗精神病药）除了常规的口服制剂外，其癸酸盐制剂可用于注射治疗。那些不能或不愿意坚持日常门诊治疗的患者选用这些药物中的一种进行一个月一次的注射是较好的解决办法。（但必须记住，一旦注射方案执行，就不能更改，患者可能在数周内都有不良反应。）

表 22-3
典型性与非典型性抗精神病药的不同

	典型抗精神病药	非典型抗精神病药
实例	氯丙嗪、氟哌啶醇、氟奋乃静、奋乃静、替沃噻吨	阿立哌唑、氯氮平、奥氮平、喹硫平、维思通、齐拉西酮
作用机制	多巴胺 D_2 受体拮抗剂	较弱的 D_2 拮抗作用、较强的 $5-HT_{2A}$ 拮抗作用
效果	很好地控制阳性症状、对阴性症状效果不好	很好控制阳性症状、对阴性和认知症状有作用,特别是奥氮平和氯氮平
常见的中断理由	锥体外系症状、迟发性运动障碍,其他的副作用(特别是出现性方面的副作用,体重增加;女乳症、镇静)	代谢综合征其他副作用(特别是体重增加和镇静)

患者需要用多长时间的药?

一小部分精神分裂症患者(约占 10%)的症状会莫名地消失,且在他们的余生中不会再出现。但是,对于大多数患者,精神分裂症是一个慢性的、反复的病程,需要长期用药治疗。短期停药是有害的,而且会增加复发的危险性。对大多数患者来说,长期、甚至终生的最小维持剂量药物治疗,对于控制症状是必要的。

心理治疗有帮助吗?

正确的心理治疗对精神分裂症患者有明显的作用,而错误的治疗可使病情恶化。心理动力学的治疗通常不适用。无序性治疗和治疗者处于中立的状况会加重患者的偏执,而心理动力学治疗中有目的的自我反馈法就不可能实施。更多有用的治疗在框 22-1 中讨论。

框 22-1

精神分裂症的心理治疗

心理教育

教会患者和家属学会辨别诱发的症状、环境以及药物的疗效，使他们了解和控制引起疾病发作的因素，认知治疗方法的益处。

社会技能训练

培训精神分裂症患者穿衣、相互影响和社会行为，使其能独立生活和工作。

支持性心理治疗

这是为了强化已存在的适应能力和应对技巧，将不适应的方面降到最低。患者和治疗专家共同观察在过去什么起作用和什么不起作用易产生应对当前问题的策略，此外，支持性心理治疗特别有助于提供安全、预见性和情绪稳定给精神世界是混乱的和害怕的个体。

家庭治疗

这帮助家庭成员了解患者的状况、必须用药和症状的意义。家庭治疗能够帮助减少在家庭中出现的使症状恶化的应激（研究家庭动力学的家庭治疗并无帮助）。

是否需要区分精神分裂症的亚型?

需要区分。目前还不清楚他们是一种相同障碍的不同亚型还是仅在表面看起来相似的不同状况。亚型的诊断以最突出的症状为依据，现将它们总结于表 22-4。

表 22-4
精神分裂症的亚型

亚型	特点
妄想型	明显的妄想或幻觉（不一定是迫害），没有语言和行为紊乱，没有情感迟钝
错乱型	语言和行为明显错乱
紧张型	明显的行为异常，不动，不语症，模仿语言和模仿行为（无目的地模仿人言语和行为），过多无目的的运动
未分类型	没有一种占优势的症状或者具有在其他亚型中见到的缓和特征
残余型	明显的阴性症状，没有当前的精神病性症状

诊断的目的是对治疗反应和结果作出预测，在不同亚型是有所不同的。偏执型精神分裂症患者全面的损害最小，预后最好；分裂型精神分裂症患者通常损害最重，远期预后也最差。紧张型患者常对电休克治疗（ECT）有效果；而其他亚型的患者则常常无反应。在美国，确诊的大多数病例都属于未分类型的精神分裂症患者，对他们一般进行联合的长期抗精神病药物治疗和治疗性干预，如心理学的训练或社会心理康复。

其他精神障碍的治疗也和精神分裂症相同吗？

因为无论其诊断如何，抗精神病药物对大多数的精神病性症状都是有效的，所以它们是整个精神病患者的治疗基础。但是，抗精神病药物通常对单纯妄想障碍的妄想症状无效，在这种情况下需要用行为干预治疗。患者应学会不与别人谈论其妄想而尽量减少妄想的影响。相同的单纯妄想障碍患者彼此分开进行治疗会更好。分裂样情感障碍常用抗精神病药物和心境稳定剂的联合治疗，有时加上抗抑郁药。

精神分裂症患者的预后如何？

一旦确诊为精神分裂症后，我们常需要谨慎评估患者的预后。但与流行的误解相反的是精神分裂症患者的预后不是很少见。只有大约 1/3 的精神分裂症患者的预后表现为迁延的、进行性的恶化，伴有日益难以独自居住，控制自己的事情和与社会和家庭保持联系，其他的或多或少有残余症状。对于大多数患者，这将是一个持续终生的慢性过程，有精神病反复发作的危险，而且作为一个独立成人，其行为能力可能会减退。某些因素提示有较好的预后（表 22-5）。精神分裂症患者的自杀危险性是普通人群的 15 倍。

表 22-5

精神分裂症的预后

较好	较差
急性发作	隐性发作
老年发作	童年发作
情感稳定	情感迟钝
无语言和行为紊乱	有言语和行为紊乱
女性	男性

对于准备出院的精神分裂症患者应该怎样安排随访？

在理想状态下，每个精神分裂症患者都应有一个安全、舒适的住处，有与他人交往和从事建设性工作的机会，能及时得到医疗服务和药品，一个令患者信赖的人进行定期精神疾病随访，并与患者建立密切的联系。

而在现实的社会里，这些理想状况受到费用、政治和公共政策的限制。然而，还是有一些较好的解决办法：家庭对他们要接纳，不要疏远他们；社会为他们提供一些机会要优于进行社会隔离，有可工作的车间或职业培训要优于无所事事；对于一个无家可归的精神分裂症患者来说，能有临时住所要胜过露宿街头或住在公共场所里。

在出院的时候，患者最低限度要有一个能生活的安全场所，能为其提供药物治疗和可以持续地接纳他们，在不久的将来应有机会得到随访。

关 键 点

- ▶ 可疑精神分裂症症状的表现：
  （躯体或精神）被控制的妄想
  在患者头脑中思想被插入或被撤走的妄想
  有评论患者行为的幻听
  思维中断
- ▶ 如果有下列情况考虑与某种药物或医疗状况潜在相关：
  具有某些体征
  发现异常的实验室结果
  无精神病史的一个老年人出现突然发作的精神障碍
  患者警觉性、记忆力和定向力受损
- ▶ 神经影像学检查如计算机断层扫描（CT）和电子发射断层扫描技术（PET）不能确诊精神分裂症；但它们能排除其他引起症状的潜在病因，如肿瘤。
- ▶ 选择抗精神病药物的根据：
  患者以前的用药史
  家族用药史
  副作用
  剂量表
  费用
  服用方式
- ▶ 精神分裂症在症状和病程上可以与其他精神病性障碍区分开来。

病例 22-1

一个 19 岁的男性因为有怪异行为而由父母陪同前来就诊。近 4 个月来，他变得越来越孤僻，在 3 个星期前，他停止了在社区大学的学习。他自述听到一个声音在谈论他，而且认为在他睡觉时大脑被植入了一块微型芯片并控制了他的思想。他显得很担忧。其心率是 110 次/分，血压 150/100mmHg，瞳孔扩大。

A. 你认为还要做什么其他的检查？
B. 你会有什么治疗建议？
C. 你会告诉这个男孩和他的父母什么？

病例 22-2

一个 32 岁的女性在一次自杀未遂后被送到了医院，她曾有两次因精神病发作而入院治疗，被诊断为慢性未分类型精神分裂症。氟哌啶醇对她有良好的疗效，现用 5mg/d 维持治疗。一个月前，当她的处方药用完后她停用了抗精神病药。之后不久，她又开始出现幻听，开始感到有人在晚上进入她的公寓把她的东西洗劫一空。入院前 10 天，她变得抑郁。她食欲不振，整晚失眠，每天哭泣。这些症状到入院时变得更加严重。精神病性症状仍然没有改变。

A. 她过去的诊断正确吗？
B. 你还想了解些什么信息？
C. 你将怎样医治她？

第22章 精神分裂症和其他精神障碍

参考答案

病例22-1 A. 学习目标：**认识到精神分裂症没有躯体症状。**虽然发作年龄、病程和出现幻听、妄想是精神分裂症的典型特征，但是心率增加、血压上升和瞳孔扩大不属于精神分裂症的典型特征，必须进行解释。询问躯体症状、药物使用和过去的健康状况。进行详细的身体检查包括神经病学检查。尿毒物检查可以有帮助，特别是如果结果呈阳性时更有帮助。

病例22-1 B. 学习目标：**了解抗精神病药物的说明。**不管病因是什么，抗精神病药物能治疗大多数精神病症状。选择一种适当的抗精神病药物（因为副作用轻微，像维思通这样的非典型药物将是首选药物），会使患者摆脱焦虑，并且幻觉和妄想消失时会更好。如果他处于极端焦虑和激惹状态，你可以用抗精神病药合并苯二氮䓬类药物，这可能是服用中枢神经系统兴奋剂如可卡因中毒的结果。

病例22-1 C. 学习目标：**了解精神分裂症的诊断。**你不能告诉他有精神分裂症，因为你不清楚。精神分裂症是慢性疾病，伴有时好时坏的症状，不能根据一次发作就做诊断。而且作出这种诊断需要排除躯体病因和与药物有关的病因。你可以解释他有精神病性症状，是可治疗的，必须进一步调查和跟踪研究再决定病因。

病例22-1 A和B. 学习目标：**区分精神分裂症和其他的精神疾病。**目前这个妇女符合分裂情感性障碍的诊断标准。精神分裂症的诊断不会解释这种明显的心境症状。如果她同时有心境症状和精神病性症状，区分包括伴有精神病性症状的重度抑郁。但是，她的病史明确描述了她有一端单纯的精神病性症状，然后在相同的发作——分裂情感性障碍的确切定义阶段出现伴有心境症状的精神病性症状。除了排除躯体因素和药物所致因素，查阅以前的住院记录看他过去是否出现心境症状是有用的。你还需要查阅患者以前有无自杀企图和自杀行为。自杀并不能诊断为抑郁。自杀不能成为疾病诊断。

病例22-2C. 学习目标：**计划对分裂情感性障碍患者进行药物治疗。**这个妇女需要抗精神病药治疗。如果过去服用氟哌啶醇有效，并且耐受性较好的话，可以继续开始使用氟哌啶醇。（但是，必须记住存在出现迟发性运动障碍风险，这种可能性低于非典型药物。）分裂性情感障碍患者通常服用心境稳定剂。但是，因为在治疗抑郁方面心境稳定剂不如抗抑郁药有效，所以患者应该先服用抗抑郁药，如选择性5-羟色胺再摄取抑制剂（SSRI），然后在她的心境恢复正常时换成心境稳定剂。

（厉　洁译　徐广明校）

第23章 重度抑郁障碍

病因

什么是抑郁？

伤心、悲哀以及沮丧是很普遍的人类体验。但精神病学家所指的抑郁却有不同的含义（更确切地说，重度抑郁）：一组症状的医学综合征，包括情绪改变以及睡眠、食欲、精力和性活动失调。不像伤心和悲哀那样，人们无法从抑郁中很快恢复。而事实上，许多抑郁的人因不能摆脱抑郁而更加自责。

谁会抑郁？

在美国，抑郁是最常见的精神障碍之一。据估计每年超过一千三百万人变得抑郁，重度抑郁的终生发病率大约为15%。大约5%的男性和10%女性在他们一生中会被诊断为抑郁。到基层保健诊所来就诊的患者中有将近40%的患有抑郁。患病没有种族、民族及阶段的差别；富人和穷人一样容易患抑郁症。正如已经注意到的，女性患抑郁症的可能性至少是男性的两倍。依据丧失的劳动力和医疗照顾估计一遇的费用每年大约是450亿。

抑郁会出现在一个特定的年龄段吗？

在人的一生中每个时段都可以出现抑郁，但是高发期倾向于男性在二十七八岁，而女性是在20岁之前。在65岁之后首次发作的患者，经常是痴呆的开始。

是什么导致抑郁？

像许多其他的精神障碍一样，所有的证据都提示抑郁是遗传的易感性和一些环境因素共同作用所致。对于抑郁来说，生活环境的作用比其他因素更明显。儿童早期爱的丧失，特别是失去父母，会造成后来个体抑郁的易感性。其他在成人期的重大丧失，如经济上的挫败、因为离别或死亡而丧失所爱的人、失业，这些都能促使那些有易患倾向的人出现重性抑郁发作。然而，抑郁也能在无明确诱因的情况下发作。它的诊断以症状和病程为依据，而不以是否有什么祸事作为诱因引起抑郁为依据。

抑郁是化学失衡吗？

抑郁的神经化学基础还不是完全清楚。儿茶酚胺理论认为抑郁是由儿茶酚胺神经递质 5-羟色胺、去甲肾上腺素、肾上腺素和多巴胺失调造成的。许多抗抑郁药通过增加突触间这些神经递质的水平起作用。但是很清楚的是，这些神经递质的低水平只是问题的一部分，因为抗抑郁药几乎是立刻就能增加这些神经递质的水平，但是抗抑郁药却要服用几周后才起作用。受体改变如突触后受体向下调节和突触前自受体脱敏作用被认为是其中一种作用。当在抑郁症患者中经常发现皮质醇调节异常时，下丘脑-垂体轴对抑郁的致病源起重要作用，对睡眠和光做出反应的下丘脑也被包含在其中：睡眠模式受下丘脑的生物钟调节，睡眠受到破坏似乎使易感人群（predisposed people）出现躁狂和抑郁的心境变化。人们推测这是由伴有生理节奏模式的荷尔蒙和神经递质的变化引起的。研究表明，光可以促进躁狂发作，也可以充当抗抑郁剂。缺少光被认为是季节性情感障碍患者抑郁心境的致病原。光对心境的作用被认为是通过视网膜与下视丘联系。更可能的是，抑郁是多种致病原的最终归宿。

躯体疾病会引起抑郁吗?

经过认真的医学诊断后得知患病的坏消息的人有时会变得抑郁。另外,抑郁也是某些临床综合征的症状学表现的一部分,甚至在确诊前就会有抑郁。如果抑郁是由患者潜在的躯体疾病引起的,称为继发性抑郁。常见继发性抑郁的病因包括:恶性肿瘤(特别是胰腺肿瘤)、内分泌疾病(甲状腺功能减低、Addison 病)、病毒感染(肝炎、人类免疫缺陷病毒感染)以及卒中。慢性疲劳综合征和纤维组织疼痛虽然目前没有明确定义,但通常包含抑郁的成分。一些女性在产后会患严重的抑郁。

哪些药物会导致抑郁?

有一系列的药物可以导致抑郁,包括处方药和营养品甚至没有抑郁倾向的人也会因此患病。使用某些药物,如降压药利血平和抗病毒药干扰素,可能由于它们会导致抑郁而使用药受到限制。还有一些降压药,如甲基多巴、β受体阻断剂、口服避孕药以及中枢神经系统抑制剂如苯肼达嗪,都会导致抑郁。服用营养药品也是产生继发性抑郁的一个重要原因,在戒断可卡因或其他兴奋药的患者中抑郁最为常见。

表 23-1
继发性抑郁因素

Ⅰ. 医疗情况
  A. 严重疾病(特别是胰腺的疾病)
  B. 内分泌病
    1. 甲状腺功能减低
    2. Addison 病
  C. 病毒感染
    1. 肝炎
    2. HIV
  D. 卒中

续表

Ⅱ. 药物
    A. 中枢神经系统抑制剂
        1. 乙醇
        2. 苯二氮䓬类
    B. 抗高血压药
        1. 利血平
        2. 甲基多巴
        3. 普萘洛尔
    C. 口服避孕药
    D. 干扰素
    E. 中枢神经系统兴奋剂的戒断
        1. 可卡因
        2. 可待因
        3. 尼古丁

评估

抑郁的症状有哪些?

抑郁情绪是很常见的,但奇怪的是它并不是持续存在的。一些患者仅为快感缺乏(一种对通常令人愉悦的事情丧失了获得快乐的能力)。抑郁是一种不仅包括情绪改变的综合征。失眠(特别是早醒)、食欲缺乏、性欲下降、疲劳等常常是其表现;而对一些患者来说,这些比抑郁的情绪更棘手。记忆力减退和注意力不集中也很常见,有时这种症状严重到使患者看上去像是痴呆的。在严重抑郁的患者中有时可有精神病性症状;而这些症状与抑郁情绪常常是一致的。例如,一个人会听到嘲笑的声音和贬低的评论。一个妄想症患者会有毫无根据的负罪感,如坚信自己对一场地震负有个人责任。躯体妄想(认为自己所有的内脏都腐烂了)也是伴随有精神病性症状的重度抑郁的特征。重度抑郁的症状列举见表23-2。

表 23-2

重度抑郁的症状

Ⅰ. 心境
    A. 忧郁、绝望
    B. 情感缺失

Ⅱ. 生活呆板
    A. 早醒（有时嗜睡）
    B. 无食欲（有时食欲增强）
    C. 疲劳
    D. 性欲减低

Ⅲ. 认知
    A. 记忆和注意集中损害
    B. 思维迟缓

Ⅳ. 精神性的（不总出现）
    A. 幻想损害耳朵了
    B. 罪恶妄想
    C. 躯体妄想

应该询问诱发事件吗？

应该问。虽然诱发事件不是诊断所必需的，但了解诱发事件能有助于更好地理解患者，建立更好的医患关系，并可能减少将来抑郁发作的危险性。对于一些患者而言，应激事件是非常重要的，所以帮助患者改变他的环境能帮助摆脱抑郁症状。

什么是内源性抑郁症？

内源性抑郁症与非典型抑郁症相比可看作是典型的抑郁症。内源性抑郁症患者很可能有显著的自主神经症状（例如入睡困难或早醒、食欲不振、体重减轻）。他们与其他类型抑郁症患者相比很少报告突发生活事件，并且很少对安慰剂治疗有反应。

非典型抑郁症的症状与在大多数抑郁症患者中看到的不同。患者没有睡眠减少和食欲减退，相反，会出现嗜睡、食欲亢进和体重增加。非典型抑郁症的特征在儿童和青少年中更常见。他们也可在季节性情感障碍（冬季日照时间缩短导致的抑郁）和处于抑郁相的双相障碍者中见到。非典型抑郁症患者也可出现迟滞症状（是身体很沉重和行动困难的感觉）和拒绝体验（对人际交往中被拒绝非常敏感）。

有其他的抑郁亚型吗？

在 DSM-Ⅳ-TR 中，抑郁障碍包括重型抑郁，可以称为单相发作或复发；心境恶劣障碍；和未分型抑郁（NOS）。

我应该怎样与抑郁患者交谈？

抑郁症患者经常有精神运动性迟滞（是思维和动作的迟缓）。与患者交谈会耗费更多的精力。这样的患者对开放式提问不合作并长时间沉默。由于患者可能有认知障碍，故你的问题要明确和直接。对自杀可能性的全面评定是必要的。

抑郁和自杀间的关系是什么？

自杀在应激-素质模型中最容易理解。一个人可能对自杀行为有偏爱，但仅仅当严重的应激源存在时，这样的行为倾向才起作用。这个模型中精神障碍可作为应激源，抑郁是其重要的一种。在重性抑郁患者中自杀的终生患病率大约是 10%，在自杀的患者中，有 1/2～3/4 被诊断为抑郁症。

应该怎样告诉患者在抑郁症中睡眠和焦虑的作用？

睡眠障碍和焦虑症状经常是抑郁综合征的一部分。很多时候患者将睡眠问题和焦虑作为抑郁症的病因（有时可以是），然而它们实际上是抑郁症的结果。使这些患者明白，当抑郁消除后他们的焦虑会减少，睡眠质量会提高，这对帮助他们度过发作期至关重要。治疗这些症状的药物会很有效。

是否有一些患者更严重？

确实有从轻到重的一个严重程度不等的范围，但很难用主观感受界定。从抑郁的间接效应如工作和学习成绩的损害来评估抑郁的严重程度还是比较容易的。恶劣心境描述的是那些总是处于忧郁状态而又无法分类的一种慢性、低水平的抑郁。而重性抑郁的症状特点是更严重，且表现为间歇性的发作，有明确的开始和结束时间，随后会有一段功能正常的时期。如果在心境恶劣期间重叠有一段时间的重度抑郁，则被称为双重抑郁。

怎样区别正常的伤心、悲痛和重型抑郁？

最有效的是按照临床病程区分。伤心和悲痛虽然很痛苦，但不是持续存在的。一次抑郁发作总是持续数周（至少2周，甚至几个月）。目前持续存在的呆滞、无力症状和认知症状也常表明是抑郁。情绪失调本身的性质也有助于诊断。处于悲哀状态的人其情感是波动的。回忆起失去的爱人会导致产生一系列的激烈情绪，从情感高涨、感到无力回天到日趋平静。一个悲痛的人在他悲痛的日子里的某些时刻会有正常的感觉，甚至有时候会笑和开玩笑（一些人会为他们在悲伤期间的这种不稳定的情绪感到内疚，但这是正常的）。而抑郁是非常强烈和彻底的悲伤；尽管抑郁情绪的强度在傍晚或晚上会有所减轻，但患者在抑郁期间整天没有一刻是正常的。此外，抑郁患者常常会表现出一种单纯的沮丧反应所没有的自罪感："我不好。我没有用。我死了可能大家会过得更好。"（记住，悲痛的人也可能会成为抑郁患者。）

如果患者看起来不伤心，要询问他是否抑郁吗？

有必要。因为抑郁很常见，因而在一个完整的医疗和精神病的评估中必须包括某些筛查问题。来医生这里就诊时，一些患者或许会聚精会神地尽力展示出最好的一面，从而使医生对他们的整体情感健康有一个错误的印象。另一些患者则会有一些较其他症状来看表现较为轻微的情感失调。"你抑郁吗？"是一个拙劣的问题。因为它过于简单、生硬而易得到否定的答案，而抑郁是一个必须基于多种症状而做出的诊断。好的筛查问题包括："你最近的心情怎么样？你的睡眠如何？你是否有明显的食欲改变？你的精力如何？集中注意力有问题吗？"

如何评估自杀？

自杀必须要谨慎评估。要知道患者存在一系列自杀观念和行为。有些患者有一过性自杀观念但没有行动或意向。一些患者存在经常甚至持续的自杀观念，但无计划或意图。消极的自杀观念可以描述为患者不想活下去，但没有采取行动使之发生。询问过去的自杀观念和行为很重要，它可以作为预测自杀的最恰当的方法。询问现在和过去的自杀意向，而不仅仅是方法。例如，有时人们不理解对乙酰氨基酚的致命性，或高估服用小剂量阿司匹林或抗抑郁药的危害。询问患者认为他们的死对其家庭有何影响很重要，因为处于自杀危险期的患者经常感到没有他们，其家庭将会更幸福。评价患者活着的理由也很重要（自杀的评估已在第17章全面讨论）。

青少年和成人的抑郁症不同吗？

是的。成年患者经常存在躯体和自主神经症状，并且没有抑郁心境。成年患者也可能存在表现为类似痴呆的严重认知改变。这可被称为假性痴呆，与痴呆很难区分。然而通常，痴呆患者对问题给出错误答案，并且没有被认知障碍所困扰，但假性痴呆患者会给出"我不知道"的答案并被他们的能力缺损所困扰。青少年抑郁症的发生也经常没有明显的悲伤心境症状，相反会显现易怒、社会退缩、焦虑和情绪多变。

第23章 重度抑郁障碍

主诉"我很抑郁"的鉴别诊断包括什么?

有其他精神病诊断的患者有时会存在"我抑郁"的主诉。这可以在双相障碍患者抑郁相或混合双相发作时出现。有时精神分裂症患者由于精神病症状加重而感到不适,并将其描述为抑郁。分裂情感障碍患者也会出现抑郁。在人格障碍,尤其是已有抑郁主诉的边缘型人格障碍患者中也很常见。有所有这些诊断的患者中都可有重性抑郁发作,但有时抑郁的主诉来自于精神或人格障碍本身相关的不适感。有原发性的物质滥用问题的患者也经常有抑郁的主诉。伴有抑郁心境的适应障碍是指有明显心理社会因素、抑郁症状轻微或短暂的患者。

什么是抑郁共病?

抑郁症患者经常同时伴有其他精神障碍,包括广泛焦虑障碍、惊恐障碍、创伤后应激障碍和酒精、兴奋剂滥用的物质滥用障碍。有趣的是,有抑郁症病史的患者试图戒烟时经常变得抑郁。

有没有实验室检查来证实抑郁的诊断?

虽然在重性抑郁患者身上已发现了一些生物、生理异常,但没有能用于确诊的实验室检查。例如,给一些抑郁患者晚上服用一定剂量的类固醇后,第二天早上检测显示他们对内源性类固醇缺乏正常的抑制。同样,许多抑郁患者入睡后进入快速动眼期较无抑郁者早,重度抑郁者发作期还有一定程度的免疫损害。但是这些观察指标中没有一项具有足够的敏感性或特异性而能作为诊断依据。诊断只能以临床症状和病程为依据,实验室检查有助于排除如甲状腺功能减低或艾滋病病毒感染等所致的继发性抑郁,而这些检查也是必需的。

治疗

每个抑郁患者都需要治疗吗？是不是大多数患者最终都能康复？

如果患者的症状足够达到重型抑郁的诊断，那么必须给予治疗。确实，许多抑郁的发作有自限性，甚至不需治疗，几个月后常能恢复，但有很好的理由去尽量缩短抑郁发作的时间。首先，抑郁产生的情感痛苦是难以了解的。患者常谈论这种痛苦就像生孩子或肾结石排石一样痛，而且似乎是永无止境的。单纯从解除痛苦的方面考虑，就应该治疗抑郁。另外，不予治疗的抑郁有发病和致死的风险。抑郁患者有很高的自杀风险，当然，同时还有很高的其他危险性。一项对心肌梗死患者的调查研究显示，抑郁作为一项独立危险因素，其致死率同左心室功能衰竭一样高。这个结果是否由于治疗依从性降低或其他原因所致则不得而知。

什么药可以治疗抑郁？

目前有日益增多的各种各样的抗抑郁药可用于治疗（表23-3）。旧的药物，如三环类抗抑郁药（TCAs）和单胺氧化酶抑制剂（MAOIs），现在使用得没有新药多，但事实上他们是强有力的抗抑郁药。三环类抗抑郁药对大多数使用者有明显不适的副作用，包括镇静、抗胆碱能作用（口干、便秘、尿潴留、视物模糊）和直立性低血压。最严重的副作用是心脏毒性，奎尼丁样作用能减慢心脏传导；如果服用过量，会有致命作用。单胺氧化酶抑制剂也会产生不适的副作用，如体重增加和性高潮缺乏，但最使其应用受到限制的是必须绝对保证服用此类药的患者为无酪氨酸饮食，以避免高血压危象的发生。因为很多食物中都含有酪氨酸（啤酒、白酒、口味浓郁的奶酪以及糖果），所以对于每个人来说，要完全限制这种饮食是很困难的。而对于认知障碍或有精神病性症状的患者或是孩子，这种限制是不可能的。在新一代的抗抑郁药中，选择性5-羟色胺再摄取抑制剂（SSRIs）的应用很普遍，因为其作用良好且无过量危险。SSRIs常常有性方面的副作用，如性欲降低、延迟射精以及难以达到性高潮。

MAOIs如何引起高血压？哪些食物和药物是需要避免服用的？

MAOIs抑制单胺氧化酶，单胺氧化酶使儿茶酚胺在突触前神经末梢代谢，并且在肝脏肠道内有生物学活性，当单胺氧化酶在胃肠道受抑制，食物中包含的酪胺或血管活性胺可以进入血液并生成大量儿茶酚胺，这将导致严重的高血压危象。表23-4是一些禁用的食物和药物，此表是禁用物质的说明，患者必须认真配合医生了解饮食方面的限制。

如何知道哪种药对患者有效？

所有的抗抑郁药都是有效的，但并没有哪一种对所有患者都有效。60%~70%的重度抑郁患者对任何一种抗抑郁药均有效，且90%的患者在试用3种药物后都会有效。过去用过某种抗抑郁药，对该种药物有良好的或不好的反应的患者将来再用这种药时可能会有相同的反应。但是，对一个从未接受过治疗或无抑郁障碍既往史的特定个体，就没有办法预测可供选择的多种药物中哪种有疗效。因此，用药选择必须依据各种因素而非预期效果，如副作用、复合用药、医疗状况和费用。非常重要的是要告知你的患者，成功的治疗可能需要在药物的作用得到确认之前有连续的、实证的药物试验。SSRIs常作为首选药，除了因为其无危险性和耐受良好的副作用，还因为其无毒性和通常一天只需服用一次，治疗简便易行。他们也对焦虑性障碍包括强迫障碍有效，如果药物对患者亲属有效，由于含有共同基因，那么这种药物很可能对这个患者也有效。

表23-3
抗抑郁药

药物分类	药品名	商品名	典型剂量（每天）	副作用	潜在问题
选择性5-HT再摄取抑制剂（SSRIs）	西酞普兰	celexa	20～40mg	性副作用，胃肠道不适，头痛，焦虑，失眠，体重增加	5-HT综合征：不安、肌阵挛、反射亢进、出汗、震颤、精神状态改变
	依他普仑	lexapro	10～20mg		
	氟西汀	百忧解	20～60mg,		
		百忧解周剂型	90mg/w		
	帕罗西汀	帕罗西汀	20～50mg,		
		帕罗西汀复合制剂	25～62.5mg		
	舍曲林	舍曲林片	50～200mg		
		兰释	50～150mg		
	氟伏沙明*	郁复伸	75～225mg		
5-HT和肾上腺素再摄取抑制剂（SNRIs）	文拉法辛	郁复伸缓释剂	40～60mg	血压升高，性副作用，胃肠道不适，头痛，焦虑，失眠，体重增加	
	度洛西汀	cymabalta	50～150mg		

续表

药物分类	药品名	商品名	典型剂量（每天）	副作用	潜在问题
三环类抗抑郁药	阿米替林			镇静、副交感神经作用包括口干、便秘、视力模糊、尿潴留、直立性低血压、性功能障碍	心血管副作用：奎尼丁样作用可产生心律失常（过量危险）
	去甲替林	去甲替林，多塞平	50~150mg		
	丙咪嗪	盐酸丙咪嗪	150~300mg		
	去郁敏	盐酸去甲丙咪嗪	100~200mg		
单胺氧化酶抑制剂（MAOIs）	苯乙肼	苯乙肼	45~90mg	镇静、性副作用，直立性低血压，血清素症状	高血压危象：严重的头痛、发汗、瞳孔散大、神经肌肉兴奋、高血压心脏病、心律失常
	强内心百乐明	反苯环丙胺	10~60mg	恶心、焦虑、失眠	癫痫发作
	异唑肼		20~60mg		

续表

药物分类	药品名	商品名	典型剂量（每天）	副作用	潜在问题
其他	安非他酮	wellbutrin, wellbutrin SR, wellbutrin XL, zyban	300~450mg 150~400mg 150~450mg	恶心、焦虑、失眠	
	米氮平	remeron, remeron sol Tab	15~45mg		

表23-4 下列物质避免与单胺氧化酶抑制剂合用

食品		
肉类	腌制的禽肉、猪肉、鱼肉	烟熏的鱼肉或猪肉、意大利腊肠、mortadella 香肠、大腊肠、香肠、熏牛肉、盐腌牛肉、肝、盐制的青鱼
蔬菜	蚕豆	蚕豆、中国荷兰豆、莱马豆、黑豆、英国豆、意大利豆
牛奶	成熟的干酪（味道浓的）	Stilton 奶酪、干酪、牛奶干酪、脱脂乳制的硬意大利干酪、乳酪、林堡干酪、romana
酒	红酒、啤酒或含有酒精的食物	
饮料	过量的咖啡因	
其他	过量的巧克力、酱、德国泡菜、牛肉汤、马麦脱酸酵母、咸菜、豆腐	
精神病药物	非他明、选择性的五羟色胺重吸收抑制剂、三环类抗抑郁药（TCAs）	三环类抗抑郁药和安非他明只能在有临床经验的大夫的严密观察下用于难治的抑郁症患者
药物	咳嗽药、感冒药、腹泻药、减肥药、哌替啶、巴比妥酸盐	
毒品	可卡因	

选择性五-羟色胺再摄取抑制剂（SSRI）是治疗的一线药物吗？

除了之前的提到的用药原则，对于个体用药还要有一些需要特别注意的问题。安非他酮可以减少对尼古丁的成瘾性，可能用于正在设法戒烟的抑郁患者。有报道认为 SSRI 相对于其他抗抑郁药很少导致双向情感障碍患者的周期循环发作。大剂量会引发癫痫发作，特别是有进食障碍患者。SSRI 类药物有适度的镇静作用，可以考虑让失眠患者服用米氮平，虽然这种药通常会使体重增加，对于不能接受性功能改变这种副作用的患者，安非他酮或米氮平在这方面优于 SSRI 类药物。在最初的几个星期的治疗中或药量加大后，使用 SSRI 类药物的一些患者会感到更焦虑，合并苯二氮䓬类药物可以帮助患者度过这个时期。

SSRI 类药物会导致患者自杀吗？

最近非常关注这个问题。最初认为在治疗抑郁的过程中发生的任何自杀想法和行为是抑郁症的直接结果。然而，最近的一些研究表明服用 SSRI 类药物的患者与安慰剂对照组相比会增加自杀观念（不是行为）。一般来说，SSRI 类药物对于治疗抑郁症的优势要远远大于增加自杀观念的危险性。然而，看护开始服用 SSRI 类药物的患者是非常重要的，尤其是在治疗的最初几个星期。

在老年患者的治疗中有什么不同吗？

对老年患者来说，开始小剂量用药、缓慢加量这一普遍规律也适用于抗抑郁治疗。心理治疗通常是认知心理学、支持性心理治疗和精神动力学的治疗，这对于部分患者是非常有益的。人们经常会认为处于身体状况不佳的老年期感到抑郁是非常正常的，但事实并非如此。通过抑郁症治疗可以改变患者的不良感觉，比如躯体不适感、缺少朋友或支持、缺乏独立性等。

对青少年患者的治疗有什么不同吗？

概括来说，对于青少年，心理治疗的干预比抗抑郁药更有效。虽然抗抑郁药治疗青少年抑郁有效，但是研究表明不如成年人的疗效好。评估应激和支持系统可能特别有用。关于 SSRI 类药物，氟西汀是唯一一个美国食品和药品管理局（FDA）批准用于治疗青少年和儿童的药物，虽然也经常用别的药物，那些药物也有同等效果。FDA 建议不要将帕罗西汀用于青少年的治疗，因为还没有证据表明帕罗西汀更有效，并且它会增加自杀的风险。

使用 SSRI 类药物的青少年具有更大的自杀风险吗？

SSRI 类药物对于青少年有效，但是 SSRI 类药物也会增加自杀风险。FDA 通过对用 SSRI 类药物治疗的 2100 多个患者的调查，没有发现自杀患者，但是很多患者有自杀想法，其中有 4% 的患者有自杀企图。在安慰剂组，自杀率为 2%。因此，FDA 对于这种风险已发布了"黑色警告"。最近更多的研究证实了这一点。然而，SSRI 类药物在青少年人口中使用增加，同时在过去的十年里自杀率降低。一般而言，少数患者服用 SSRI 类药物会增加自杀观念和行为，但是大多数患者通过有效的抑郁症治疗使他们自杀的危险性降低。不能预测一个患者是否属于这少数，所以所有的患者都应该严密监管，特别是在治疗的前 4 个星期。密切注意以下这些变化，包括自杀观念增加、古怪行为、兴奋不安、睡眠减少和社会退缩。

一种抗抑郁药多久才能起效？

很少患者能够立即起效。对大多数患者，用治疗剂量持续治疗 10 天～4 周后才开始起效，有时会更久。典型的单纯症状较情绪症状好转得要快。

患者需要使用多久的抗抑郁药?

对于首次发病,几个月的治疗就可以完全康复。许多人认为(非常自然的),一旦恢复正常就可以停药,但是停药太快会增加复发的可能性。最近的专业分析认为,有过一次复发的患者如果生活条件允许应该长年用药。认为抑郁发作可能有扳机效应(一次发作会导致再次发作)。反之,没有过抑郁发作将来可能也不会发作。

应该怎样治疗一个伴有精神病性症状的抑郁患者?

首先用抗精神病药物和抗抑郁药联合治疗。当精神病症状缓解后,抗精神病药可以停用,但是抗抑郁药应当继续服用几个月。患者需要全剂量的抗抑郁药和全剂量的抗精神病药物。电休克治疗(ECT)对于有精神病性症状的抑郁症患者来说也是一种有效、安全和快速的治疗方法。事实上,严重的精神抑郁的预后可能要好于那些慢性的轻度抑郁症。

休克疗法还在使用吗?

电休克治疗(有时叫"休克疗法")是通过使用短暂的电流引起患者治疗性的癫痫大发作。这种发作而不是电流,可以治疗抑郁。每年有 60 000~100 000 人接受电休克治疗。它可用于有精神病性症状的抑郁者以及对药物治疗无反应的患者,其他适应证见表 23-5。

表 23-5

电休克治疗的指征
以前有好的治疗效果
药物治疗失败
精神病性抑郁
药物禁忌
严重自杀倾向

ECT 有危险吗?

ECT 的致病率和死亡率低于所有抗抑郁药总的发生率（虽然可能不比单纯 SSRIs 的致病率和致死率低）。其基本的风险与全身麻醉有关，ECT 主要的禁忌证就是麻醉的禁忌证，如心肺疾病。ECT 主要的副作用是治疗后昏迷（与其他类型的发作后昏迷相似）以及短期记忆丧失。

怎样实施 ECT?

整个过程需在有整套复苏设备的特殊治疗室进行。给予患者全身麻醉剂，如短效注射用巴比妥类药以及肌肉松弛剂如琥珀酸胆碱，阻断其痉挛发作的末梢反应。由于患者肌肉麻痹，所以需要辅助机械通气。电极放置在患者的两侧颞区（双侧的）或，相反，放在前额和非主要的颞部（单侧的）（图 23-1 和图 23-2）。给予麻醉患者一个非常短暂的脉冲电击。电压和长度都由机器校准，准确定量于使其在大脑中引起的癫痫发作作用持续 40～60 秒。患者可能会出现一段持续 2 小时左右的发作后昏迷。如果对一个门诊患者进行治疗，必须有医护人员陪同他们回家。双侧疗法更快速、更有效。最好是在第一次治疗时找到导致患者突然发作的最小电强度，从而弄清患者的发作阈值，以阈强度 1.5～6 倍的电脉冲单侧治疗会同两侧治疗一样有效，尽管单侧治疗能引起短时记忆丧失，但患者应从单侧治疗开始，如果有效，转为两侧治疗。对于那些有严重自杀倾向或由抑郁症导致进食障碍的患者两侧治疗是首选。单侧疗法较少导致短期记忆丧失。通常的疗程是每周 2～3 次，一共进行 6～12 次治疗。

除了 ECT 以外，还有别的非药物性的躯体治疗方法吗?

有，在这个领域中大量的研究工作已经完成。最初研究迷走神经的兴奋作用是用来治疗顽固性癫痫，但最近的研究证实其对难治性抑郁的治疗也是有效的，并已经通过了美国食品和药品管理局的批准。迷走神经的作用是连接大脑中涉及情绪和睡眠的相关区域。迷走神经兴奋器是一个电池-能源的电装备,如同起搏器一样可以通过外科手术植入胸腔,并连接于迷走神经。其发出的电冲动传至大脑的间隔是有规律的。这个兴奋器对治疗一些抑郁症患者是有效的,但对其他却没反应。

磁力刺激治疗与 ECT 相类似,即诱导发作,患者必须被麻醉、瘫软。但是,此时是通过一个非常强大的电磁感应圈置放于患者的头部附近来诱发发作。认知方面的副作用很小,但其有效性尚在研究之中。目前此类研究尚不多,都遇到难题,即如何通过诱导脑更深部的发作以获得比抗抑郁药物更好的效果。

经颅磁刺激用于抑郁的研究已经进行了十余年。在这种治疗中,电磁石用于在清醒的患者脑内诱发出电脉冲,不会诱发出发作。电感应圈能将脉冲传递至脑内的特殊区域,后者负责情绪的管理。此过程耗时半小时,每周做 5 天,持续数周。副作用较小。该疗法尚未被 FDA 认可。

心理治疗对抑郁有效吗?

对于轻度到中度的抑郁,心理治疗和药物治疗的疗效相同。但是,许多研究表明,两者的联合治疗优于任意一种单独治疗。对于重度抑郁患者,有必要进行心理治疗性访谈。

哪种心理治疗最好?

这取决于患者先前的治疗经历、个性及兴趣。现有最多的治疗结果资料是认知心理治疗和人际互动心理治疗,虽然这些治疗方法不适合于严重的抑郁或精神病性患者。对于理解导致患者抑郁的潜意识事件的意义以及其适应不良行为模式的情感方面的原因,心理治疗是相当有价值的。支持疗法会使患者舒适、安心以及提供向上的建议,帮助那些等待药物发挥作用的严重患者度过那难熬的时光。心理动力学治疗帮助患者理解那些潜伏的内心冲突，改变内心对焦虑的防御力量。支持性治疗可使这种防御力量得到巩固和加强。对于那些由于抑郁丧失行为能力或很有可能自杀的患者，或许有必要住院治疗。

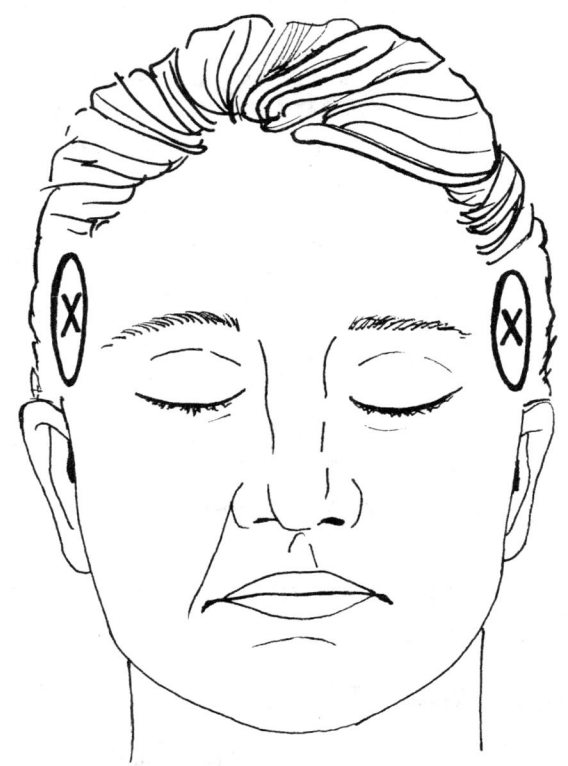

图 23-1　双侧电休克治疗的电极放置。

怎样治疗心境恶劣？

心境恶劣是一种程度更轻、形式更为慢性化的抑郁，应用于重度抑郁的治疗措施对心境恶劣同样有效。有些患者的症状很轻，可选择心理治疗。然而，对于任何患有心境恶劣

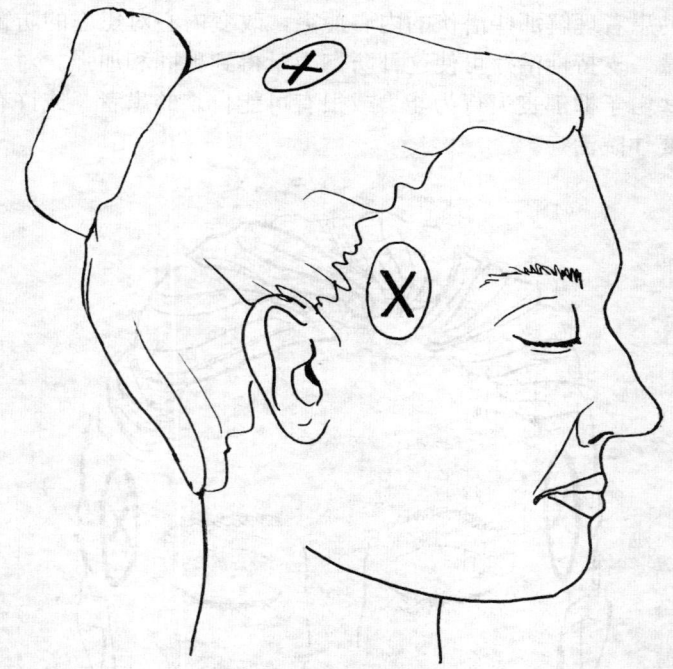

图 23-2 单侧电休克治疗的电极放置。

的患者都应当考虑加上药物治疗，不能单靠心理治疗而好转，有时甚至用药剂量要比重度抑郁者高。

如果患者并未好转怎么办？

当患者用某种特定治疗后并未好转，最好尝试另一类不同作用机制的药物。不过，某些患者虽然对某一种 SSRI 无效，但对另一种 SSRI 则有效。如果患者使用数种类别的抗抑郁药物治疗后无好转，可以考虑使用一种抗抑郁药加上情绪稳定剂、甲状腺激素或激动剂如哌甲酯。不要忽视药物治疗联合心理治疗的重要性。对于难治性抑郁，ECT 也是一种很好的治疗方法。

第23章 重度抑郁障碍

关 键 点

- 不可轻率地作出抑郁的诊断。一些抑郁的发生常无可明确的原因。不要问患者："你为什么抑郁?"
- 要经常询问抑郁患者有无自杀的想法。然而,目前有自杀念头并不是抑郁的诊断标准。
- 假如患者向你陈述持续性早醒、疲劳或对性丧失兴趣,要考虑抑郁的情况。诊断抑郁不一定要有抑郁情绪。

病 例 23-1

一名以前没有精神病史的72岁妇女,与其儿子来看内科医生,诉说有2~3个月吃不好饭,体重也减轻了。她缺乏兴趣,回答问题单调,并没几个字,感觉疲劳和没有食欲,睡眠不困难,但睡4~5小时就醒,然后就再也不能入睡。她的母亲在73岁时因患癌症去世,虽然患者没有症状和体征,但总认为自己也患了癌症,并不久就要离开人世。她否认抑郁,但是对任何事情都没有兴趣。她原来是一个积极的园丁,但已经有6周不工作了;并且由于不能集中精力,已经不读书、不看电视了。精神状况检查提示她的警觉性、定向、近期和远期记忆、计算能力和注意力集中都受到了损害。没有精神症状,最近没有服药、饮酒,体格检查没有特殊发现。

A. 还要做哪些检查?
B. 精神诊断是什么?
C. 治疗建议是什么?

病 例 23-2

一名产后 8 周的 34 岁妇女因抑郁来到精神病院。在近 10 天里,她有听幻觉、躯体幻觉和自杀倾向,她说有个愿望,想杀掉自己和女儿。来院前用帕罗西汀和安非他酮(bupropion)治疗几周无效。在过去的 4~6 年里,她有过两次此类症状的轻度发作,多种物治疗效果不佳。

A. 治疗建议是什么?

病 例 23-3

一名 51 岁男性患者,抑郁 2 个月来看他的精神科医生。除了情绪障碍,他还有疲劳、嗜睡、体重增加 15 磅(1 磅≈0.45 公斤,译者注)、思维不清晰、记忆力损害,感觉总是发冷。没有精神病史和严重医疗史,不吸毒、不饮酒。体格检查示:嗜睡、超重,体温 36.5℃,头发稀少,深反射迟缓。

A. 最可能的诊断是什么?
B. 还需要哪些信息?
C. 如何治疗?

参考答案

病例 23-1 A. 学习目标:**熟悉抑郁的医学特点**。尽管患者的体格检查特征不明显,但还是要考虑到其症状的医学原因。应先以一个全面的医学检查开始,然后集中于那些可以引起疲劳、厌食、体重减轻的情况。甲状腺功能减退很可能会引起体重增加和睡眠过度。如果没有神经系统的征象,还不能考虑脑卒中。病毒性感染是有可能的。因为有家族

第23章 重度抑郁障碍

史,所以癌症也应考虑。

病例23-1 B. 学习目标:**理解抑郁是如何诊断的**。诊断抑郁,要么要出现抑郁心境,要么要有快感缺乏(对以前喜好的事情缺乏快感)。虽然患者否认抑郁,但是她表现出的特点,即兴趣缺乏、疲劳、食欲和睡眠紊乱强烈提示患者是严重抑郁发作。患者既往无精神疾患病史并不足以排除诊断。痴呆的开始如阿尔茨海默病也应考虑到。患者显示出一些认知方面的异常,尽管对于阿尔茨海默病来说并不典型:远期记忆受损,而这对于阿尔茨海默病来说可缺如多年。

病例23-1 C. 学习目标:**理解抗抑郁药物在严重抑郁时的使用**。即使医学检查还在进行中,也有必要进行抗抑郁药物的试验性治疗。所有的抗抑郁药物都起效较慢。选择性5-羟色胺再摄取抑制剂如帕罗西汀或氟西汀是很好的第一选择,因为其发生副作用的可能性较低。选择性5-羟色胺再摄取抑制剂很少引起损害而且容易治疗。

病例23-2 A. 学习目标:**理解各种抗抑郁治疗的原理**。患者精神病症状的出现,意味着除了抗抑郁药物治疗外,还需要抗精神病药物的治疗。但由于既往和现在她对药物治疗不敏感,她自杀和杀人的想法,以及需要快速的治疗以使该患与女儿的关系更为安全。较好的治疗推荐ECT,因为后者治疗迅速、安全,会比药物治疗更有效。

病例23-3 A. 学习目标:**认知与抑郁心境相关的医学情况**。尽管患者的症状与严重抑郁发作相一致,但躯体征象,如深反射减弱、头发脆裂并不一致。尽管诊断依据尚不充分,但其症状(包括畏寒)以及物理检查都提示甲状腺功能减退。

病例23-3 B. 学习目标:**学习如何评估继发于主要医学状况的抑郁**。尽管在鉴别诊断时,你可能主要考虑甲状腺功能减退,其他可能导致抑郁的情况亦应排除。甲状腺检查可能证实诊断,但还需要其他检验,如皮质醇水平、全血细胞计数、红细胞沉降率、病毒抗体。

病例 23-3 C. 学习目标：**理解抑郁的治疗原理。**对于继发的抑郁的治疗主要在于原发病的治疗。如果最终的诊断确是甲状腺功能减退，则应包括甲状腺激素替代治疗。另外的抗抑郁治疗并无裨益。抗抑郁药物起效较慢，在其起效前，甲状腺激素替代治疗就已发挥作用了。

（杨绍清译　李建明校）

第24章 双相障碍

病因

什么是双相障碍?

双相障碍是 DSM-Ⅳ 中用来描述包括躁狂和抑郁发作的慢性反复发作性情绪失调。然而,两个词均有误导作用。单纯的躁狂发作(无抑郁发作)就足以作出双相障碍的诊断。双相Ⅰ型障碍和Ⅱ型障碍的鉴别主要基于躁狂发作的严重性(框 24-1)。

框 24-1

双相障碍分类

双相Ⅰ型	双相Ⅱ型
一般有一次或多次躁狂发作	一般为轻躁狂发作
可有或无抑郁发作	从无躁狂发作
	一般有重性抑郁发作

躁狂和轻躁狂发病症状相似但严重程度不同。躁狂发作中,一般伴有社会或职业功能损害;在轻躁狂发作中,不表现出这种损害。精神病性症状在躁狂发作中可有可无,在轻躁狂发作中无此表现。

双相障碍常见吗?

抑郁是最常见的精神障碍之一。在美国,5%~10%的人在一生中的某个时期会被诊断为重型抑郁。双相障碍的患病率为 1%,与精神分裂症的患病率大致相等,数量可观。如果把双相情感障碍Ⅱ型计算进去,其发病增长率可超过

3%；如果把双相情感障碍全部计算在内，发病增长率可能高达 6.5%。

双相情感障碍临床分型

根据 DSM-IV-TR 分类标准，双相情感障碍包括Ⅰ型双相情感障碍、Ⅱ型双相情感障碍、循环性情感障碍以及非特异性双相情感障碍（NOS）。Ⅰ型双相情感障碍包含躁狂和抑郁发作；Ⅱ型双相情感障碍包含轻躁狂和抑郁发作；循环性情感障碍指轻躁狂和恶劣心境这两种症状交替出现的心境障碍；非特异性双相情感障碍（NOS）是有郁躁症状但又不符合任何典型的双向情感障碍诊断标准的疾病，表现为不含典型抑郁发作的轻躁狂症状。一些精神病学家又将Ⅲ型双相情感障碍、Ⅳ型双相情感障碍、轻躁狂人格这些非正式诊断分类划分进双相情感障碍的临床分型之中。轻躁狂人格指的是这样一类人：他们热情洋溢、善于交际、积极乐观、外向开朗，但是他们对痛苦和无能等挫折抗击能力差；Ⅲ型双相情感障碍指的是抑郁发作患者接受抗抑郁剂治疗之后，仅有躁狂或轻躁狂发作的情况；Ⅳ型双相情感障碍同样属于非正式双向情感障碍分型，它指抑郁症状叠加在轻躁狂人格之上的情况。

哪些人容易患双相情感障碍？

有亲属存在双相情感障碍的人往往比普通人群更容易罹患双相情感障碍。事实上，跟双卵双胞胎相比，单卵双胞胎更容易在八胚层的时候受到影响而增加患双相情感障碍的风险。双卵双胞胎的同病率大约是 75%。在性别、种族、人种以及社会经济因素这些方面没有差异。

什么时候双相情感障碍会表现出来？

在 20~40 岁年龄段，如果有典型的躁狂发作，双相情感障碍往往就会被诊断出来。有趣的是，从第一次症状出现到被确诊经常会经历8年或者更久。患者最初通常表现为抑郁症状,在他们初次躁狂或轻躁狂发作之前主要被诊断为抑郁症。这样的抑郁发作被称为假性单相发作。在接受双相情感障碍诊断之前,接近70%的双相情感障碍患者会被误诊。双相情感障碍可在童年和成年出现,这时候很难将其和注意缺陷障碍多动障碍区分开来。

什么原因引起双相障碍?

原因仍不清楚,其潜在的病理生理学原因仍然不明。这有点自相矛盾,因为双相障碍是神经病学表现最多的精神病性障碍之一。其遗传因素作用明显。该病的易感性能够遗传,双相Ⅰ型障碍其遗传作用的影响要比精神分裂症和重症抑郁显著。(双相Ⅱ型障碍在病因学、病程及流行病学上与重症抑郁更为相近。)此外,双相Ⅰ型仅用药物维持治疗通常有效;社会心理学干预主要集中于对药物治疗的依从性。对于患病或有患病倾向的人来说,一般认为某些突发事件会诱发疾病:长期缺乏睡眠(如处于医学实习期间或照顾一个新生儿)、跨时跨地区旅行、饮酒过多。一些证据显示,愉快的生活事件会带来欣快感——结婚、获奖、升职——可能促进有此病的人出现自发的躁狂发作。患双相障碍的女性易患产后抑郁或躁狂。事实上,产后抑郁和特发性抑郁经常预示着双相情感障碍的发生。

评估

在病史或精神状态检查中应寻找什么来支持双相障碍的诊断?

不管是当前还是既往的躁狂或轻躁狂发作,其发病的证据都是很重要的。任何时间的单纯躁狂发作都足以诊断为双相障碍Ⅰ型。相对地,如果从来没有躁狂发作则诊断不能成立。

躁狂发作的症状可归结为四类：情绪症状、躯体症状、行为症状和精神病性症状（并不总是出现）（表 24-1）。躁狂发作的典型情绪是欣快感。患者会描述其感觉是处于世界之巅，好得无以复加，比历史上的任何人感觉都好。然而，一些躁狂患者全无欣快感，只有易激惹感；许多躁狂发作者则易激惹和欣快感都有。情绪不稳定也很常见。在一次躁狂发作期间，有时候几乎毫无原因患者会突然从极端良好的感觉转变为极度愤怒。自一次躁狂发作之初到整个症状持续期间，多数患者会体验到除情绪改变外还充满活力。他们会描述自己能同时承担多项工作任务，还可以发现他们睡眠需要很少。患者较正常情况下睡眠显著减少，有更多的持续活动能力。一些患者每晚只睡 1~2 小时；一些则根本不睡。性激素水平提高和性欲高涨也是常见特征。说话快而无停顿——强迫性言语。思维表达通常是从一个迅速地跳到另一个，好像每个要表达的念头之间都有着应接不暇的联系，这种状态通常被描述为思维奔逸。音联（属于思维障碍的一种，思维因为词的发音相似而出现主题转换，而不是联系词的意思）和语词杂乱（不连贯的、片段性的语句）也可以表现出来。

表 24-1

躁狂发作的常见症状
心境
欣快
易怒
情感脆弱
躯体
睡眠需要减少
精力充沛
性欲增强
精神症状（有或无）
夸大幻觉

续表

> 夸大和偏执妄想
> 意志飘忽
> 音联
>
> **行为**
> 增加有目标的活动
> 不合群
> 增加打电话的时间
> 随便乱花钱
> 判断力差

怎样了解患者先前有无躁狂发作？

患者或许在既往已被确诊或治疗过，但也可能不是这样。早期表现为抑郁症状的双相情感障碍患者，被误诊率是3.5%。因为所报告的持续高涨的情绪是主观性的，并不能作为判断先前发作的可靠指标。许多先前有过抑郁发作的患者在抑郁解除后会感觉轻松而将他们的正常情绪描述为感觉极好或欣快。相反，对许多双相情感障碍患者的轻躁狂状态被描述为正常情绪状态，就像抑郁状态而被描述为正常情绪一样。相关症状如睡眠需要减少、精力充沛、可以承担数项工作和性欲高涨都会表现出来。一些显著的异常行为可见于躁狂患者，这些症状对诊断过去和当前发作都有帮助。躁狂患者趋向于热衷社交，较平常更爱打电话（常常明显多于平常），变得粗心大意和挥霍钱财，甚至无缘无故给钱与人。判断力严重受损后可能导致卷入危险的性关系，进行赔本的商业交易和一些肤浅的娱乐活动而最终导致痛苦的后果。在随后的时间里寻找睡眠较少，而又不觉疲倦的情况。躁狂发作期间会有极度易激惹和愤怒的情况。询问患者下列情况会有帮助：是否有比其他人更为旺盛的精力，和大多数人比起来睡眠更少，每天都好像过节日一样，比其他人有着更强的生活动力。有些患者会以慢性的嗜睡为更为突出的表现而不是抑郁或躁狂发作。

躁狂患者具有精神症状吗?

躁狂患者可能会出现精神症状，但对于诊断来说并不是必须的。大约三分之一的躁狂患者会出现精神症状。当出现精神症状时，其状况多与其心境一致，并可能具有夸大妄想或幻觉。患者常有被害妄想，也可能有同音字联想。轻躁狂发作患者从不会出现精神性症状。部分患者思维障碍严重，易激惹，以致会出现被称为躁狂谵妄的状态。

双相与单项抑郁发作是否有区别?

大多数情况下，双相抑郁的发作与重度抑郁症的发作难以区分，前者伴有心境、自主神经症状以及可能的精神症状。双相障碍的抑郁发作，其时限可能不像严重抑郁症那样长，并且非典型性抑郁的特点在双相抑郁中更为常见（如食欲增加，嗜睡）。但不管怎样，抑郁发作的时限和非典型性特点的出现并不是诊断之必须。有观点认为，对抗抑郁制剂或对电休克治疗能产生迅速的反应可能提示双相障碍，但这也不是诊断之必须。

双相障碍患者抑郁发作的情况如何?

这种患者居于抑郁状态的时间明显长于躁狂状态。患者大约67%的时间是具有抑郁症状，20%的时间是躁狂或嗜睡，其他13%的时间是混合性状态。

什么是"混合性发作"?

Ⅰ型双相障碍的患者偶然会有严重的发作，情绪状态不佳，这种情绪不是躁狂或抑郁，但有二者的特点。例如，患者会有泪多、自杀倾向、易激惹、精力旺盛、食欲降低、不爱睡觉，这些可能会同时出现。混合性发作可以被描述为具有抑郁的痛苦和躁狂的精力充沛。患者有极高的自杀危险性。

双相障碍的病程通常是多长？

双相Ⅰ型障碍是一种慢性的情绪发作性的障碍。只有单纯躁狂发作的患者90%会复发，但大多数患者在其一生中有躁狂和抑郁反复发作的风险。这种发作通常是自限性的，通常可持续数月。复发的形式因人而异，但通常在每隔几年的发作间歇期中会有情绪和功能正常的时期。（大约四分之一的双相Ⅰ型障碍患者在发作周期之间会有残余症状或功能损害。）躁狂发作和抑郁发作间的关系不可预测；一个并不是一成不变地伴随另一个出现。女性产后情绪障碍发作的风险要比有双相障碍的男性或女性在生命中的其他任何时期都更高。疾病的这种结局使患者很难理解，为什么他们即使不再服用药物，心境正常的时间已经延长了，但仍然需要继续使用心境稳定剂。

双相障碍会因年老而消失吗？

不会，通常病情随着年老会变得更严重。随着患者年老，有发作变得更频繁和持续时间更长的趋势。这种发作也变得越来越难以用药物控制。

"快速循环"是什么意思？

快速循环的概念在《精神疾病诊断与统计手册》（第4版）（修订版）（DSM-Ⅳ）中被定义为一年中有4次或4次以上的心境转换。也就是说，从躁狂到抑郁，或相反，而不管期间是否有正常心境状态。有些患者这种心境转换的次数可能更多。有时也用"超快速循环"这个词来描述这种状态。部分患者描述说，在一天之中就有这种心境转换。有时会与伴有边缘性人格障碍的心境不稳者的情况相混淆。快速循环经常会在双相障碍发作时发生，可由使用抗精神病药所导致，女性中更为常见。一些患者不断地发生这种循环。在区别超快速循环或者次昼夜循环（心境循环发生于一天之内）与混合状态时有时会比较困难。

怎样和躁狂患者面谈？

同正处于躁狂发作的患者交流是富有挑战性的。奔逸的思维、快速的言语、旺盛的精力和强烈的情感都会使你觉得插不进话。你需要打断、重新引导和不停地强调重点。让双方坐下和使患者进入访谈还算容易，但不太可能得到详细的信息来进行充分的评估。你可能会发现自己被情绪高涨的躁狂患者所吸引，和他一起大笑，但是你必须记住这种情绪是不稳定的，可以很快地转变为激惹甚至敌对。躁狂的患者因为精力旺盛、偏执、情绪不稳定和性欲高涨而有潜在的危险性。你要非常的肯定和清楚患者不会有危险。当躁狂患者有精神病症状时，其风险增加。

在评估一个躁狂患者时需不需要排除其他病理状态？

甲亢、Cushing病和多发性硬化都会有某些特征与躁狂发作相似，但都不完全包括诊断双相障碍所需的所有症状和体征。明显的体征不太容易导致误诊。由创伤、卒中、退行性病变或肿瘤引起的前叶功能失调会引起情感高涨和情绪不稳定。在鉴别诊断中必须慎重考虑由药物引起相关症状的情况。比起前面提及的病理状态，要区分躁狂与双相障碍更困难。中枢神经系统兴奋剂中毒（如可卡因、安非他明）可以引起精神病性症状、精力旺盛、性欲高涨及睡眠需求减少。外源性类固醇，包括皮质类固醇和雄性激素类固醇两类，当服用过量时导致的状态可能很难与急性躁狂发作区分。类固醇中毒症状和体征包括欣快感、情绪不稳定、易激惹、类妄想狂症状及性欲高涨、幻觉和妄想。引起继发性躁狂的原因列于表24-2。

第 24 章 双相障碍

表 24-2
继发躁狂的某些原因
病源性
  甲状腺功能亢进
  Cushing 病
  多发性硬化
  前叶损伤
    创伤
    退行性病变
    肿瘤
    卒中

药物源性
  类固醇
    皮质类固醇
    合成的类固醇
  中枢神经系统激动剂

怎样区分药物相关状态和真正的躁狂发作？

最好的办法是根据病史及体格检查来区分。以往的就诊和精神病史、既往发作和治疗及已知的药物应用都是很重要的。双相障碍无异常体征。瞳孔放大、深肌腱反射增强、心动过速及高血压都提示有潜在的医源性或药物源性相关状态。可能还会有一些长期使用药物的间接证据。使用合成类固醇的患者通常有肌肉体积增长、痤疮或其他皮肤问题，以及睾丸萎缩、肝功能指标异常。长期大量应用类固醇的患者会显示典型的 Cushing 病特征，如满月脸和向心性肥胖。如果患者的思绪混乱，根本无法提供一个准确的病史，那么会谈的时间应根据你的需要加以限制，并进行精神状况的检查，以了解是否可以获得相关病史。

双相 I 型障碍患者应做什么医学评估？

医学评估的目的有二：排除继发性躁狂和筛查用药禁忌

证。对用药史系统回顾和体检可以提高发现潜在病变的几率，这可以通过选用恰当的实验室检查，例如甲状腺功能检测和皮质醇水平检测来确定。实验室和影像学结果不能确诊双相障碍，只能在临床的基础上作出诊断。因为所有用来治疗双相障碍的药物都有潜在毒性，故行体检和实验室检查可以确定患者的肾、甲状腺、心脏、肝及血细胞计数的基线健康状况（稍后有更全面的说明）。3种主要情绪稳定剂均有致畸性，因此需要确定女性患者的妊娠状况。

什么样的精神障碍会经常与双相障碍共存或混淆？

物质滥用障碍，特别是像大麻、酒精、可卡因，是经常与双相障碍并存的情况，可高达60%的比率。双相障碍的患者使用酒精、大麻以"减缓"其状态，使用可卡因以提升其欣快感。注意缺陷障碍多动障碍，暴食症，边缘性人格障碍以及冲动性控制障碍（如赌博）也通常是并存的情况。

产后躁狂发作是否意味着患者有双相障碍？

产后躁狂如果初期出现精神症状，可能就意味着将来会需要治疗，或至少是监测双相障碍的情况。超过一半的产后躁狂的妇女将来会出现躁狂或抑郁发作。

双相障碍的患者有自杀的危险吗？

在严重的精神障碍患者中，双相障碍的患者具有最高的自杀的危险性，其一生中的自杀企图比率可达20%~25%，有10%~15%自杀成功。对于那些遭受混合性发作的患者其自杀可能性更高。与那些严重抑郁的患者不同，前者有精力去实现自杀的冲动。自杀的尝试大多是在混合性发作或抑郁发作期间。

哪些因素影响预后？

混合发作、快速循环和既往多次发作的双相I型障碍预

治疗

双相 I 型障碍不治疗会导致什么后果?

不治疗或治疗不充分其后果都将是灾难性的。大约25%的双相障碍患者有自杀未遂。冲动和无视危险的夸大会导致患者造成他人或自身潜在灾难性后果的危险行为。例如，一个急性躁狂发作的飞机乘客可能认为自己比飞行员更具有驾驶飞机的能力。另一些患者则会进行一系列的不安全行为。不计后果的行为和判断力低下会导致生意破产、友谊破坏和严重危及家庭关系。

什么药物用于治疗双相障碍?

药物治疗的支柱是情绪稳定剂：锂剂、丙戊酸钠以及适当使用卡马西平（表24-3）。这3种传统的情绪稳定剂数据比较完备。专家倾向于锂剂和丙戊酸钠，因为它们的效果确切，副作用较低，危险性小。也使用其他药物，但是在关于有效性方面数据较少，如抗惊厥剂奥卡西平、拉莫三嗪、加巴贲丁和托吡酯。非典型抗精神病药物在治疗方面扮演了一个重要角色，如治疗精神症状、稳定易激惹患者、治疗躁狂以及预防未来的发作。苯二氮䓬类常用于治疗躁动、失眠以及焦虑。

怎样为患者选择情绪稳定剂?

从1970年开始，锂剂就在美国用于治疗双相 I 型障碍，有关其应用方面的临床数据和经验很丰富。锂剂现在仍是急性躁狂发作和长期维持治疗的备选药物。在治疗混合发作和快速循环方面其作用不如丙戊酸盐，但这只是就通常状况而言，实际上仍有许多例外情况，卡马西平作为二线药物，一般在患者使用锂剂和丙戊酸无效或不能耐受时使用。

在患者使用锂剂之前应做哪些必要的医疗检查?

了解患者的肾功能状况很重要，基于两个理由：第一，锂几乎全部由肾排泄（极少量由汗液、唾液和粪便排出），有肾功不全的患者很难清除体内的锂而有中毒的风险；第二，锂对肾有损害，高剂量和长期应用治疗水平的锂剂都会导致肾损害。所以应该根据血尿素氮和肌酐基线水平以对锂剂量进行全程监测。也必须有甲状腺功能检测结果[促甲状腺激素、甲状腺素（T_4）及碘塞罗宁吞服（T_3RU）]以便筛查先前就有的甲状腺疾病和进行长期监测。锂对心脏传导有影响，在开始治疗前亦应有心电图的基础资料。因而，严重的心脏疾病患者很少使用此药，但先天性心脏疾病不是使用锂剂的绝对禁忌证。

锂的作用机制是什么?

锂影响突触后神经元的第二信息系统，但还不清楚是这个原因或是其他的作用使人情绪稳定。

丙戊酸盐和卡马西平的作用机制是什么?

两种药都是抗惊厥药，可增强 GABA 神经抑制作用。这种 GABA 源性的特性或许和他们的抗惊厥效应有关。但其作为良好的情绪稳定剂，其作用机制是否与此有关尚不得而知。

怀孕期间可以用锂剂吗?

锂剂对宫内胎儿发育有影响，能引起心脏和大血管异常，特别是在怀孕头 3 个月中使用锂剂。危险度为 0.1%，事实上很小，因而必须与不用锂剂治疗对母亲和婴儿的风险进行权衡。锂可以进入母乳中而可能有副作用，如引起吸食母乳婴儿的胃部不适。摄入锂对新生儿的长期影响仍未知。

表 24-3 情绪稳定剂

药物	应用指标	经典剂量*	常见副作用	主要毒性	致畸性
锂	急性躁狂发作	900~1500mg/d	口干、尿多、	肾	有
	长期预防		震颤、体重增加	甲状腺	不常见
丙戊酸盐	快速循环	750~2500mg/d	镇静	肝	有
	混合发作		体重增加	血液	
	长期预防		恶心		
卡马西平	锂和丙戊酸	600~1200mg/d	疲劳、镇静、	肝	有
	盐无效、有		头晕、视物不清、	胰腺	
	既往使用经验		恶心	血液	

*表示个别患者的剂量可能要根据实际情况调整。

如何掌握患者使用锂的合适剂量？

恰当的锂剂量应该使治疗的血锂浓度为 0.6~1.2mEq/L。应用较高剂量治疗急性躁狂发作，用较低剂量维持治疗。达到此血锂浓度的剂量变化相当大，需要对患者进行个体的滴定检测。经典开始剂量是 300mg，每天服用 2 次或 3 次。密切注意副作用和中毒的症状和体征。用药 4~5 天后，抽血检测其血浆锂浓度以便调整用药剂量到必须达到的血锂浓度范围。一般在最近一次给药后 12 小时采集血样。

血锂水平太高会怎么样？

锂中毒很严重，可能需要紧急抢救。早期中毒症状包括恶心、呕吐和腹泻。患者继而可能出现发音困难（言语含糊）和共济失调。较高血锂会使患者迟钝或昏迷。会有持续增强的深部肌腱反射及形成癫痫发作。血液锂＞2.0 mEq/L 即中毒，＞3.0 mEq/L 会危及生命。患者可能会有永久性脑损伤。突发的低血压和心律失常是心力衰竭的信号，可能危及生命。

怎样使患者避免中毒？

锂剂治疗有效量范围很窄，很容易从治疗量滑向中毒剂量范围。服用锂剂的人都需要非常熟悉其副作用和早期中毒症状，必须明白什么情况下可以使血锂水平升高。所有服用锂剂者都应定期监测血锂水平。使用维持剂量病情稳定的患者每 6 个月检查 1 次，当剂量调整时，检测应更频繁。

应告诉患者注意什么副作用？

几乎所有服用锂剂的人都会经历从温和到无法忍受的程度不等的副作用。其中最常见的是轻度震颤、口干（多饮症）、多尿（多尿症）和体重增加。多尿可表现为夜尿增多。许多患者会有轻度胃肠不适和稀便，更严重的胃肠道症状如呕吐、腹泻和神经症状需要怀疑锂中毒。假如震颤很明显，那么可以加用 β 受体阻断剂。锂的副作用和毒性作用总结见表 24-3。

锂对抑郁和躁狂均有效吗？

锂可以阻止抑郁和躁狂发作的复发，对急性躁狂发作较急性抑郁发作更有效。对于躁狂患者，通常需要服药 1～2 周后才有效果。

丙戊酸盐的毒性较锂剂小吗？

两者的中毒效应范围不同。锂离子从肾排出。锂离子没有代谢变化且对肝功能没有影响。而丙戊酸盐是从肝代谢的，因而可以损害肝。常会引起血清转氨酶升高但通常是没有危险的。严重的肝毒性少见，但可能是致命的。丙戊酸盐其他少见但有潜在危及生命后果的副作用是急性胰腺炎和血小板减少。服用丙戊酸盐的患者出现淤斑或肝功能失调的症状（不适、无精打采、厌食、呕吐）应该停止服药并进行检查。

丙戊酸盐的常见副作用是什么？

脱毛（掉头发）、胃肠不适、镇静和体重增加很常见。这些副作用是无害的，但耐受能力有个体差异。

怎样为患者选择丙戊酸盐的用药剂量？

和锂一样，丙戊酸盐剂量需渐增至治疗血药浓度水平，一般是 50～150mg/ml。通常初始剂量是 250mg，3～4 次/日。4 天后检测血药水平，以便调整到适当剂量。

丙戊酸盐的维持治疗需要进行实验室监测吗？

是的。应定期监测血细胞计数，包括血小板计数，并定期监测肝功能和丙戊酸盐血液浓度。然而这些检测都无法替代医务人员常规地对维持治疗患者进行评估。

卡马西平的副作用和中毒症状有哪些?

常见的副作用是镇静、疲劳、头晕、视物模糊和恶心；这些副作用会随时间而消退。更严重的反应包括过敏性肝炎和血液恶病质（再生障碍性贫血、急性粒细胞缺乏及血小板减少），出现这种情况应禁止使用卡马西平。必须记住，肝炎和血液恶病质是罕见但严重的副作用。若患者有青肿、出血或发生感染则应检查血细胞计数。

丙戊酸盐和卡马西平可用于孕妇吗?

不能。两种药物均有致畸性，且致畸危险性比锂更大。丙戊酸盐与神经管缺陷相关，而卡马西平则与颜面部畸形有关，如腭裂。也有其他致畸报道。两种药在乳汁中浓度均较高，因而不能应用于哺乳期女性。

双相型障碍患者急性发作和维持治疗时，如何使用非典型抗精神病药物?

目前，锂剂和丙戊酸钠被认为是一线药物，卡马西平是二线药物。非典型抗精神病药物正扮演着重要的角色。有些治疗急性躁狂有效，有些用于维持治疗和抑郁状态。这些药物具有长效性，尽管比率较低但确会发生迟发性运动障碍，在美国精神病学会的指南中，将大多数非典型抗精神病药物认为是二线药物，最好用于精神患者或难治性患者。FDA认可了用于双相型、混合型以及维持治疗的药物，包括阿立哌唑和奥氮平。利培酮与齐拉西酮已被批准用于躁狂发作。然而，专家共识是，推荐使用奥氮平、利培酮和喹硫平用于躁狂症、混合型和维持治疗。新的证据还在不断出现，因此，还是应当多使用非典型抗精神病药物。

如果抗抑郁药物引发躁狂，那么我应该如何治疗双相型抑郁？

抗抑郁药物可能会引发双相型患者突然的躁狂发作或增加心境循环。如果患者使用心境稳定剂，可以减少这种危险但不会消除。这样就使双相型抑郁处理起来比较棘手。该领域中关于抗抑郁药物的作用还有争论。通常认为，如果可能，要使用最大剂量的心境稳定剂来治疗抑郁而不是使用抗抑郁药物。作为心境稳定剂，锂剂、拉莫三嗪有着最大的抗抑郁效果。一般也认为，如果不是经常使用的话，在使用抗抑郁药物治疗时，必须同时使用心境稳定剂。部分临床医生感觉用抗抑郁药物比较顺手，因为他们感觉患者的病情处于抑郁阶段的时间更多一些，还有研究证实，如果停用抗抑郁药物，患者的抑郁症状会复发，所以用抗抑郁药物是利大于弊。基于一些研究的结果，另外还有医生认为，抗抑郁药物可以抑制躁狂发作和循环，会增加患者循环和病情的恶化，从这样的长期的转归角度考虑，现阶段使用抗抑郁药物的效果会被抵消。到底使用何种方案，应个体化考虑患者的情况。三环类抗抑郁药物被认为会引发转换和快速循环，其发生几率高于安非他酮和选择性5-羟色胺再摄取抑制剂（SSRIs）。

拉莫三嗪的剂量应如何使用？

拉莫三嗪有引起Stevens-Johnson综合征的可能，后者是一种严重的、可能致死的皮肤疾病。因此，该药必须小心地增加到有效剂量。从每天25mg开始，使用两周，然后增加到每天50mg，使用两周后再增加到100mg。如果患者还在使用丙戊酸钠，则上述剂量要减半，患者开始的剂量应该是每天12.5 mg，或25mg隔日服用。

治疗双相障碍有其他药物吗？

双相型障碍治疗中最常见的药物相互作用是在抗痉挛药

物。先前已注意到，小剂量的丙戊酸钠就可双倍增加拉莫三嗪的浓度，卡马西平对拉莫三嗪的影响则相反。因此，如果患者服用卡马西平就应该将拉莫三嗪的用量加大一倍。丙戊酸钠和卡马西平均为肝酶诱导剂，会降低其他经肝代谢的药物效果。卡马西平可降低丙戊酸钠、氟哌啶醇和苯二氮䓬类的水平，其水平可被苯巴比妥、苯妥英钠降低，被红霉素和西咪替丁升高。由于卡马西平可引致粒细胞缺乏症，因此只在极少的情况下才会给予患者使用。当使用锂剂时，对可能影响肾清除率的药物要予以监测，因为可能会影响锂剂的水平。丙戊酸钠和卡马西平都会降低口服避孕药的效果。

患者需治疗多长时间？

许多诊断为双相Ⅰ型障碍患者，有过3次肯定的发作者，需终生服药维持治疗。仅有1次发作的患者，其状况还不太明确。尽管90%的患者会有复发，但也有10%表示无复发。为了避免终生服用有潜在毒性药物的这种不必要负担，大多数内科医师对仅有1次发作的患者不会使用终生维持治疗，而选择在随后的数月或数年内对患者密切监测。两次发作后是否该开始长期治疗应依据发作的严重性、两次发作的间隔时间、情绪障碍的发生和治疗的家族史而定。

为什么患者会停止药物治疗？

引起复发的最大诱因是不依从治疗，而引起不依从的原因又是多种多样的。一些患者仅仅是不明白长期治疗的需要，会在感觉良好时停药。许多人会因为不喜欢其副作用而停药；一些妇女因为想要怀孕而且了解怀孕期使用情绪稳定剂的风险，所以为了怀孕就会自行停药。费用也是停药原因之一，但所有3种情绪稳定剂都是普通药物类的，因此其费用相对较小。一些患者则觉得长期用药很麻烦，或认为长期用药意味着残疾或缺陷。也有部分患者喜欢兴奋的感觉。他们喜欢精力旺盛、生气勃勃、良好的感觉、高工作效率和性欲高涨。但是，对轻躁狂的患者尚无法做到调整治疗使其完全没有精神病发作或同样的抑郁发作的风险。通过建立令人信任的、能顺畅地双向交流的医患关系会使依从性提高。一个明智的医生会研究不依从的原因并作出调整，而不是单纯责备患者不合作。当患者的情绪改善后，要对患者的情况作出判断，洞察情况，因为此时容易发生不遵医嘱的行为。

Ⅱ型与Ⅰ型双相躁郁症的治疗方法一样吗？

轻度躁狂的治疗方法与躁狂类似，包括心境稳定剂和非典型抗精神病药物。当然，专注于Ⅱ型躁郁症的治疗方法的研究还很少，关于治疗方面的证据还不多，特别是有关诱导产生轻度躁狂和循环方面的治疗。基于这方面证据的缺乏，明智的做法是，在治疗Ⅱ型躁郁症的抑郁情况时，采取与Ⅰ型躁郁症抑郁相类似的治疗，使用心境稳定剂，特别是使用拉莫三嗪作为一线药物，另外要使用抗抑郁药物。当Ⅱ型躁郁症患者处于抑郁阶段时，拉莫三嗪尤其受欢迎，因其抗抑郁效果确切，引致轻度躁狂或躁狂的危险性较小。

电休克治疗有效吗？

电休克治疗（ECT）对躁狂和抑郁发作是安全、有效的。其起效比药物更快，对有极端好斗、伤害他人或自杀倾向的患者可以考虑选择ECT。对于孕妇和老年患者也是安全的，而这些患者可能对药物副作用有较低的耐受性。有证据表明对服用锂剂患者使用ECT治疗会增加治疗后的思维混乱。服用锂剂的患者在接受ECT治疗前24小时需停用锂。

心理治疗对双相障碍有效吗？

只用心理治疗而不用药物则无效，而且如果给患者一种疾病已经治疗的印象则是有害的。如果心理治疗与良好的药物治疗联合，其关注的重点常常是心理教育和依从性。在长期治疗中使患者彻底熟悉这种疾病，并且成为自身情绪状态可靠的报告者是很有帮助的。支持性的、认知的和行为治疗都有助于患者形成对障碍后果的特殊应付策略。例如，患者可以认识到持续高涨的易激惹状态是躁狂开始发作的症状之一，并学会在药物起效之前避免发怒和对抗这种激惹。

尚无证据支持精神动力疗法对控制双相情绪波动有效。然而，由于心理治疗导致自我理解的提高和对先前冲突的解决，可以阻止或修复某些伴随的严重慢性疾病所引起的自尊心丧失。团体治疗可能使有情绪障碍的患者通过讨论从其他有相同状况的人那里学会应对的策略和经验，因而非常有价值。群体对于障碍的去耻辱化尤其有帮助。无医师参加的由患者组织的或为患者组织的自助团体在国际化大都市中正在增多。缺乏对这些自助团体有效性的研究，但据无对照的证据显示至少有一些患者联合了良好的药物治疗后可使他们受益。急性发作是团体治疗的禁忌证；此时患者明显失常而不能参加任何有意义的活动，还会干扰团体的其他成员。

关 键 点

- ▶ 双相障碍患者复发的主要原因是对药物治疗的不依从。
- ▶ 90%有过单纯躁狂发作的患者会有远期发作。
- ▶ 即使无任何抑郁发作，仅靠单纯躁狂发作也可诊断为双相Ⅰ型障碍。
- ▶ 通常双相Ⅰ型障碍患者长期的病程会随着时间的推移变成更频繁，更严重和难于治疗的发作。
- ▶ 双相障碍的恰当治疗方法是药物治疗，单独心理治疗无效。

病例 24-1

一名32岁长期患抑郁症的男性患者,用5-羟色胺再摄取抑制剂百忧解治疗。2周来,虽然他每晚睡2～3小时,但是他精力充沛,性能力增强,精神特别好,开始了许多事情,包括自学希腊语、做木器家具、粉刷屋内外等。当他要将家里的400 000美元存款投资一个陌生人开的铜矿时,他的妻子坚持要给他做一个医疗评价。他的医生发现他讲话声音大、速度快,让人听不懂。

A. 他应该做哪些检查?
B. 最可能的精神病诊断是什么?
C. 如何治疗?

病例 24-2

一名26岁女性患者,有8年双相障碍病史。4年前,在第一次怀孕期间,患者有惊厥发作前,后遗症为肾损害(她的血尿素氮为30ng/dl,肌酐为2.5mg/dl)。自从那时起,在医生的指导下,她用抗惊厥药物很好地控制惊厥。她再次怀孕6周后,发现了轻度发作的体征和症状,睡眠需要减少,活动增加,极易激怒,怀疑有人用毒水伤害她的宝宝,她的症状不是由药物或者医疗原因引起的。

A. 用什么方法治疗这种轻度发作?
B. 有哪些非医疗的方法可以用?

> ## 病 例 24-3
>
> 一名 42 岁女性患者,最近偏重型抑郁发作,用忧克能控制发作。近 1 个月中,她去精神医科治疗时,出现了异常的高兴和欢快,语速增快,在 2 周里,精力异常,平时每天睡眠 7~8 小时 1 天,现在仅 4~5 小时 1 天,感觉睡眠很好。她正在从事几个以前从未接触的项目,感觉状况很好。她说现在的感觉和没发病前一样,她的工作和社交都没有问题,除了使用忧克,没有用其他的药物,也没有饮酒。她没有精神症状,也从未有狂躁发作。
>
> A. 最可能的诊断是什么?
> B. 进一步的治疗建议是什么?

参考答案

病例 24-1 A. 学习目标:**熟悉躁狂发作间的医学差异。** 看起来,患者有着典型的躁狂发作。医学检查应着重于由潜在的医学情况或毒品使用而继发导致的躁狂发作。其主治医生要检查患者服用的所有药物,包括处方用药和休养用药。详细了解病史、症状、体格检查情况有助于发现毒品使用的新证据(如瞳孔散大、伴发睾丸萎缩的座疮),还可发现先前未被发现的新的医学疾病,如甲状腺功能亢进或内源性皮质醇增多症。双相型障碍的家族史也会有助于诊断,但不能单凭此做出诊断。实验室检查可拓展对医学病因的了解,并可通过对肾、甲状腺、肝功能的了解和血细胞计数,为下一步选择心境稳定剂做好准备。

病例 24-1 B. 学习目标:**理解双相型障碍的诊断方法。** 如果患者的病史、物理检查以及实验室检查并未提示医学或毒品使用情况,则可着重于精神病学诊断。从患者病情的严重程度来看,他符合躁狂症而不是轻度躁狂(特别是从他愚蠢而冒险的投资行为来看）。尽管患者一直有着周期性抑郁的诊断，但一次的躁狂发作即确定了患者已转化为躁郁症Ⅰ型障碍。

病例 24-1 C. 学习目标：**了解双相型障碍治疗的基本要求**。患者一直在服用的抗抑郁症药 SSRI 可能会恶化其躁狂症状，应该停用。他应该改用心境稳定剂。对于急性躁狂发作来说，如果患者的肾功能良好，锂剂是个不错的选择。应该逐渐增量，以达到 1.0mEq/L 的血中浓度以控制急性发作，维持量应降至 0.6mEq/L 左右。是否维持长期的锂剂治疗应由医生与患者共同决定做出，要考虑到患者的特殊情况。如果患者比较可靠，有着可以信赖的家庭和朋友网络，他们可以识别出患者将来会有的躁狂发作的早期征象，那么在某次发作后就可以考虑施以维持治疗，并在发作后密切观察数月以及数年。施行良好的心理卫生教育至为重要。患者会了解环境（如不规律的睡眠模式）对其造成的危险性，会了解将来躁狂发作的早期迹象和症状。如患者确实接受了维持治疗，则应停用抗抑郁药物治疗，直至有必要时再使用，这是因为锂剂对预防躁狂复发与抑郁发作均有裨益。尽管该名患者有着强制语言，但精神症状并不显著。如果患者有幻觉或妄想，则有必要联用抗精神病药物。直至症状消除。

病例 24-2 A. 学习目标：**理解心境稳定剂的适应证和禁忌证**。丙戊酸钠与卡马西平对发育中的婴儿会带来严重风险，不应该使用。锂剂有致畸风险，会加重损伤肾，严重会导致肾衰。宜以非典型抗精神病药物奥氮平替代，后者具有心境稳定的功效。由于患者似有精神病症状（其坚信饮水有毒，似为妄想表现），所以很可能还要加用抗精神病药物。

病例 24-2 B. 学习目标：**熟悉双相型障碍的非药物处理措施**。通过密切的医学监督，怀孕妇女有时不用治疗亦可度过躁狂发作，只是偶尔需要治疗治疗其失眠情况。患者精神症状的出现使这种可能性更小。ECT 对于急性躁狂发作效果较好，对母亲和胎儿的危险性也很小。

病例 24-3 A. 学习目标：**学习双相型障碍的不同分类。**患者目前的症状是轻度躁狂。患者既往有严重抑郁发作但从来没有躁狂发作，因此可确立Ⅱ型双相型障碍的诊断。

病例 24-3 B. 学习目标：**理解双相型Ⅰ型与Ⅱ型的不同治疗方法。**对于患者来说，除了其抗抑郁治疗外，是否还要加用心境稳定剂尚不完全清楚。她目前的轻度躁狂状态尚不具有毁灭性或不可耐受。患者先前曾有躁狂发作，未经治疗即可缓解。可以让她继续接受单一的氟西汀治疗，密切观察是否出现更为棘手的躁狂症状。另外一种替代性的办法是暂时停用氟西汀，密切观察患者，当其轻度躁狂发作减弱时，再重启抗抑郁治疗。频繁的循环发作或更为严重的症状提示将来需要使用心境稳定剂。

（苑 杰译 李建明校）

第 25 章　焦虑障碍

第一节　概述

病因

焦虑障碍很常见吗？

焦虑障碍是所有精神障碍中最常见的。研究表明，大约每 4 个人中就有 1 个会在一生中的某个时候发生焦虑障碍。焦虑障碍常开始于儿童期，女性患此病的风险更大。

评价

作为非精神科医师，真的需要关注焦虑障碍吗？

绝对需要。焦虑障碍在我们的普通诊疗活动中非常常见，而且常常误诊。最近的一项研究表明，超过 75％的恐惧障碍患者先到初级医疗部门或急诊室门就医。还有研究显示，只有 25％具有阳性症状的患者接受过治疗。直接询问患者本人或家庭成员中有人是否曾有过焦虑，报告头痛、肌肉紧张、失眠、忧虑、"紧张不安的习惯"或令人怀疑的回避模式，这些都应该按特定障碍的标准进一步详细询问。

真的需要在其他精神障碍中筛查焦虑障碍吗？

是的，大多数焦虑障碍有很高的共病率。例如，广泛性焦虑障碍（GAD）患者中高达 90％的人伴有一种其他精神障碍，将近 70％患者在一生中某个时候会发展成重症抑郁。大多数惊恐障碍患者也会在患病期间罹患上另一种焦虑或情绪障碍。酗酒也很常见。

治疗

应该用什么药治疗焦虑障碍？

抗抑郁药和高效苯二氮䓬类是治疗焦虑障碍最有效的抗精神病药物。因为有相等的疗效和较少的副作用，治疗惊恐障碍、社交焦虑障碍、强迫症（OCD）和创伤后应激障碍（PTSD）的首选药物是选择性5-羟色胺再摄取抑制剂（SSRIs）。第一个显示有效的抗抑郁药物是三环类抗抑郁药物（TACs），当存在共病或SSRIs治疗无效（因为副作用或无效）时可以考虑使用。尽管TACs的副作用很大，但有些时候很适合用于治疗失眠或疼痛。单胺氧化酶抑制（MAOIs）治疗惊恐障碍和社交恐惧很有效，但是应给予严格限制的低酪氨酸饮食以尽量减少高血压危象发生的风险。高效能的苯二氮䓬类药物（阿普唑仑或氯硝西泮）也很有效，但长期用药则带来药物依赖和戒断症状。丁螺环酮，一种$5-HT_{1A}$受体部分激动剂，对GAD有时有效，但对惊恐或其他焦虑障碍无效。针对GABA系统的药剂如噻加宾和其他抗痉挛药，代表了抗焦虑药的广阔前景，疗效好，副作用小。治疗焦虑的药物见表25-1和表25-2。

表25-1

用于治疗焦虑症的主要药物		
药物	每日常用剂量范围*（mg/d）	开始剂量
选择性5-羟色胺再摄取抑制剂		
帕罗西汀	10～60	10mg/d
舍曲林	50～200	12.5～25mg/d
氟西汀	20～80	5～10mg/d

续表

药物	每日常用剂量范围* (mg/d)	开始剂量
氟伏沙明	50～300	25～50mg/d
西酞普兰	20～60	10mg/d
艾斯西酞普兰	20～60	10mg/d
三环类抗抑郁药		
氯米帕明	150～250	12.5mg/d
米帕明	150～300	10～20mg/d
去甲替林	50～150	10～20mg/d
地昔帕明	150～300	10～25mg/d
单胺氧化酶抑制剂		
苯乙肼	45～90	15mg/d
反苯环丙胺	30～60	10～20mg/d
苯二氮䓬类		
阿普唑仑	1～8	0.25mg qid
氯硝西泮	1～4	0.25mg bid
劳拉西泮	2～12	1.0mg bid
阿扎哌隆类		
丁螺环酮	10～60	10mg bid

*每个患者的剂量可能是不同的。bid：每天2次；qid：每天4次。

表 25-2

抗痉挛药：潜在的治疗焦虑的 GABA 抑制剂		
药物	日用剂量 (mg)	起始量 (mg)
丙戊酸（丙戊酸钠）	750～2000	250～500
卡马西平（癫通）	600～1600	200～400
拉莫三嗪（利必通，乐命达）	200～400	25
加巴贲丁	600～3600	300～600

抗抑郁药在治疗焦虑时与治疗抑郁的方法相同吗？

按照"低剂量开始，慢慢增量"的原则。焦虑障碍患者对抗抑郁药的活化作用更敏感，比如激越和焦虑。尽管抗抑郁药最终要达到治疗剂量，但开始时剂量应该更小，且增加量要更缓慢。而且抗抑郁药要服用3～6周才会有疗效。因此，最初患者需要联合服用苯二氮䓬类药物，这类药物在服用1～2个月后可以逐渐减量。

心理治疗对焦虑障碍有效吗？

许多焦虑障碍是慢性的，如果中断药物，其复发率会达到50%或更高。一些研究显示认知行为治疗（CBT）比同样效果的药物治疗有更好的耐受性和持久性。研究还表明，认知行为疗法能够治疗由惊恐障碍引发的焦虑障碍。行为治疗对特殊恐怖症和强迫症尤其有效。

在治疗焦虑障碍过程中实施教育重要吗？

绝对重要。患者需要通过教育了解症状产生的基本条件、目前的状况和治疗的基本原理。向他们讲解充足睡眠的重要性、压力管理，减少咖啡因的摄入和物质滥用的副作用是重要的，进行像锻炼和参加令人愉快的活动这样的生活方式指导也是有益的。

第二节 特异障碍

什么是特异性焦虑障碍？

尽管焦虑的特征相同，但特异性焦虑障碍在诱发焦虑的事件或环境、严重程度和预后方面都有显著的差异（表25-3），特异性焦虑障碍一经诊断，治疗（和患者教育）是最有效的。

表 25 - 3
主要的焦虑障碍

惊恐障碍伴有或不伴有广场恐怖	突然发作的强烈恐惧，伴有躯体症状（广场恐惧症是患者担心在一些露天场所可能被困而得不到帮助，因而害怕和回避这些环境）
社交恐惧（社交焦虑障碍）	对他人的注意感到强烈的焦虑，因而表现出窘迫不安或无地自容
特异性恐惧	对某特定的事物或情形的不合理的恐惧和回避
广泛性焦虑障碍（GAD）	总是无缘无故地感到焦虑不安
强迫症（OCD）	表现为强迫思维（违反意愿的、插入性的思维）或强迫行为（进行不必要的仪式性动作的强烈需求）或两者并存
急性应激障碍（ASD）	情感麻木、由于噩梦或白天闪回再次体验创伤性事件，症状不超过4周
创伤后应激障碍（PTSD）	在噩梦或白天的闪回中重新体验到创伤性事件，创伤发生后症状超过4周

惊恐障碍

病因

惊恐障碍很常见吗？

惊恐障碍的终生患病率为1%～3%，但在初级保健机构，大约10个患者中就有1个符合惊恐障碍的诊断标准。在像心脏病这样专业的医疗机构中出现惊恐障碍的比率更高。惊恐障碍的就医率是常人的5倍。惊恐障碍多发于15～25岁，且一般在初次发作前的一年里常有应激性生活事件发生。

什么引起惊恐障碍?

尽管理论众多,但没有哪种理论能完全阐明其病理生理学机制。中枢生物学理论(central biologic theories)谈到了过度敏感化的"警觉反应"或有缺陷的抑制系统——扭曲的"打架或逃跑"系统。惊恐障碍有家族性因素。惊恐障碍患者的一级亲属患病的可能性是正常人的8倍。双生子研究支持遗传的作用。心理学理论包括有心理学上有意义的发病诱因。极端生活事件通过影响神经内分泌从而导致出现惊恐障碍。自发的或毫无征兆的出现首次惊恐发作(随后的发作也常如此)是其基本的生物学特征。此外,惊恐障碍患者也有可能因服用乳糖、育亨宾、氟马西尼和吸入过多CO_2而发作。惊恐障碍患者出现心率变异性降低,这可能与心血管问题和严重的心律不齐有关。

评价

惊恐障碍一般的表现是怎样的?

患者一般就诊于普通的医疗机构,常常是急诊室。初次惊恐障碍发作很突然,且在10分钟内迅速增加。强烈的焦虑很少持续超过30分钟。通常来说,患者同时有躯体和认知症状(框25-1),常有濒死感。医学检查结果常常是阴性的。惊恐障碍症状量表包含7个项目,可用于诊断和疗效检查。

框 25-1

惊恐发作的常见症状	
躯体症状	**精神症状**
心悸	濒死感
呼吸短促	害怕失去控制
胸痛	害怕会发疯
头晕目眩	

什么时候应该怀疑是由于器质性的因素引起的惊恐障碍症状？

许多的药物和物质滥用障碍可以导致惊恐发作和酷似惊恐障碍。例如，差不多超过半数的酒精依赖男性成人患者会在某个时点有惊恐发作。甲状腺功能亢进也是可表现出惊恐症状的多种躯体疾病之一。一般来讲，只有躯体症状而无认知症状的患者很可能是医源性的或药源性原因所致。30岁以后出现惊恐症状也是暗示性的。鉴别诊断必须进行详细的病史询问、体检及实验室检查。

何时应怀疑患者患抑郁症？

惊恐障碍的患者患抑郁症的风险很高，尤其是未经治疗的患者更高。实际上，大约2/3的惊恐障碍患者会出现抑郁，1/4的重症抑郁障碍有惊恐症状。如果你的患者出现悲伤、绝望或自杀想法，那么诊断应怀疑有抑郁症。也应询问有无睡眠减少及食欲不振，但焦虑障碍本身也常有睡眠损害，伴有食欲下降和体重减轻。伴有抑郁症的惊恐障碍患者自杀的风险增高。

假如患者是首次惊恐发作，可以诊断惊恐障碍吗？

不能作出诊断。单独的惊恐发作常见且在很多药物及精神状况下都可以发生。在惊恐障碍中，发作反复出现且患者常伴随有对再次发作的恐惧，担忧惊恐发作的后果或意义，且有行为改变（通常有回避或明显的广场恐惧症）。

治疗

治疗的首要目标是什么？

尽管可选择的治疗方法不同，但是必须有4个目标：根除或减少惊恐发作、根除或减轻预期焦虑、将回避减少到最低程度和治疗并发症。

可以在开始治疗时使用药物吗？

如果没有相关的药物治疗禁忌证，药物治疗要比心理治疗在减轻痛苦方面快得多（一般在2～6周内）。很多抗抑郁药有效，SSRIs是首选药，主要是因为其副作用较小（几乎无胆碱能副作用，安全的心血管作用，剂量上的低致命性）和相当的疗效。TCAs（丙咪嗪和克罗米酚）经研究疗效好，但是副作用大。MAOIs也同样有效。也有少量研究支持文法拉辛（一种血清素的去甲肾上腺再摄取抑制剂）和选择性抗痉挛药（尽管不是卡马西平）对惊恐障碍有效。安非他酮无效。但是新的研究数据是混淆的。总之，选择抗抑郁药应该基于症状和副作用（例如，失眠患者服用像阿米替林这样的镇静性抗抑郁药较好）。高效能的苯二氮䓬类对惊恐障碍也有效，且这类药起效快，在一天之内就能缓解患者的症状，但如果患者曾有物质滥用史则不宜选用。

服用药物要持续多长时间？

为了减少复发，药物要持续服用12～18个月，当停药时应慢慢减量。CBT（认知行为疗法）可帮助减少药物的使用。如果复发，就要重新进行药物治疗。

心理治疗对惊恐障碍有效吗？

有效。一些研究表明CBT（认知行为治疗）同药物治疗一样有效，且可能疗效更持久。很多患者在停止服药后症状会复发；CBT导致更持久的改变。对患者进行关于疾病、治疗、参加娱乐活动和生活策略的心理教育也是治疗这种障碍非常有效的方法。有时进行家庭教育和治疗也是适当的。

如果患者是酗酒者或吸毒者应该怎么做？

向患者解释物质滥用（即使是咖啡因）和惊恐发作的关

系非常密切，也是在开始治疗物质滥用障碍时必须做的。假如患者有物质依赖障碍，则脱毒和康复治疗是必须的。一旦物质滥用情况缓解了，患者可能需要或不需要使用药物治疗惊恐障碍。因此，抗抑郁药是首选的。一般来说，GABA类药物可治疗焦虑，并对这类患者非常有效。

存在抑郁状况需要改变治疗策略吗？

抑郁的共病增加了自杀的风险。单独使用苯二氮䓬类药物是不够的，事实上，还会使抑郁加重。因为SSRIs、TCAs和MAOIs对抑郁及惊恐障碍均有效，应根据患者的症状（如失眠还是嗜睡）和抗抑郁药的副作用来选择特定类别的药物。

如果患者用药或者进行认知行为治疗（CBT）都不起作用怎么办？

要考虑是否存在一些未被诊断出来的躯体疾病，是否存在人格障碍、物质滥用、未诊断出的并发症和不服从。

社交恐惧

病因

社交恐惧很常见吗？

社交恐惧症患者主要的担心是被他人注意时的强烈焦虑感而感到尴尬或无地自容。这种症状实际上相当常见，大约占所有就诊于门诊的焦虑障碍患者的10%~20%。社区抽样调查估计终生患病率在10%以上。

社交恐惧症是怎样形成的？

尚不知道确切的原因。社交恐惧起病早，通常在少年时代，甚至儿童时代的学步期就表现出过度的羞涩或在入学时显得极度困难。孩子们显示出对拒绝的高度敏感和常表现为社交回避。青少年若患有社交恐惧症就可能对约会、参加集体活动有强烈的焦虑，或者在数周前就对即将到来的社交活动感到焦虑。这可能存在很强的生物易感性，而且不良的发展过程、社交、与权威人物或群体的人际交往经历都是引起疾病的重要原因。

评估

诊断社交恐惧症有什么条件？

社交恐惧症的患者通常害怕别人的关注，并担心他们会被别人置于尴尬场面或被羞辱。有时候他们担心自己将会呕吐或晕倒；有的时候他们仅仅是担心别人会看出他们的焦虑。尽管他们也认识到自己的恐惧是过分的，但仍极力避免引发症状的社交场合。在这些场合经常使他们感到孤独、被隔离和抑郁。如果他们无法避免此种场合，他们就可能会感到很痛苦。

害怕在公众前讲话意味着患者患有社交恐惧症吗？

是的，这是社交恐惧症中一种特别常见的类型，尤其在表演场合。通常，这种症状比广泛性社交恐惧症的损害要小得多，治疗也不同。在广泛性社会恐惧症中，其恐惧和缺陷更广泛，患者对家庭以外的多数社交场合（如聚会、约会、学校）都感到强烈的焦虑。

怎样询问可能有社交恐惧症的患者？

有社交恐惧的患者很少主动向人说出他们的恐惧和症状，患者会见内科医师时常会产生一种与权威人士在一起的令人害怕的"社交"情形。在访谈中，患者会显得极度的窘迫，表现出结巴或尴尬，他们的手掌可能会出汗。询问患者

第25章 焦虑障碍

在工作中感觉如何，经常做些什么娱乐活动（包括社交活动）及和谁比较亲近等作为筛查是有用的。医生应该通过倾听来了解患者在社交活动和单独活动方面的差异之处。询问关于焦虑的交感神经性外显症状，尤其是关于羞涩的问题，将有助于鉴别社交恐惧症。最后，直接问患者在与不熟悉的人在一起或在特定的社交场合中是否感到不安。

患有社交恐惧症的患者还会有哪些常见精神疾病？

与所有的焦虑障碍一样，抑郁症及酒精和物质滥用很常见。

怎样区分社交恐惧症和其他焦虑障碍？

广场恐惧症可以表现为社交恐惧，但广场恐惧症患者不管是否处于社交场合，在有人伴随时焦虑就会减少。但对于社交恐惧症患者有伴侣也常常无助于症状的改善。患有广泛性焦虑障碍的患者会有普遍的焦虑，但在社交场合中常常会感到焦虑减轻，可能是因为注意力被分散的缘故。

用于评估社交恐惧的量表很多，社交焦虑量表（SIAS）和社交恐惧量表（SPS）是常用的自评方法，操作方便，研究表明这些量表能将社交恐惧与其他的焦虑障碍区别开来。

社交恐惧症会有惊恐发作吗？

是的，但是在社交恐惧症中社交焦虑和回避的病史要先于惊恐发作，对于预期的环境或目前所处的社交场合可能会引起惊恐发作。在惊恐障碍中，惊恐发作常突然发生。

社交焦虑在所有文化中都相同吗？

不是这样的。社交恐惧受到文化信仰的影响。例如，在亚洲文化中，恐惧常表现为害怕冒犯别人而不是个人的羞愧或尴尬。在日本，"taijin kyofushos"（害怕自己的体味会影响他人）很常见。

治疗

"社交恐惧症"的诊断就是试图将"羞涩"医学化吗?

不是的。社交恐惧症是一种与严重病态有联系的未被人知的状况。这一点往往被忽视。在儿童中,被学校拒收以及不能和其他孩子相处可以显著增加患精神疾病的风险,其后果可以持续至成年期。患有社交恐惧症的青少年和成人其学习和工作成绩可能更差,可能更少约会或结婚,有自杀风险,尤其是与抑郁或药物滥用共存的情况下自杀的可能性更大。

药物治疗对社交恐惧有用吗?

有用。但是只是部分起作用。现在 SSRIs 被认为是治疗社交恐惧的首选药物,尽管对 MAOIs 的研究很充分,其疗效也很好,但是 MAOIs 要求严格限制低酪氨酸饮食,而且能导致低血压和高血压危象。然而,大约有50%的患者服用首选应用的 SSRIs 药物后疗效不佳。如果增加剂量仍不是完全有效,则下一步需要考虑换成氯硝西泮。一些资料表明,抗痉挛的加巴喷丁和谷氨酸拮抗药有疗效,但是需要进一步进行研究。β受体阻断剂(普萘洛尔或者阿替洛尔)对社交恐惧有用,这种社交恐惧仅限于在表演场合,患者出现明显的自发症状如心跳加速和手颤抖。表演前1小时服用β受体阻断剂可有效地减轻或消除这些症状。但β受体阻断剂对广泛性焦虑障碍患者无效,并且禁用于哮喘和心血管疾病患者。

使用苯二氮䓬类药物治疗患者会成瘾吗?

尽管服用苯二氮䓬类药物3~4周后停药会产生戒断综合征,但是除非患者有药物滥用的病史,苯二氮䓬类成瘾或滥用非常少见(特别是氯硝西泮),当准备停止用药时需要逐渐减量（每两周氯硝西泮减少 0.25mg 或者一半）。每天平均服用量为 0.25mg，这样要持续 4～5 个月。

心理治疗有效吗？

有效，而且特别有用，因为药物治疗的疗效之一部分，而且之后其复发率高。认知行为疗法有助于减少焦虑和回避，一些研究表明认知行为的群体治疗是最有效的。如果患者处于妊娠、母乳喂养和有多种躯体疾病问题时，应用心理治疗可能是首选的方法。

药物治疗社交恐惧症会与心理治疗相互干扰吗？

正好相反，用药物使患者焦虑减轻的同时有助于用心理治疗使其行为发生改变。药物和认知行为治疗的联合应用是一种治疗选择。

特异性恐惧症

病因

什么导致特异性恐惧症？

特异（或单纯）恐惧症是由特定的物体或环境如蜘蛛或高度引发的强烈的、急性的恐惧感和不安的综合征。他们可能部分地起源于包括杏仁核——警觉到危险的闹区的过度活动，也可能是形成了习惯——天生害怕或皮层与情感记忆之间缺乏一致性。尽管受影响的家族成员常常有不同的障碍亚型（或病征），特异性恐惧症具有家族聚集性。晕血症好像有很强的遗传因素。一些特异性恐惧症则伴随有与恐惧病症有关的创伤事件，如飓风和狗咬。生物学上的易感性个体受环境诱发可产生恐惧。

特异性恐惧症很常见吗?

极其常见,尤其是在儿童时期。事实上,18 岁以前,这种恐惧必须持续 6 个月以上才可称为恐惧症。作为一个群体,特异恐惧症是所有焦虑障碍中最常见的。总的来讲,每 10 个人中就有 1 个会在一生的某个时候患单纯恐惧症。女性患病的程度比男性更严重,但不同亚型中患病的性别差异是不同的(表 25-4)。

表 25-4

特异性恐惧症的患病率		
恐惧	终生患病率(占普通人群的百分比)	
	女	男
蜘蛛、昆虫、老鼠、蛇	6.63	2.44
高度	4.57	3.36
交通工具(飞机、公交车、电梯)	3.80	1.33
恐水	3.58	1.28
暴风雨	2.95	0.83
处于密闭环境中	2.67	1.36
其他无害的动物	1.42	0.33

特异性恐惧是怎样形成的?

一般出现于儿童期至成年早期之间,不同亚型的发病年龄峰值不同(表 25-5)。应激阶段可诱发特异性恐惧症,这种特异性恐惧是先前不明确的害怕或厌恶。

表 25-5

恐惧和发病年龄	
恐惧	发病高峰年龄
动物/昆虫	儿童早期
风雨/气候	儿童早期
高度	青少年
环境	成人早期

评价

日常害怕和恐惧症有什么区别？

特异恐惧症表现为对特定的物体或环境的强烈害怕，但"恐惧症"的诊断包括在害怕和回避基础上出现回避和功能损害。一位保姆因为恐惧蜘蛛而被解雇，原因是她因为害怕碰到蜘蛛而不能带孩子去室外，这是有动物恐惧亚型的特异性恐惧。

应该怎样询问有关恐惧症的问题？

如果不询问，患者通常不会描述他们的恐惧，男性尤其倾向于低估他们的害怕。患者通常在普通的医疗就诊时避免谈及这个问题，因为只要谈及恐惧刺激物就会产生巨大的焦虑，甚至是惊恐发作。一个有用的筛查问题是："是否有什么东西让你害怕到无法做你想做的事？怕狗吗？怕坐电梯吗？"像症状自评量表或只对一些常见物体或环境害怕的自陈的测量指标等筛查工具也很有用。

如果患者有惊恐发作，应该怎样鉴别诊断他们是特异性恐惧症还是惊恐障碍？

特异性恐惧症患者在遇到恐惧刺激物时会体验到惊恐发作形式的焦虑。这在环境特异性恐惧的亚型中尤其常见。

是哪种障碍取决于害怕的中心，即害怕集中在某物或某环境（可见于特异性恐惧症）还是害怕出现另一次惊恐发作（可见于惊恐障碍）。特异性恐惧症患者害怕特定物体（如蜘蛛），常常有持续多年的病态恐惧综合征，伴有回避和功能障碍。

治疗

特异性恐惧症能治愈吗?

特异性恐惧症是所有精神疾病中最有可能治疗的疾病之一,大约 90% 患者能够摆脱痛苦,通常用行为心理治疗很快就能治愈,有时几次就可治愈。可选择暴露的行为治疗方法。它使患者暴露于引起恐惧的刺激物面前。对治疗特异性恐惧症有用的行为心理疗法的特征见表 25-6。

表 25-6

与有效治疗特异性恐惧症有关的行为心理治疗特征
缩短治疗间隔时间
较长的治疗时间 (1~2 小时)
暴露在真实的恐惧刺激物前 (不止是模拟品)
治疗者出现在真实的暴露现场
在治疗的间隔期间让家庭成员 (如父母) 充当教练来完成家庭作业

药物治疗对特异性恐惧症有效吗?

没有效果。通常,行为心理治疗加上一些认知技术是能够治疗特异恐惧症。苯二氮䓬类有时可用于治疗某种环境恐惧症,如飞行恐惧。如果常见的并发症状如抑郁出现,可选择 SSRI 药物。

广泛性焦虑障碍

病因

广泛性焦虑障碍很常见吗?

大约每 20 人中会有 1 人患广泛性焦虑障碍 (GAD),

第25章 焦虑障碍

与恐惧症一样，GAD在女性中更常见（男：女约为1：2）。这些患者是慢性忧虑者，通常表现出很多慢性焦虑的躯体症状。

人是什么时候开始产生广泛性焦虑障碍的？

同社交恐惧相似，GAD通常始于儿童时期和青少年期，也有一些研究表明发病峰值在21岁，这与惊恐障碍很相似。一旦患病，广泛性焦虑障碍表现为波动的慢性过程，应激状态时病情加重。

什么原因导致广泛性焦虑障碍？

特定的生物学和心理学机制并不完全明了。一种理论认为GAD与GABA-苯二氮䓬类受体复合物的异常有关，并且出现大量的神经学和神经递质系统的异常。对GAD并发心脏病的患者研究提示，患GAD的患者有自主神经调节能力（autonomic flexibility）的损伤。神经影像学研究则提示有基底节和边缘系统的异常。心理学上，担心可以避免出现其他更特定的和有害的情感（如愤怒）；认知上，患者有选择地参与威胁性的或者与个人有关的刺激或想法。GAD的显著特征是其他精神病性障碍的并发症，且发病率高，在一些研究中发病率高达90%。

哪些人易患广泛性焦虑障碍？

社会经济地位较低、近期发生应激生活事件、有广泛性焦虑或抑郁家族史及女性都是患GAD的危险因素。有并发的躯体疾病也是患此病的危险因素。例如：一项对卒中后患者的研究表明大约1/4的患者符合GAD诊断标准。常见并发的精神病性障碍为抑郁、心境恶劣、惊恐障碍、广场恐惧症和酗酒。

评估

患 GAD 的患者一般有什么表现？

患者经常就诊于基层保健机构，患者通常主诉头痛、疲劳、肌肉疼痛和其他躯体症状。然而，与惊恐障碍不同，惊恐障碍的症状是突发性的，广泛性焦虑障碍的症状有一个长期的慢性波动过程。担忧是该障碍的首要症状，而且这种担忧是过度的和超出现实的。

广泛性焦虑障碍和正常的担忧有什么不同？

在 GAD 中，不管有无令人担忧的事件，都会表现出焦虑。此外，在面对日常生活中出现的一般问题时，患有 GAD 的患者倾向于视其为灾难性事件。例如，通知这样一个患者你想重新核查他的某些化验结果，这会让患者觉得自己可能患了癌症。常见的害怕表现见框 25-2。

框 25-2

在广泛性焦虑障碍中常见的害怕表现
害怕贫穷（尽管身家丰厚）
害怕患躯体疾病
害怕孩子会生病
害怕会失业

应该怎样询问患者有关广泛性焦虑的情况？

尽管在初次会谈中会表现出明显的焦虑及广泛的躯体主诉，但初级保健医师还是需要快速有效地找出其社会心理资料以作出如 GAD 之类障碍的诊断。Stuart 和 Lieberman 提供了一套问题来进行 GAD 的诊断，这套问题缩写为 BATHE（见框 25-3）。患 GAT 的患者回答这些基本的问题，从某种意义上说，可以使其过度的和不现实的焦虑以及缺乏控制或应付焦虑的能力变得更加清晰。

框 25-3

广泛性焦虑障碍的筛查问题（BATHE）

背景

"你近来生活如何？"

情感

"你对此有何感受？"

困扰

"什么是最困扰你的事？"

解决

"你如何解决那个困难？"

共情

"先是共情性或支持性的表述，在适当的时候，进行总结"

From Hidalgo RB, Davidson JR. Generalized anxiety disorder. An important clinical concern. Med Clin North Am 2001；85：711-733 with permission from Elsevier.

治疗

广泛性焦虑障碍最有效的治疗方法是什么？

药物治疗、认知心理治疗、放松技术及焦虑控制技术（如时间管理）都有助于治疗广泛性焦虑。对焦虑的急性治疗是采用药物治疗，但是中断药物后复发率也高。

可以使用哪些药物？

抗抑郁药、苯二氮䓬类和丁螺环酮都有效。由于 GAD 具有并发症，用药应该考虑到抑郁症、药物滥用史、起效速度及躯体状况。抗抑郁药通常与治疗抑郁症的用量基本相同。苯二氮䓬类虽然有效，但存在使抑郁加重或药物依赖的风险。服用丁螺环酮，存在从用药到开始起效需要 2~4 周的时间的问题。

强迫症

病因

强迫症很常见吗？

强迫症（OCD）是一组被研究的最清楚的异质性状况，最初是由于出现强迫观念和强迫行为，它是一种很常见且不被诊断出来的障碍，部分原因是患者隐瞒他们的症状。通常患者会认识到他们的想法（强迫思维）和行为（强迫动作）是不正常的并体验到很强的羞愧感。甚至还未上学的小孩也认识到他们的症状是古怪和疯狂的，并且尽力在朋友和家人面前加以掩饰。患有 OCD 的患者在发病前会经受平均 5~10 年的痛苦。终生患病率接近 2.5%。一般起病于青少年时期，在 20 多岁时会表现得很明显。儿童时期发病多见于男性，但终生患病率男女大致相当。与链状球菌感染有关的儿科自身免疫神经精神病学障碍（PANDAS）是发生在有链状球菌缺陷孩子身上的 OCD 的一种变种。这些孩子可能存在神经受体缺陷。在基底神经节中，对于链状球菌抗体来说，PANANS 经常出现抽筋和其他的运动异常。

强迫思维与强迫行为有何不同？

强迫思维是能引起强烈焦虑的非意愿的想法或冲动。而强迫行为是可以暂时减少或缓解焦虑的行为。单纯的、不伴有强迫行为的强迫思维很少见。强迫行为可以是生理方面的（如洗手），也可以是心理仪式化的（如计数）行为。

强迫症是生物性的还是由于某种教育方式引起的？

许多结果支持OCD的形成有其生物学基础。单卵双生子研究发现其同病率为50%～85%，而异卵双生子仅为20%～50%。OCD患者的直系亲属患此病的风险是普通人群的5倍。换句话说，如果父母有OCD，他的孩子有10%的可能性染患此病。与遗传负荷相结合的环境因素可能导致疾病发生。对OCD患者的正电子发射断层扫描（PET）研究显示其前额叶大脑皮质区和尾状核的糖代谢旺盛。最新的功能性图像研究表明在OCD患者中包括前额皮质，纹状体和丘脑的脑环路是异常的。以前人们认为早期的教养方式很重要，但是现在认为可能对OCD的形成不起什么作用。

强迫思维和强迫行为有何关联？

侵入性和典型的非意愿想法（强迫）会导致焦虑增强。而这种焦虑导致的一种强迫性的重复性动作又会暂时减少焦虑。随着时间推移，强迫思维又增强，强迫思维和强迫行为如此循环往复，中间常伴有逐渐缩短的缓解时期。许多常见的强迫行为和强迫思维的配对亚型见框25-4。

框25-4

一些常见的强迫思维和强迫行为亚型	
强迫思维	强迫行为
污染	洗手
怀疑	检查
攻击性思维	忏悔或核对
对称	仪式动作

评估

何时应怀疑患者有强迫症?

患者通常会羞于提及其强迫思维和强迫行为,或害怕自己会变疯,因此除非引起极端的痛苦,否则很少会诉说其症状。因此重要的是直接询问关于强迫思维或仪式性行为的表现。产后以及接下来的错误会增加 OCD 的发病率。通过列举常见的事例来询问(洗手、检查、做"正确"的事情)对诊断是有帮助的。告诉患者这些想法和行为很常见且有好的治疗方法也很有帮助。患者避免普通活动(如做饭或驾驶)时应该询问是否有特异的担忧情况。如果患者承认存在一些症状,使用像 Yale-Brown 强迫量表这样的评定量表对于监控治疗是有用的。

身体检查对诊断强迫症有帮助吗?

有帮助,至少可增加怀疑。例如,有洗手仪式——这是最常见的仪式动作之一——的 OCD 患者经常在手背上有皮炎(早期的 OCD 研究者常会回访皮肤病诊所的就诊者以筛查患者)。出现运动型抽搐也增加是 OCD 的猜测,因为他们是常见的并发症状。

强迫症患者总是认为他们的想法和仪式动作是无意义的吗?

总的来讲,患者对症状的无意义性的自知力有助于区分 OCD 和如妄想障碍或精神分裂症等精神病性障碍。尽管大多数 OCD 患者视其症状为无意义或者过度的,但仍有一小部分 OCD 患者会认为其症状是合理的或似乎是合理的。这部分不同的 OCD 患者有时被称为无自知力的 OCD 患者,或分裂强迫障碍,需要用 SSRIs 及抗精神病药治疗。令人惊奇的是,一些研究显示,患者对症状自知的程度并不能预测患者对药物或行为治疗的效果。

怎样区分强迫症和强迫性人格障碍？

OCD 患者常出现强迫思维或强迫行为，或两者皆有，而强迫性人格障碍则两者皆无。强迫性人格障碍倾向于将自己看成是完美主义者，顽固的、没有任何错误的。（对强迫性人格障碍的详细讨论见第 28 章。）

治疗

强迫症最好的治疗方法是药物还是心理治疗吗？

研究表明 5-羟色胺活性药物治疗和行为治疗都可以减少 OCD 的症状。事实上，每种单独的治疗都显示可以降低尾状核的代谢活性（图 25-1）。联合应用药物治疗和行为治疗可以达到最好的疗效。分析心理治疗通常对此症无用，有时会使情况更糟。重要的是让患者了解 OCD 的自然病程是反复波动的一个过程，尽管治疗可能使症状消失，但病情反复波动很常见。应激很可能会加重症状。

什么药物对强迫症最有效？

SSRIs 和氯米帕明（一种 TCA，具有明显的 5-羟色胺效应）最有效。应给予抗抑郁的氯米帕明剂量（150～250mg），但患有 OCD 的患者应用 SSRIs 治疗的剂量应比用来治疗抑郁的剂量要高很多（例如氟西汀应用为 80 mg 而非 20 mg）。选择药物要考虑副作用。因为 OCD 有高并发症发生率，所以加药也很常见。过分的抑郁或者双向障碍可能要求增加锂，近期出现错觉或者抽搐可能需要小剂量的抗精神病药。过度丧失能力的难以治愈的 OCD 可以尝试静脉注射氯米帕明或者实行立体定位的脑外科神经方法。

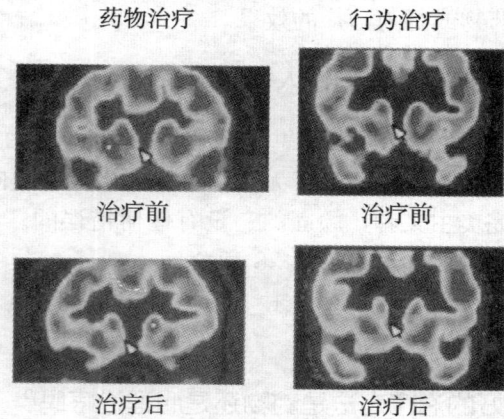

图 25-1 用氟标记的脱氧葡萄糖的正电子发射断层扫描（PET）检查强迫症：强迫症患者任选药物或行为治疗的一种方法单独治疗后，其右脑室及尾状核（箭头所指）的糖代谢水平下降。这个结果是非躯体心理治疗反应，有特异性脑生物学改变的首个文献资料。

(From Baxter L Jr, Schwartz JM, Bergman KS, et. al: Gaudate glucose metabolic rate changes with both drug and behavior therapy for obsessive-compulsive disorder. Arch Gen Psychiatr 49: 681-689, 1992.)

何种行为治疗有效？

常用的技术是暴露和反应预防，这包括帮助患者将自己置于逐步升级的害怕的场合或思维中，同时阻止其用平常的强迫行为做出反应。例如，害怕污染的患者可试着让她慢慢地接触恐惧的脏东西，同时又阻止其洗手的仪式性动作。满灌想象法（常用录像机）有时有帮助，思维制动法（用橡皮筋缠在手腕上打断强迫想法）也有一定作用。

应该鼓励患者谈论他的强迫思维吗？

不能这么做，一旦明确发现其有强迫思维，你的工作就是让患者停止去想它们。谈论强迫思维会使事情变得更糟。

治疗停止后,强迫症会复发吗?

会。虽然85%的患者用药物和行为疗法后症状会有所减轻,但是90%用药物治疗的患者会因停药而再度复发,而有25%用行为疗法治疗的患者在治疗停止后复发。药物治疗显效较慢,行为治疗效果更持久。

DSM-IV:创伤后应激障碍

病因

DSM-IV:创伤后应激障碍(PTSD)常见吗?

应激无处不在,许多人在一生中的某个时候会经历或见证威胁生命的创伤,而PTSD则被认为相对不常见,且经常被看做是战斗综合征的同义词。然而一些研究显示终生发病率为9%,或约每12个人中会有1个人患此病。可触发敏感个体PTSD发生的常见创伤事件见表25-7。

表25-7

与DSM-IV:PTSD形成有关的常见创伤
突然的,未预料到的亲人死亡
暴力犯罪
家庭暴力
性攻击
自然灾难
争斗
恐怖主义或人为灾难
创伤性的分娩/复杂型妊娠

为什么一些人会有PTSD,而另一些人则不会有?

90%的人在经历严重创伤后并不会发展为PTSD。危险因素包括早期与父母分离，先前的抑郁或焦虑障碍史，或抑郁或焦虑的家族史，先前受到严重创伤史及创伤的严重程度、缺少社会支持。生物学上的脆弱可能也有一定作用。保护性因素如特定的文化仪式可能会使风险性减小。

评估

DSM-IV：创伤后应激障碍发生于何时？

从学术上来说，在遭遇创伤性事件后出现与创伤相关的应激障碍的症状持续时间只有达到1个月才可称为PTSD，但是大多数病例的PTSD症状在创伤性事件后数日或数周内就会出现。如果症状持续3月以上则为慢性的。PTSD的持续时间变异极大且严重程度也有波动。经治疗大多数患者在数月至1～2年就会康复，但有少数人不能治愈。例如，一些患PTSD的纳粹集中营幸存者在50年后还有严重的症状。

什么是急性应激障碍？

急性应激障碍（ASD）与PTSD非常相似，是指症状出现于创伤后数天且持续的时间不超过1个月。如果症状持续1个月以上则可诊断为PTSD。有证据表明，用认知行为疗法治疗ASD对减少ASD症状和预防PTSD是有效的。

诊断时应寻找什么症状？

最主要的症状是通过日间的症状闪回和梦魇重新体验到创伤事件。此外，个体回避与创伤有关的事物和表现出过度警觉的症状如失眠或过度的惊跳反应。

DSM-IV：PTSD患者还有其他什么症状？

物质滥用，尤其是酒精滥用和酒精依赖在PTSD的患者中是极其常见的并发症。有PTSD症状的患者应详细、客观地询问他们物质滥用的方式和自创伤性事件后这些物质滥用方式的任何改变。大约50%的PTSD患者会出现抑郁，要询问是否有自杀意念。恐惧、偏执、分离、幻觉和错觉可能全是PTSD部分临床症状。也要考虑持续的创伤。

DSM-IV：PTSD的患者通常会寻求治疗吗?

不会。患者因恐惧和逃避而不愿提起创伤性事件，且会向卫生保健人员提供一些回避性症状。患者会主诉睡眠问题，惊恐发作或强烈的焦虑，但不会自发地揭露其创伤性事件。你应该温和地询问PTSD的其他症状，但应该在患者没有感到不适的程度范围内讨论创伤性事件。PTSD症状可在创伤性分娩或者复杂妊娠后出现。

治疗

应该在多短的时间内治疗DSM-IV：PTSD患者?

创伤后干预和对急性应激障碍症状的治疗应尽快实施。向患者解释在严重的创伤后有某些应激症状是很正常的。鼓励患者使用现有的社会支持如与家庭成员和朋友待在一起并与他们谈话。患者所在的宗教团体也可以提供有效的支持。帮助患者脱离不合理的负罪感（经常是"幸存者负罪感"）。有过度警觉症状的急性应激障碍患者可以短期应用催眠治疗。短期应用苯二氮䓬类有助于治疗极度焦虑，但是考虑到物质滥用的高发生率，应用此药需谨慎。早期提供创伤咨询和团体支持亦很有帮助。

什么时候需要药物治疗?

当症状严重和损害日常功能时需要药物治疗。失眠、抑郁、惊恐和有自杀想法也需要开始用药治疗。如果患者有持续的与创伤有关的应激如失业或经济困难，那么应用药物治疗可以防止PTSD症状和抑郁的程度加重。

什么药物最有效？

所有常规抗抑郁剂量的 SSRIs 对许多个体都很有效。并且是治疗 PTSD 的首选药物。假如无效，那么可试用文拉法新（venlafaxine）或那法唑酮（nefazodone）。失眠通常是 PTSD 的核心症状，通常低剂量（50~200mg）的曲唑酮（trazodone）是首选药物。如果总是出现梦魇，α 受体阻断剂（如哌唑嗪）、低剂量的 TCAs 或者非典型性抗精神病药是可选择的药物。如果没有物质滥用问题，虽然苯二氮䓬类药物对于 PTSD 症状的效果有争议，但是短期应用苯二氮䓬类药物治疗强烈的焦虑疗效可观。也可用丁螺环酮，但疗效在数周后才显现。未来躯体治疗而非药物治疗的趋势是重复性的颅磁刺激（rTMS）（对 rTMS 的详细讨论见第 23 章）。

出现疗效后药物治疗还要持续多长时间？

药物治疗至少要持续 1 年以减少复发。

什么样的心理治疗对 DSM-IV：创伤后应激障碍最有效？

研究证明，CBT 是最有效的方法。暴露疗法包括脱敏治疗，它通过让患者逐渐暴露于不会引起回避的与创伤有关的事物中进行的。认知治疗可能有助于纠正不合理的信念和负罪感。焦虑处理技巧如放松、呼吸训练、视觉想象、重构技术、自信训练和思想制动都可使患者获益。群体支持和群体心理治疗对某些患者亦有帮助。

关键点

概述
- ▶ 焦虑障碍是所有精神障碍中最常见的。
- ▶ 焦虑障碍患者通常最先就诊于主治医生处。
- ▶ 治疗焦虑障碍的首选药物包括如下：
  SSRIs 和高效苯二氮䓬类
  认知行为治疗（CBT）

关键点

惊恐障碍
- ▶ 惊恐障碍的患者常因害怕有严重的疾病而就诊于医疗机构。
- ▶ 惊恐障碍通常是慢性和波动性的，但患者对抗抑郁药和 CBT 治疗的反应良好。

关键点

社交恐惧症
- ▶ 社交恐惧症发病早，常见于儿童时期发病。
- ▶ 治疗社交恐惧症可选用抗抑郁药物和认知行为治疗。
- ▶ 未经治疗的社交恐惧症会增加药物滥用和抑郁的风险。

> ## 关 键 点
>
> **特异性恐惧症**
> - ▶ 特异性恐惧症是所有精神病性障碍中治疗最有效的疾病。
> - ▶ 可用于治疗特异性恐惧的方法是暴露。

> ## 关 键 点
>
> **广泛性焦虑障碍**
> - ▶ 广泛性焦虑障碍(GAD)以慢性担忧和焦虑症状为特点。

> ## 关 键 点
>
> **强迫症**
> - ▶ 强迫症(OCD)有生物学和可能的遗传学基础。
> - ▶ OCD 有高度共病(抑郁和其他焦虑症)。
> - ▶ OCD 治疗选择为 5-羟色胺活性药物联合行为治疗。

> ## 关 键 点
>
> **DSM-IV：创伤性应激障碍**
> - ▶ 创伤后应激障碍(PTSD)比我们先前认识到的常见。
> - ▶ 早期支持甚至药物治疗可以阻止其完全发展成为 PTSD。
> - ▶ SSRIs、CBT 技术和群体治疗是 PTSD 的首选治疗方法。

病 例 25-1

一名 24 岁女性患者，在避暑别墅前的海边游泳时突发心动过速、气短、无力和害怕溺水而死亡，2 个月后来就诊。患者症状发作突然，持续 15 分钟左右，她邀请了最好的朋友和她一起游泳。从那时起，几乎每周发作一次。尽管她非常喜欢大海和自己的避暑别墅，但还是回到了市内，且当她自己一个人独处时仍有恐惧。她不再开车，只使用淋浴而不用浴盆，因盆浴曾引起发作。患者于去年春天大学毕业，在继续读研究生还是找工作之间徘徊。6 个月前，大学男友和她分手了。发病前，患者身体健康并很忙碌。

A. 如果需要，还要做什么实验室检查？
B. 如果躯体检查没有异常，你将如何向患者解释？
C. 首要的治疗计划是什么？
D. 你会建议这个患者做心理治疗吗？

病 例 25-2

一名 19 岁的学艺术的学生，担心他的肺和脑正在被环境毒素污染而来就诊。他认为公交车上、汽车尾气里和食物里都有毒物。患者身高 5 英尺 9 英寸，体重 125 磅。他有广泛的焦虑，在无意中看见门卫使用上光剂装饰一块铜牌，就不断地想这种气味可以损害自己的大脑。

A. 初步诊断是什么？
B. 还需要做哪些诊断工作？
C. 如果查体和实验室检查都正常，如何治疗该患者？

> # 病例 25-3
>
> 患者男性，42岁，商人，不知自己有精神病史。主诉有失眠、高度焦虑，3周前从办公楼的火灾中逃出来，希望搬到一个小城镇去。患者做噩梦，总能看见火苗，办公室和走廊都有烟味，有犯罪感和陷害同事的想法。他一直和家人住在郊区，不愿回市里。为了这次看病，他事先喝了6瓶啤酒。
>
> A. 诊断是什么？
> B. 还要问什么问题？
> C. 如何治疗？

参考答案

病例25-1 A. 学习目标：**认识到对于伴有或不伴有广场恐惧症的恐惧障碍患者的最初评估都要进行查体以排除发作的躯体病因**。虽然这名年轻的女性患者身体健康，与大多数惊恐障碍的患者一样（特别是因为她有广场恐惧症的症状），应该进行常规的实验室检查，最初的评估包括尿毒性检查、新陈代谢情况、促甲状腺激素水平、血细胞计数、人类绒毛膜促性腺激素；如果患者有心悸，应进行心电图检查。

病例25-2 B. 学习目标：**对惊恐障碍患者宣传医学知识和治疗方法是最初的治疗干预**。在许多案例中，向患者解释惊恐障碍是一种常见的并且可以治愈的疾病。通过治疗可以减轻焦虑，甚至减少惊恐发作的频率和发作的持续时间。

病例25-1 C. 学习目标：**对于特定的患者要考虑药物治疗和心理治疗的利与弊**。如果患者没有禁忌证和易于接受药物，药物治疗惊恐障碍是最快速的。SSRI是较好的选择。如果惊恐发作一周好几次，用苯二氮䓬类药物将快速消除症状；如果患者不愿意服药，采用CBT和放松训练是较好的方法；对于妊娠的患者，CBT 可能是最好的。

病例 25-1 D. 学习目标：**让惊恐障碍的患者了解心理治疗的作用。**患者已经害怕独处、沐浴和开车几个月以上，这些行为模式单纯用药物不能起到很好的效果，逐步暴露、放松和认知重构技术治疗广场恐惧症是有效的。此外，心理治疗的效果可能更持久，并能够降低复发率。

病例 25-2 A. 学习目标：**了解 OCD 与妄想症的主要不同点。**你需要判定患者是否认为他的恐惧是无意义的还是夸大的。典型的情况：伴有焦虑障碍的 OCD 患者对自己的恐惧有自知力。患者的恐惧只是触及精神障碍的一部分，如精神分裂症或者妄想症，这样的患者认为他们的恐惧是符合逻辑的。偶尔的情况：患者似乎处于两者中间，单独从自知力上进行区分更困难。

病例 25-2 B. 学习目标：**认识到与焦虑障碍相关的高并发症。**这种患者有明显的体重较轻，虽然这可能继发于对食物中毒的强迫恐惧，但是他可能由于重度抑郁发作而出现食欲下降和体重减轻。应该进行全面的体检、精神检查和基本的实验室检查以排除躯体疾病，代谢性躯体疾病可能解释体重减轻和出现的 OCD 症状。

病例 25-2 C. 学习目标：**了解 OCD 的治疗。**一些SSRI药物是首选的药物。开始剂量相当于抗抑郁药量的 25%～50%，这样可避免出现最初的激动或者恐慌，并且药量要增加到高于抗抑郁药的药量（如 60～80mg 氟西汀）。完全起效可能比抑郁症状花费更长的时间（2～3 个月）。

病例 25-3 A. 学习目标：**理解急性应激障碍（ASD）与创伤后应激障碍（PTSD）的关系。**从学术上看，这个人正在经历 ASD，因为他的症状还没有达到 1 个月。在这一点上，综合征被定义为急性 PTSD。但是，在临床上，综合征是非常相似的，包括高警觉状态、重新经历和回避。

病例 25-3 B. 学习目标：**认识到与应激障碍有关的高并发症。**这个人表现出恐惧和负罪感。虽然这些症状可以用

ASD或PTSD解释，但是他们也提示有重度抑郁的症状，包括自杀意念。这个患者为了缓解焦虑而喝酒。对以前的物质使用史、家族物质使用和滥用史以及创伤后对物质的使用都应该进行调查以评估当前的物质滥用症状。

病例25-3 C. 学习目标：**熟悉PTSD的治疗**。在减少PTSD症状方面，正常抗抑郁剂量的SSRIs是有效的。如果没有物质滥用史，安眠药和苯二氮䓬类药物的短期使用可能有助于治疗失眠。由于患者存在明显的回避症状，故可以建议进行行为心理治疗。有过类似创伤的支持性的团体和团体心理治疗对他也有帮助。

（杨绍清译　李建明校）

第 26 章　物质滥用障碍

病因

什么是物质滥用障碍?

物质滥用是由于药物或酒精（物质）引起的行为综合征。这是一个连续体，其严重程度从错用到滥用最后至依赖。特殊药物可以引起中毒、戒断综合征、滥用和依赖以及精神症状。（中毒发生于用药中，而戒断则发生于停药后。）

滥用与依赖有何不同?

当一个人由于用药而无法达到学校或工作的目标或无法完成法定任务时，即可诊断为药物滥用，如酒后驾车、酒后滋事；或尽管会损害健康仍会使用某种药物（如有肝病者仍会饮酒）者也应诊断。依赖则不仅包括上述滥用所引起的症状还包括对药物的耐受、戒断或强迫应用。如果存在强迫性用药，则诊断为依赖不一定必须出现生理上的戒断综合征。这使诊断像大麻这样的药物依赖成为可能，因为他们不会导致明显的生理戒断。

什么是耐受?

耐受是长期或延长用药后导致药效降低的现象（或大剂量应用才会出现与以前相同的效果）。如非耐受个体在喝下一杯（药物）后会感觉肌肉松弛、神采飞扬，而耐受者则通常需多喝几杯后才会有相同感觉。

什么是药物成瘾？

成瘾并非医学词语，在交谈中应用其义大致相当于"依赖"，但却突出患者无能力去停止服用这种药物。

成瘾是可控的吗？

既是，也不是。DSM-IV-TR 对依赖的诊断标准包括无法控制的使用症状（服用比预期更多的物质，难以成功地控制使用）。尽管物质滥用障碍的形成有社会和环境因素，然而有证据表明遗传也是原因之一。此外，在长期应用药物和酒精后大脑也会改变，这种改变可能对成瘾也有作用。

哪些人易发展成药物和酒精滥用者？

所有年龄段、经济社会各阶层和各种族的人都有可能。青少年时期就开始饮酒或使用药物者，其发展为物质滥用障碍的机会更大。

社交饮酒者和酒鬼有何区别？

大多数人（80%）在生活中会饮酒，而大约 50% 的人在目前的生活中会饮酒。他们中的许多人会经历与饮酒有关的问题，例如饮酒过度致病或经历宿醉，并试图减量或停止饮酒。许多人成功了，假如他们可以坚持减量或停止饮酒，他们可能不是酒鬼。而戒酒困难者则称为酒鬼。尽管使用毒品很少见，但判断原则一样可用，更多的人只是试用毒品，而不是想对毒品成瘾。

物质滥用很常见吗？

酒精滥用和依赖的发病率约为 15%，而药物成瘾者发病率则为 6%，男性酒精滥用和依赖是女性的 2 倍，而另外一些药物其性别差异更大（男多于女）。

第26章 物质滥用障碍

我们所说的药物包括哪些?

有很多,谈论有同样效果的分类药物更容易些。四大类药物主要是兴奋药、抑制药、阿片类或其他类,其他类包括大麻类、吸入剂及俱乐部药物。一般滥用药物见表26-1。

尼古丁和咖啡因也可成瘾吗?

绝对可以。一旦开始使用,则很难戒除。

表26-1

常见滥用药物
中枢神经系统兴奋药
苯丙胺
可卡因
中枢神经系统抑制药
酒精
苯二氮䓬类
巴比妥类
阿片类
海洛因
吗啡
可待因
哌替啶
氢可酮
氧可酮
其他
大麻醇
大麻
麻药
幻觉剂
PCP(苯环己哌啶)
LSD(麦角酸)
可他命(K他命)
次甲基二羟甲基苯丙胺(MDMA)(迷魂药,X)
吸入剂
甲苯
丙酮
丁烷

为何它们并未列入药物滥用表？

它们或许该列入。DSM-IV 描述为咖啡因中毒综合征（显著症状为焦虑）和尼古丁依赖及戒断综合征（症状主要是抑郁、失眠和易激惹）。可卡因和尼古丁与其他滥用药物的一个不同点是尽管使用非常广泛，但是有关损害的判断和特定的行为问题是极其罕见的。人们不太可能因为服用咖啡因和尼古丁就导致工作失误或者导致汽车交通事故（争论的原因在于它们极易获取：如果咖啡因和尼古丁同海洛因一样难以获得，那么其行为问题也会增加），但是，咖啡因和尼古丁的应用也必须在全面健康评估之后。

大麻会成瘾吗？

会。实际上，与其他毒品相比，更多的人依赖大麻。对于大麻的全部综合征人们还没有达成共识，而大麻导致的综合征还没有出现在诊断手册中，但是已经描绘了大麻戒断综合征。戒断的症状可能包括易激惹、焦虑、食欲降低和失眠。人们日益要求治疗印度大麻使用障碍。这可能与在过去的 30 年中，大麻已成为更潜在的威胁有关。在 20 世纪 60 年代，测得的大麻中含有的四氢大麻醇水平从 0.05% 增加到 5%。而印度大麻的含量一直多达 22%。

评价

怎样询问患者有关药物和酒精滥用的问题？

询问药物及酒精滥用可能会很尴尬，但还是要询问。开始时问："你喝多少？"假如患者说不喝，然后问为何不。这样可以引出许多信息。例如，患者可能是处于药物或酒精问题的康复中，他所信仰的宗教禁酒，或许其有药物和酒精滥用的家族史。假如此人承认其确实饮酒，则接着问喝多少，频率如何；接下来应该问："你是否有时会喝得比预期要多?""饮酒曾使你陷入困境吗?"已经开发出数种工具用以筛检酒精问题。4个题项的CAGE问卷是筛检物质滥用障碍最普遍和最简单的工具之一(框26-1)。虽然饮酒的量和频率不能诊断酒精使用障碍,但是对"在最近一个月喝酒是否超过5次"的问题采用正向回答可作为进一步确认酒精滥用障碍的良好指标。

框 26-1

CAGE 问题

C:你曾觉得有必要戒除药物使用和饮酒吗?
A:别人批评你饮酒和药物滥用会使你恼怒吗?
G:你曾对饮酒和使用药物感觉不佳或负罪吗?
E:晨起后是否曾饮酒或使用药物使精神稳定或去除眩晕(大开眼界)?

我怎样问及其他药物滥用?

谨慎提及,从不要假想每个人都不使用药物。虽然不必提到每一种可能的药物,但是可提供一些常见的药物。友好的、尊重的、非判断性的语调更有助于获取翔实的信息。"除酒精之外,你尝试过其他药物么?""你曾吸食大麻吗?""在大学吸烟吗?""你试着吸过可卡因吗?"

假如她仅在夜间饮酒,能称为酗酒吗?

能,使用数量和频率并不能定义为物质滥用。患者虽夜间饮酒或周末使用可卡因,但却由此造成后果(如过度饮酒且中毒,造成次日工作迟到),她仍可诊断为物质滥用或依赖。

假如患者只喝啤酒也可能是酗酒吗?

当然可以是。一罐啤酒(12盎司)(1盎司=28.35克)、一杯葡萄酒(5盎司)和小杯80度白酒(1.5盎司)所含的酒精一样。

除了评估一个人饮酒和兴奋量的多少和频率外，还应该评估什么？

中毒或戒断。绝大部分信息都可以从患者的物质滥用史中得到。中毒和戒断的信息，可以从系统回顾、精神状态检查和体检中获得。

我应该寻找什么样的体征和症状？

体征和症状因药物不同而发生变化。一般来说，中毒的体征和症状和戒断相反（如瞳孔缩小或散大，见图 26-1 及图 26-2）。但也有例外，表 26-2 给出了常见于药物滥用的中毒和戒断综合征。

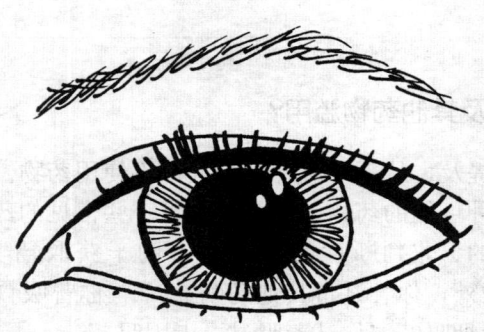

图 26-1　瞳孔散大，中枢神经系统兴奋剂中毒和阿片类戒断的特征。

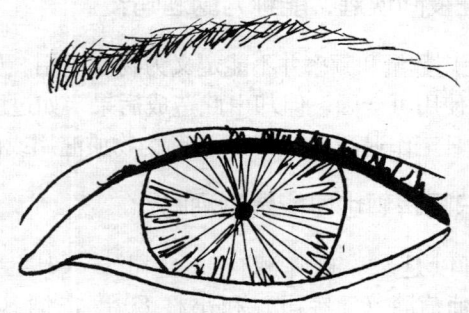

图 26-2　阿片类中毒的特征——针尖样瞳孔。

第26章 物质滥用障碍

表26-2 常见药物滥用引起的中毒和戒断综合征

药物分类（举例）	综合征	症状	体征	危险
中枢镇静药（酒精、苯二氮䓬类）	中毒	焦虑减轻、无抑制	乱语、共济失调、深腱反射降低	呼吸抑制
	戒断	焦虑、易激、头痛、精神症状（当极端时）	坐卧不安、心跳加速、血压升高、深腱反射加大	癫痫发作、戒断昏迷（10%患者致命）
中枢兴奋剂（可卡因、安非他明）	中毒	过度活动、性欲强、类妄想症状安想、幻听幻触觉	心率血压升高、心律失常、瞳孔放大（图26-1）	心脏性猝死、卒中、癫痫
	戒断	抑郁	针尖样瞳孔（图26-2）	自杀
阿片类	中毒	欣快感、麻醉、镇静、呆滞、恶心、喷射性呕吐	针尖样瞳孔、血压下降	呼吸抑制
	戒断	多处疼痛、药物渴求、焦虑	瞳孔散大、立毛、流鼻涕、流眼泪、腹泻、呻吟	
大麻	中毒	时间感改变、想吃糖、觉增强、妄想念头、幻觉（极端病例）	眼带血丝、血压升高、心率加快	
	戒断	易激惹、药物渴求		

续表

药物分类（举例）	综合征	症状	体征	危险
苯环己哌啶（PCP）	中毒	情绪高涨、飘飘欲仙感、幸福欣快感	心跳加快、流眼泪、出汗、眼球震颤	昏迷、血压过高、谵妄
	戒断	易激惹、昏睡		
致幻剂	中毒	欣快感、亲密感	心跳加快、血压升高、出汗、牙关紧闭	体温过高、血钠过少、肝衰竭、癫痫
	戒断	抑郁、失眠、记忆受损		

判断力受损是所有醉酒和戒断者的特征。

什么时候会发生酒精戒断反应?

在最后一次喝酒 8 小时后出现,症状包括震颤、面红、恶心、腹泻、呕吐、紧张和失眠。通常也常见心悸和高血压。这些症状和体征持续 48 小时,并在 5 天内明显消失。酒精戒断极少见震颤谵妄 (DTs)。

怎样区分患者是否处于震颤谵妄的风险中?

风险一直存在于长时间过量饮酒的人身上,对于喝醉的患者住院戒除酒瘾是必须的。如果患者有过震颤谵妄发作或者并发其他的身体状况,那样的患者更加危险。震颤谵妄属于近期发作的现象——最后一次饮酒后 3~5 天发生——并且早期的戒断体征和症状可能很轻微,容易被忽视。自主神经症状(体温升高、心跳加快和血压升高,均有波动)是发生震颤谵妄的关键性早期信号。

震颤谵妄看起来像什么?

正如名称显示的那样,震颤谵妄是带有明显震颤的谵妄。典型特征是患者头脑混乱、没有方向感和害怕。常出现幻听、幻触和幻视。震颤谵妄患者经常满头大汗。心率、血压升高。可能出现也可能不出现癫痫与心血管破裂相关的死亡占可治疗患者的 10%。

应该警觉长期酒精问题吗?

是的。酒精几乎对身体的每一个器官都有毒副作用。肠胃反应有胃炎、胰腺炎、胃溃疡、食管静脉曲张,甚至出现胃癌和胰腺癌。过量饮酒(在过去的 10 年内一天超过 8 次)很容易出现肝硬化,肝硬化能够导致肝癌。由饮酒伴发的心血管病包括高血压、卒中和心肌病(酒精直接使心肌中毒)。缺乏维生素使酗酒者容易出现贫血和周围神经病变。酗酒者处于 Wernick 脑病的维生素缺乏状态中,Wernick 脑病是一种谵妄状态伴有步态不稳和眼动反常。直接静脉注射维生素K可以防止Wernick脑病发展成Korsakoff障碍，Korsakoff障碍是一种持久的顺行遗忘。它是一种极端可怕的状态，个体不能将近期记忆转化为长时记忆。此外（与Wernick脑病和Korsakoff障碍无关），一些酗酒者会清楚地出现长时间的幻听（常常是威胁的声音），这种状态称为酒精诱导的幻听。

体检有助于评估物质滥用障碍吗？

在诊断中毒和戒断状态时，体检是必要的。表26-2中列出的体征可能是最显著的和明确的特征，体检的其他方面可能使你警觉存在严重的药物和酒精问题。磁道标（Track marks）（通常在前臂，但是也可能是身体的任意部位，包括生殖器）表明使用静脉注射药物。嘴唇和手指上的伤痕可能是由于使用碎裂的可卡因划伤的。慢性过量使用酒精会出现手掌红斑、蜘蛛痣和肝病（早期肝变大，晚期肝变小）。

实验室检查有用吗？

做出物质滥用障碍的诊断只能依赖于病史、心理状态和体检结果。实验室研究可以提供有用的辅助信息。酒精使用障碍经常导致肝功能异常。谷草转氨酶［AST（SGOT）］是谷丙转氨酶［ALT（SGPT）］的两倍说明存在急性酒精肝。酗酒患者谷氨酰转肽酶（GGT）也可能升高，并且更可能专门是由酒精引起的损害。追踪这些酶类的变化可以更好地预测肝硬化的发展，但是如果已经出现大面积的肝损害，这些酶的水平不会提高。营养不良和可能的酒精的直接毒副作用影响全血细胞数量，尤其会减少白细胞数量和导致贫血。由于维生素B_{12}缺乏经常导致血红细胞平均容积增加。兴奋剂具有强心反应，心电图可以评估心律不齐。

所有使用药物的患者均可能出现性病，应该进行梅毒、艾滋病毒和淋病检验。

尿毒物筛查是最重要的测验吗?

是最重要的检查。如果测验结果阳性,说明此人身体中含有该类药品,但不是太多。如果测验结果阴性,不能排除与用药有关的精神病。药品清除后仍可能有中毒症状(如由可卡因中毒引起的幻觉);对于由戒断状态导致的症状,毒物筛查可能是阴性。与此相似,阳性检验结果也不能排除精神病因。就在来急诊科前精神分裂症患者也可能吸食了大麻。而且,尿毒物检查也不能检验出患者滥用的所有物质。

怎样区分患者的精神症状是由药物滥用引起的?

通常很难,有时是不可能的。详细的病史将提供以前的精神障碍。建立药物滥用和症状之间的暂时联系会有帮助,必须等到患者在延长期出现戒断症状才能建立合理确定的诊断。同时,还应该治疗明显的症状如抑郁和幻觉。表26-3列举了一些常见的由不同药物引起的精神症状。

表26-3

由不同药物引起的常见的精神症状
导致精神病的物质
可卡因中毒
安非他明中毒
酒精幻觉病或戒断
中枢神经抑制剂戒断
天使粉(PCP)或氯胺酮中毒
导致抑郁的物质
可卡因戒断
酒精戒断
导致焦虑的物质
咖啡因中毒
尼古丁中毒
可卡因中毒
安非他明中毒
中枢神经系统镇静剂戒断

治疗

康复与祛毒有什么不同?

祛毒的目的是帮助患者不受药物控制,同时减少与戒断有关的发病率和致死率。康复计划的主要目标是帮助患者保持戒断症状,可以开始进入祛毒阶段。在康复计划中,综合使用团体和个体治疗有助于激发患者祛除药物和酒精滥用的动机,应对痛苦的情感反应阶段和使用应对机制以防止复发。计划短则 1 个月,长则 12 个月或更长;治疗可住院进行,也可以门诊进行。治疗的合适时机依赖于成瘾的状况、患者的生活状况和其他方面。患者在选择治疗时起积极作用。

什么时间可以祛毒?

祛毒用于酒精戒断(或其他镇静剂戒断)以防止致病或致命,用于阿片戒断以释放戒断症状和防止复发。

如何使患者戒除酒瘾?

酒精戒断可能会危害生命。苯二氮䓬类对酒精具有跨耐受性,可用于使酒精依赖患者的戒断症状最小化。最常用的解毒方案是苯二氮䓬类药物,其剂量逐渐减少。当开始服药时,应该给患者足量的苯二氮䓬类以镇静,典型的用药方案是氯氮䓬 25~50mg 和劳拉西泮 1~2mg。有些患者需要的量更大:如果患者口服药后 1 小时仍然觉醒和震颤,就应该第 2 次服药,并重新评估患者。一旦达到镇静,在接下来的 24 小时中每隔 6 小时给患者服用相同剂量的药物,在以后的几天每天减量,减量原则是每天不超过 20%。但在医院时,药量要减少得快一些,因为可对患者观察得更密切。如果患者在服药间隔出现戒断症状和体征,如血压和体温升高，应该给予同等剂量的药物，并重新评估减量表。

祛毒最重要的方面是营养充分和水分充足，包括服用维生素（100mg/d）和叶酸（1mg/d），缺乏维生素与在酒精依赖中形成的 Wernick 脑病和 Korsakoff 障碍有关。叶酸缺乏可导致巨红细胞性贫血。

如果震颤谵妄是由酒精戒断引起的，为什么不让患者饮酒以治疗震颤谵妄？

许多医院在处方表中提供酒精；但是，在过去关于想使用苯二氮䓬类治疗的研究中没有数据支持它的效果。而且，正如前面提到的，酒精对身体有直接的副作用，使预期的治疗效果降低。其中的一个副作用为水潴留，在住院患者中应该避免这种现象。

怎样使患者戒除阿片？

阿片戒断对人没有生命威胁，但是会让人非常不舒服。戒断期间出现呕吐可导致脱水和电解质失衡。使用像美沙酮这样的长效阿片替代物能起到最好的祛毒作用。开始剂量为 20~40mg 通常能有效地缓解最初的戒断症状。虽然祛毒方案的一般原则是每天减少量不超过 20%，但是实际上常常是每天减少 5mg。在治疗成瘾使用麻醉剂方面药品管理局有严格的规定。用于维持和祛毒的美沙酮只在专业诊所和住院部才可以发放。门诊内科医生最多只能开 3 天的麻醉剂用于治疗阿片成瘾。之后患者必须在专业诊所或住院部进行治疗，或者拥有专业执照的内科医生可以开丁丙诺非——部分阿片受体。内科医生必须完成专业训练才有资格开丁丙诺非。在本行业中，每个内科医生最多只能治疗 30 个患者。

如果不使用这种限制性药物，有方法戒除患者的毒瘾吗？

有。已经有人充分研究过使用非阿片药物的解毒方案。如使用可乐定（一种 α_2 受体阻断剂）和劳拉西泮，需用治疗量来治疗其他症状。可乐定能够减轻肾上腺素分泌引起的症状，劳拉西泮可治疗焦虑和与阿片戒断有关的肌痉挛。辅助性药物包括止吐剂用于恶心和呕吐，并使用非甾体抗炎药治疗疼痛。

药物依赖能治疗吗？

能，这依赖于药物和障碍本身。戒酒硫有时用来治疗酗酒者并在治疗可卡因成瘾方面正在进行研究。药物通过抑制乙醛脱氢酶起作用。这导致形成乙醛（框 26-2），出现面红、恶心、心跳加快和血压过低。这种不适的反应目的在于制止饮酒冲动。对于嗜酒者来说，停用戒酒硫不能阻止以后再饮酒的欲望。

有药物治疗饮酒欲望。这些药物包括纳曲酮和阿坎酸。目前，对于渴望兴奋剂，虽然试验了许多药物，但都不能很好地治疗。

框 26-2

酒精代谢
酒精 —酒精脱氢酶→ 乙醛 —乙醛脱氢酶→ 醋酸盐
乙醛脱氢酶通常没有速度限制

对于阿片依赖，药物治疗的效果怎么样？

治疗阿片依赖的最好方法是阿片替代疗法。对替代物中的美沙酮研究得比较充分，它比海洛因的半衰期长，但不能提供同样的强化兴奋作用。只有专业诊所才能开美沙酮，通常的起始剂量约为 40mg。然后每周逐渐加量到能够阻断阿片受体以消除渴望。患者每天都要服药。

丁丙诺啡也用于维持治疗，起始量的范围为 8~24mg。与美沙酮一样，它的半衰期比海洛因长，不会使患者变得极端兴奋。与美沙酮的不同是丁丙诺啡可使患者停止服用阿片。并且，剂量越大，越易形成拮抗，对于患者来说，过量服用更困难。

美沙酮不只是替代成瘾品吧？

说不准。服用美沙酮的患者还从生理上依赖阿片，但是美沙酮治疗的目标是减少其他的成瘾症状。如工作问题、法律问题。（美沙酮中毒不会导致幸福欣快感、困倦想睡和在海洛因成瘾中出现的判断受损。）研究表明，美沙酮治疗和减少与静脉注射药品有关的致死率和减少犯罪行为。

这不称为减少伤害吗？

不能这样称呼。减少伤害是将成瘾患者服用药物的风险降到最低。但是，如果用药造成伤害最终的目标是停止使用药物和酒精，因为我们知道对于依赖患者替代性物品的控制使用不能够达到目的。

如果美沙酮维持治疗需要止痛药怎么办？

暂时性增加美沙酮的剂量足可以止痛。如果不能止痛，可能需要增加其他的阿片止痛药。在成瘾咨询处，疼痛能够得到很好的解决。

匿名戒毒会能起作用吗？

起非常重要的作用。匿名戒毒会是一种自助性团体，团体中的每个成员都定时参加活动。借助于团体的支持，每个成员将自己置于12步计划中（表26-4）。其他的12步团体形成于AA制模型，包括麻醉剂戒毒会。研究表明，物质滥用障碍的最好治疗效果发生于患者接受专业的治疗和加入12步团体。

表 26-4

12 步

第1~3步
　允许抗拒不了酒精
　相信"能量比我们自身更强大"
　把愿望交给上帝,"就像我们理解他那样"

第4~7步
　进行品格检讨
　允许上帝、自己和其他人了解自身错误的性质
　准备好让上帝去除所有的缺陷
　要求上帝去除自身的不足

第8~10步
　列出受到伤害的人员名单并愿意对他们作出补偿
　在任何可能的地方进行直接的补偿
　保持个人清单的进行性并适度承认错误

第11~12步
　通过祷告和药物治疗,改善我们与上帝在意识上的联系,"正如我们理解他那样"
　传递这个信息给其他酗酒者,并"在所有的事情上践行这些原则"

患者不相信上帝怎么办?

虽然在12步计划中使用了"上帝"这个词,但这是指将个人的信仰独特化。应该鼓励患者去参加聚会并与他人分享他们的保留内容。可选择的12步团体是合理康复会(rational recovery),这也是一个自助团体。在团体中强调个人的责任而不是"更高的权利"。其他可选择的自主团体是妇女戒酒会和男性戒酒会。

双重诊断指什么?

当患者存在物质滥用障碍和精神障碍时可考虑双重诊

断。另一个属于心理疾病和化学物质滥用（MICA）。

患者对治疗不感兴趣怎么办呢？

已经对大量的物质滥用患者进行过治疗，没有发现不感兴趣者。治疗成功的关键在于动机。患者可以使用动机增强技术，这些内容见表26-5。

表 26-5

动机增强治疗的原则
变化的5个阶段： 　　沉思前：没有意识到问题 　　沉思中：就问题考虑治疗 　　准备期：安排纠正问题的改变 　　行动期：积极改变问题 　　保持期：继续已经完成的改变 目标是使患者从一个阶段向另一个阶段改变 加强自我效能；直到患者能决定做什么 避免惩罚性措施 适应患者的抗拒

关 键 点

- ▶ 物质滥用史应该是评估的一部分。
- ▶ 诊断为依赖不要求存在耐受和生理上的戒断。
- ▶ 祛毒不是用于酒精和阿片戒断，酒精戒断在医学上是严重的，阿片戒断并不严重。
- ▶ 物质滥用障碍的最好治疗方法是合用12步计划的专业治疗。
- ▶ 抗欲求治疗是治疗酒精成瘾的有用方法。
- ▶ 替代疗法是治疗阿片成瘾的最好方法。

病 例 26-1

患者男性，45岁，右侧股骨骨折手术后两天突然出现易激惹和不合作，拒绝躺在床上，并威胁要拔掉所有的静脉导管。一会儿后患者清醒，专注于一只耗子沿着地板跑到另一处，能够定向时间和地点。他表现为出汗、轻微发抖，心跳 105 次/分，血压 140/90mmHg。患者自诉每天晨起紧张不安，服用劳拉西泮后不见缓解。入院时，他的 AST 和 ALT 均为中等水平。

A. 做出什么诊断？
B. 采取什么样的治疗？
C. 应该将患者转入精神科吗？

病 例 26-2

患者男性，24岁，自诉背痛，他是当天门诊的最后一个来访者。患者自诉在1周前的一次篮球比赛中后背受伤。他很匆忙，希望能赶上回家的最后一班火车。他服用过布洛芬，但没有起作用，他说以前服用过氧可酮，效果很好。

A. 还需要哪些信息？
B. 如果他以前对阿片已经形成依赖，但是现在是有节制的，那么给他开阿片类止痛剂是否正确？

参考答案

病例 26-1 A. 学习目标：**熟悉主要的中毒和戒断综合征的症状和体征**。患者有谵妄，谵妄的病因不明确。入院时肝转氨酶升高表明可能存在酒精使用过度，目前的症状和体征完全与典型的酒精戒断综合征一致。病体检查必须考虑到谵妄的其他病因，如肝性脑病或感染。不同的病因会出现不同的震颤谵妄。

病例 26-1 B. 学习目标：**熟悉解毒策略**。因为震颤谵妄属于急症，所以一边继续评估、一边根据推测进行治疗是安全的。苯二氮䓬类药物可用来治疗酒精戒断。他们对酒精不产生耐受性，长时间滥用酒精的患者需要的剂量更大。如果患者处于酒精戒断期，足量的苯二氮䓬类药物如劳拉西泮将使患者从激惹中平静下来，停止精神病症状。

病例 26-1 C. 学习目标：**了解解毒的基本方法**。至少有两个原因不能将患者转到精神科。一个是外科手术恢复的护理，此外，解毒期需要密切的医学监护，两者同等重要。这需要 5 天或更长的时间。解毒期间，还存在发展为震颤谵妄的危险。

病例 26-2 A. 学习目标：**认识到存在滥用处方止痛药的可能性**。事实是在那天较晚的时候，患者很匆忙，似乎确切知道什么药起作用，因此阻止你进行详细的评估；但正好相反，要留心止痛药滥用的可能性，并利用一点时间进行详细的询问，以便开药方时更有自信。

病例 26-2 B. 学习目标：**了解开成瘾性药物的风险**。对于以前成瘾而现在有节制的患者没有明文规定要禁止使用阿片类止痛药，但是要谨慎使用。探讨使用其他的阿片是有意义的。建议咨询疼痛或成瘾专家，在一天结束时做完这些并不容易。诚实、公开地与这个人讨论这些内容会有帮助。

（杨绍清译　李建明校）

第 27 章 谵妄与痴呆

谵妄

病因

谵妄指什么?

谵妄有时称为中毒性新陈代谢脑病,是一种突发的急性混乱状态,包括意识中断,症状变化不定。

谵妄的病因是什么?

有许多原因,但是谵妄要么起因于中枢神经系统感染,要么起因于中枢神经系统外的系统加工过程,如发热、高血压、代谢异常、药物中毒和戒断状态。常见的病因见表27-1。

表 27-1

谵妄的常见病因
药物中毒
安非他明
抗胆碱能药
药物戒断
酒精
身体状况
感染:败血症、肺炎
代谢:液体或电解质失衡
肾衰竭
肝衰竭

续表

> 低灌注状态：休克、心力衰竭
> 高血压
> 发热
> 营养性的：维生素 B_1 缺乏
> 癌症，转移瘤或初次发作
>
> 神经性
> 感染
> 脑炎（艾滋病、疱疹）
> 脑膜炎

谵妄产生的危险因素有哪些？

危险因素很多，包括年龄非常小或非常大、以前有过脑损害、躯体并发症、剥夺睡眠、先前存在过认知损害。有许多人，尤其是上了年纪的人，一旦进行外科手术或住院进行重症护理就会处于谵妄的风险之中。

谵妄常见吗？

很常见，尤其在内科和外科。10%～15%的一般内科住院患者，30%～50%住院的老年患者，高达51%的术后患者中会出现谵妄。75岁以上的家庭护理老人中也会有60%的人出现此疾病。

评估

如何辨别患者是否患有谵妄？

谵妄是一种常见但又经常被误诊的疾病。它具有较高的发病率和死亡率，因此必须迅速做出诊断。基于症状和临床病程进行诊断。症状发作的典型特征是急性或亚急性，经常在几小时内发生。谵妄总是伴有意识改变。其他常见症状为注意力发生改变、定向不准、记忆力减退。而思维混乱、出现幻觉和妄想等相关的特征则可能导致将患者误诊为精神疾病。

"意识改变"指什么？

它指在意识觉醒的程度、集中精力的能力、参与（活动）的能力和准确的理解环境刺激能力方面上的改变。

有助于做出诊断的精神状况检查是什么？

谵妄患者的精神状态被描述为极度活跃、乏力，或从一种状态变为另一种状态和呈现两种特征。活跃过度的谵妄患者不能对时间、地点、人进行定向，经常出现精力分散，不能集中注意力。明显出现精神运动活动的增加，并伴有兴奋、混乱、错觉、幻觉等状态。且此类患者易激惹、情绪不稳定。而乏力的谵妄患者表现为无精打采、不专心、难以唤醒。患者表现为沮丧，并伴有精神活动减慢。只有对这种意识水平进行细心的临床评估才能把一般的心情沮丧同这种乏力的谵妄疾病区分开。

如何把谵妄与其他的精神病区分出来？

在其他精神病中，意识水平不受影响，虽然幻觉、妄想，混乱的行为和言语是存在的，但患者保持对环境的警觉和敏感。然而我们难以把过于严重紧张的精神病态和非常混乱的行为同谵妄区分开。如果由于缄默症、紧张症和混乱不能评估定向力的话，你应该考虑患者可能患有谵妄以确保没有忽略可治愈的躯体疾病。

体检有助于诊断谵妄吗？

答案是肯定的。体检帮助确定潜在的躯体状况或与药物有关的身体状态。例如，在酒精戒断引发的谵妄中，生命体征由于自发的不稳定性而出现不稳定状态，其可能出现出汗、面潮红、瞳孔放大等症状。深度腱反射经常是活动过度。精神病学检查可能揭示皮层迹象，如书写困难（难以写字）、运动不能（难以完成运动任务）、命名困难（难以命名物体）以及发抖、扑翼样震颤或者肌痉挛等运动迹象。

实验室检查或影像学检查有用吗？

全面的实验室研究对于对疑似谵妄的患者进行确认是必需的（见表27-2）。如果存在脑膜体征，应进行脑脊液分析。脑电图（EEG）有时也有帮助。对于谵妄患者，典型的脑电图表现为传导慢。但是许多服用精神病药而未患谵妄的患者也会出现这种情况。在酒精戒断和其他镇静剂戒断状态下，脑电图呈现出低电压快速活动。神经成像检查如CT或MRI只有在谵妄的病因确定后才能够进行。

表 27-2
新近发作谵妄和痴呆者建议做的医学检测项目表

全面病史、体格检查和心理状态检查
验血
　　全血细胞计数
　　电解质
　　血糖
　　甲状腺功能检查
　　肝功能
　　肾功能
　　HIV病毒
　　梅毒
　　维生素 B_{12}
　　叶酸
　　硫胺（维生素 B_1）
　　烟酸
　　红细胞沉降率

神经系统检查
脑CT
脑成像
尿
毒物分析
尿分析
重金属
对评估谵妄可能有帮助的附加检查
腰穿以判定有无脑膜炎
为确定肝性脑病而测定血氨水平
为确定缺氧、酸碱异常而进行动脉血气检查

治疗

如何治疗谵妄患者?

首先必须确定并治疗潜在的躯体状况,然后进行对症治疗和支持性治疗。恢复体液和电解质平衡也是重要的。对感染和电解质失衡的认识越早、治疗越早,越容易改变谵妄。易激惹的谵妄患者可能需要药物,通常建议用氟哌啶醇(口服或肌注 0.5～5mg,每天不超过 20mg)。它是一种安全、快速、有效地用于控制激动、危险、精神分裂患者行为的药物。或者每隔 2～4 小时静脉或肌内注射 0.5～2mg 劳拉西泮,但是使用劳拉西泮有限制,因为它可能导致过度镇静、呼吸抑制和行为去抑制。有限的公开发表的研究表明对谵妄患者使用非典型抗精神病药(利培酮、奥氮平)可增加心血管发病率,但最终证明非典型药中心血管发病率与典型药物(如氟哌啶醇)是一样的。

若想通过改变环境使不能定向降至最低程度,就要在环境里充满熟悉的事物。如钟表和日历,它们有助于提供框架和有意义的定向线索。理想的病室应该是阳光充足、安静的，额外的刺激如机器噪音和护士站的声音应降至最低。

如果谵妄不进行治疗会导致什么后果?

这取决于病因。因为一些谵妄的病因是明显威胁到生命的紧急情况［如震颤性谵妄（DTs）］。应该对这些谵妄进行紧急诊断和处理。虽然大多数患者能完全康复，但是如果不解除病因，谵妄就会导致更严重的情况，包括昏迷、癫痫，甚至死亡。对于上了年纪的人，完全康复的比率较少，一些症状在出院后持续时间仍会达 6 个月。

痴呆

病因

什么是痴呆?

痴呆是一种意识水平稳定而认知功能减退的临床综合征。它的特征有：记忆受损；其他的认知缺陷，如语言混乱（失语症）；难以完成普通的运动任务，如不能使用叉子或扣纽扣（失用症）；不能认识熟悉的事物（失认症）；不能计划或组织任务并伴随功能下降。

痴呆常见吗?

很常见。65 岁以上的老年人中大约有 5％的人存在中度到重度的痴呆。发病率随年龄增长而增加，85～90 岁的老年人中受此病影响的比例增至大约 20％。

痴呆的病因是什么?

有许多可能的因素。美国最常见的痴呆是阿尔茨海默痴呆。与谵妄的病因相比，痴呆可能发生在中枢神经系统内部，如阿尔茨海默痴呆起病于脑中神经元的恶化，对应于记忆功能的相应脑区。痴呆的常见病因见表 27-3。

表 27-3

痴呆的常见病因
神经恶化疾病
阿尔茨海默病
Pick 病
Huntington 病
帕金森病
Wilson 病
慢性过量酒精使用
脑结构异常
肿瘤
硬脑膜下血肿
常压脑积水
代谢与电解质紊乱
甲状腺功能减退
血钙过多
营养缺陷
烟酸
维生素 B_{12}
叶酸
暴露于有毒物质
重金属
吸入剂
有机磷

所有退行性痴呆都与阿尔茨海默病有关吗?

不是。虽然阿尔茨海默痴呆最常见,但是其他退行性痴呆包括 Huntington 病和额颞叶型痴呆与阿尔茨海默病无关。

第 27 章 谵妄与痴呆

什么是额颞叶型痴呆？

额颞叶型痴呆或 FTD 是一种影响到额叶和颞叶的先天性痴呆。Pick 病是这种痴呆中被研究最多的，它经常起病于人格改变和行为困扰（如不讲卫生和社会认识下降）而不是记忆丧失。常见的症状包括去抑制、情绪困扰（抑郁或冷漠）、语无伦次、额叶萎缩现象（在评估中讨论）。CT 或 MRI 检查可以显示额叶和颞叶萎缩状况，然而对阿尔茨海默病患者进行 CT 或 MRI 检查只表现出全面性萎缩，神经成像研究不能区分阿尔茨海默病与 FTD。

评估

做出痴呆诊断需要哪些精神状态检测？

必要的症状是记忆受损，而患者是警觉的，能定向并且合作。典型特征是，短时记忆受损严重而长时记忆相对完整。患者不能说出早上发生的事情（5 分钟后回忆出 3 个事物），但保留了童年时期生动、完整的事件。认知功能的其他方面如推理、知识基础、完成计算的能力也常受损伤，特别是出现发展性痴呆情况。难以命名常见物体（笔或梳子）和难以找到正确的词或误用熟悉的话是常见的，随着疾病发展，可能出现精神病症状如情绪调节迟钝、精神病性特征和判断不准。

对于痴呆要进行哪些体检？

在探索痴呆的潜在病因迹象时，必须进行全面体检，尤其要特别关注神经病学检查。例如，神经病学检查可以解释出现 Babinski 反射的上运动神经元损害，这可以通过从前到后敲打足底表面来侧面证实。正确的反应包括拇趾的跖屈。异常的反应（Babinski 现象）是大脚趾背屈，与其他脚趾可与也可不呈扇形（图 27-1A 和 B）。其他生理指标包括反射亢进和肌肉张力增加。共济失调、外周神经病的体征、肌阵挛、异常的不自主运动都可表明特殊的诊断。额叶空出现象表明额叶受损。与痴呆特定病因相关的症状和体征见表 27-4。

表 27-4

几种不同类型痴呆的症状和体征

痴呆	症状和体征
阿尔茨海默痴呆	失语、失用、失认、丧失执行功能
Creutzfeldt-Jakob 病	肌阵挛、脑电图改变
人类免疫缺陷病毒性痴呆	心理运动发育迟缓、冷淡、共济失调、失用、肌张力过高、反射亢进、阵挛
Huntington 病	舞蹈病样运动、步调不稳
路易体痴呆	帕金森病特征、幻觉和错觉
多发脑梗死性痴呆	逐步的智力减退、焦点的或倾向的体征
常压脑积水	尿失禁、步子不协调
Pick 病	额叶综合征、步态不协调、讲话慢

什么是额叶释放体征?

我们出生时带有许多反射,这些反射帮助我们从婴儿时期生存下来。例如轻触嘴唇时出现吮吸反射。随着额叶成熟,这些反射逐渐消退。在以后的生活中,如果额叶受损,这些反射可以重新出现或者被释放(表 27-5 和图 27-2)。

第 27 章 谵妄与痴呆

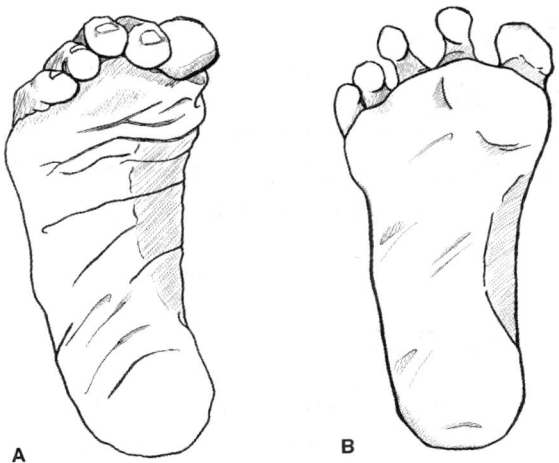

图 27-1 Babinski 征阳性:(A)跖屈——正常反应;(B)背屈——Babinski 征阳性。

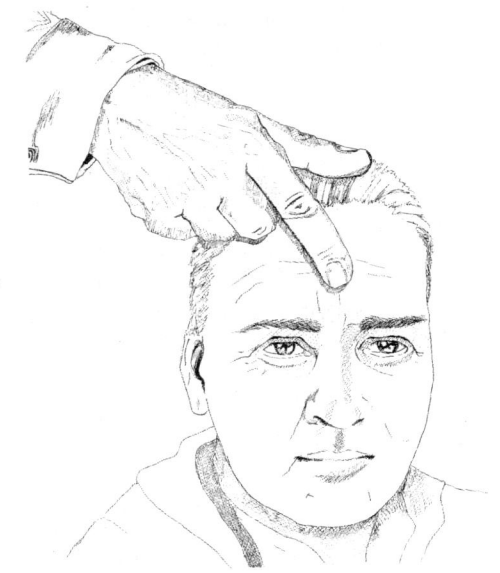

图 27-2 眉间反射可通过轻敲患者的前额被引出。不断重复眨眼为阳性反应,提示大脑额叶病变。

表 27-5

部分额叶释放现象

吮吸反射	轻触嘴唇产生皱折运动
抓握反射	轻击手掌导致抓住你的手指
眉间反射	轻点额头,正常反应是眨眼一两次,然后保持睁眼无变化,再轻敲时仍然保持睁眼;异常反应是敲一次连续眨眼多次

如何区分谵妄与痴呆?

两者都是全面性的认知损害,但是伴有不同的表现。在谵妄中,总是出现意识状态改变,而在痴呆中,无意识状态改变(除非有时在发展性痴呆如阿尔茨海默病的后期出现)。在痴呆中记忆损害处于优势地位。在谵妄中因为患者的混乱和迷失方向感而难以评估记忆。谵妄发病急(几小时到几天内发生),痴呆更长见于慢性和隐性的(几周或几月内发病)。表 27-6 概括了谵妄与痴呆的关键不同点。

表 27-6

谵妄与痴呆的不同

特征	谵妄	痴呆
意识水平	总是受损	从未受损
思维	片断的,不连贯(难以评估记忆)	连贯,但出现记忆受损
迷失方向感	常见	少见,但有可能
幻觉/错觉	常见	少见,但有可能
睡眠/觉醒循环	片断	保持
情感特征	害怕、焦虑、忧虑常见	通常稳定,但可出现冷漠或去抑制和不稳定

续表

特征	谵妄	痴呆
过程	急性-亚急性发作（几小时至几天）	通常发病慢和隐性，约15%是可逆的
病因	通常中枢神经系统外和脑感染	常见于中枢神经系统内部

体检和精神状态检查能说明痴呆的原因吗？

均有帮助。有时检验结果能够确诊疾病，如帕金森病样神经信号（运动迟缓、步态过大、不停地发抖）。而精神状态检查和体检可帮助你将痴呆分为皮层型或皮层下型，每一种都有不同的病理含义。

皮层型与皮层下型痴呆的区别是什么？

皮层型痴呆是指认知下降显著，但是失用症和共济失调是最小的。皮层下型正好与此相反，记忆受损较轻（通常是感觉思维缓慢或迟钝），但是皮层下体征如共济失调和运动不能是显著的（表27-7）。

表 27-7

皮层型与皮层下型痴呆的比较

皮层型	皮层下型
明显的认知受损，很少出现神经性体征或运动不能	明显的神经体征，运动不能，步态反常，较轻的认知缺陷
如阿尔茨海默病	如 Huntington 病、帕金森病、艾滋病病毒性脑炎

实验室检测和影像研究有帮助吗？

有。头部 CT 或 MRI 检查通常用于所有痴呆患者，头部 CT 能明确结构上的异常如肿瘤或血肿和常见于阿尔茨海默病的萎缩和其他退化性痴呆。MRI 能够明确多发梗死、脱髓鞘病和小损伤以及脑萎缩，这些是阿尔茨海默病的特征而不是诊断依据。血和尿检查对于新近诊断为痴呆的患者是必不可少的。新近发作的痴呆可做的医学检测见表 27-2。

怎样诊断阿尔茨海默病？

阿尔茨海默病采用排除诊断。患者具有典型的症状和体征，有常见的进行性的临床病程，并且没有其他可确定的病因。可通过脑活组织切片检查和脑组织检查做出确切的诊断。这种诊断如果以前有也很难执行。组织病理学特征如神经炎蚀斑和神经纤维缠绕可帮助证实尸体解剖方面的诊断。但这些检验结果并不限于阿尔茨海默病。CT 和 MRI 经常显示脑萎缩（脑室增大、脑沟变宽）（图 27-3 和图 27-4）。

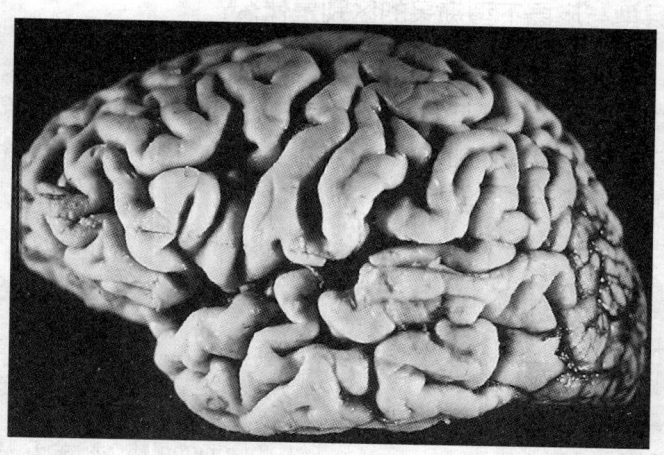

图 27-3　一名在 67 岁时死于阿尔茨海默病妇女的大脑。脑容积降低明显，增宽的脑沟和脑回。

如何诊断艾滋病病毒所致的痴呆？

艾滋病病毒以两种不同的方式造成痴呆。第一种是病毒

第27章 谵妄与痴呆

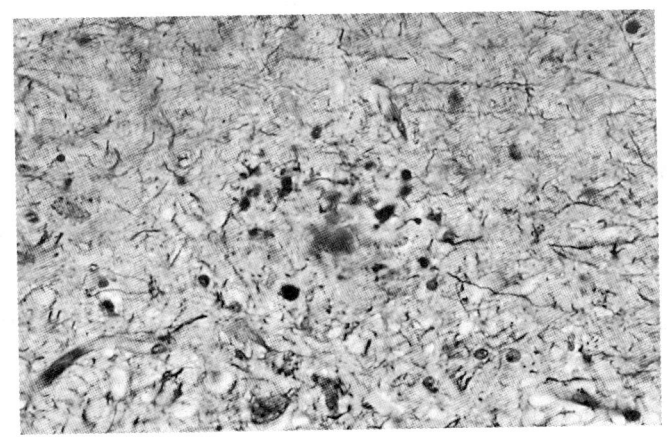

图27-4 取自图27-3中患者的海马组织,其中心为神经炎性斑,被黑色的细胞体包绕,神经纤维缠结,可见于变性的各个阶段。

对神经细胞和淋巴细胞有亲和力,当病毒感染淋巴细胞时,获得性免疫缺陷综合征(AIDs)会形成,并导致机会性脑感染(opportunistic brain infections),如弓形体病、隐球菌病或导致脑淋巴瘤。但是,甚至没有免疫损伤,病毒本身就会感染大脑。第二种是HIV脑炎导致皮层下痴呆,在HIV脑炎中,脊髓液呈现出蛋白质水平增高和淋巴细胞轻微增多。病毒通常与脑脊髓液相分离。MRI检查会显现出白色体质和基底神经节的多灶损害。

痴呆总是由躯体疾病引起的吗?

药物如酒精、吸入剂和暴露于有毒物质如铅、水银、有机磷杀虫剂、工业溶剂都能导致痴呆。抑郁导致的"假性痴呆"是一种可治愈的痴呆,但是这些患者表现出显著的认知损害,存在听觉损害的患者有时也会被误诊为痴呆。

了解痴呆患者的病因是否真的很重要?

绝对重要。大约15%的痴呆是完全或部分可逆的。评估的主要动力是排除可治愈的病因。痴呆的一些常见的可逆病因列于表 27-8。

表 27-8

痴呆的一些可治愈的病因
甲状腺功能减退
常压脑积水
中枢神经系统肿瘤
硬脑膜下血肿
恶性贫血
糙皮病
抑郁

治疗

痴呆能治愈吗?

很少能治愈。但是使较大破坏性后果得到改进是可能的。一旦可行,治疗针对潜在的病因进行,如去除厌恶药物,用抗抑郁药治疗抑郁,校正内分泌或代谢失调,则可能全部逆转痴呆。与酒精有关的痴呆,用戒酒改进;常压脑积水通过外科手术放置水分流器进行治疗。

怎样治疗不可逆痴呆,如阿尔茨海默病?

抗胆碱酶剂如他克林和多奈哌齐是一种长效口服药。研究表明其对延缓认知减退和保持阿尔茨海默病型痴呆患者的各项功能可达 6~12 个月(这些药物在其他痴呆病上的用途还没有研究)。它们只对一小部分患者有效,并且最初受益的患者最终又会出现功能降低。多奈哌齐优于他克林是因为它不损害肝功能。一种较新的药——美金刚——可阻断Ⅳ-甲基-d-天冬氨酸受体,减少谷氨酸的传递。已有研究表明,当与多奈哌齐联合使用时,有助于控制认知减退速度、维持

第27章 谵妄与痴呆

日常肝功能、减少行为失控和中-重度阿尔茨海默痴呆患者的焦虑（表27-9）。

如果出现精神病症状，可用抗精神病药治疗。非典型药物利培酮和奥氮平有较少的副作用。对老年痴呆有较好的耐受性。但最新研究表明，服用这些药物的老年痴呆患者呈现递增的CVA状况，进一步评估这些药物的安全性的研究正在进行中。非典型抗精神病药因服药后会出现行为失控而不被食品和药品管理部门认可，对老年患者应该谨慎使用。

表27-9

治疗阿尔茨海默痴呆的药物

药品	剂量	副作用	注意事项
多奈哌齐*（爱忆欣）	最初日1次5mg，如果需要，2～4周后可增至10mg/日	较好的耐受性，轻微副作用，包括恶心、呕吐和腹泻	与甲氰米呱/西咪替丁（泰胃美）、茶碱、华法林（香豆素）和地高辛（拉诺辛）起反应
加兰他敏*（雷明尼尔）	起始量1日2次，每次4mg，早饭与晚饭时服用，共4周，然后剂量增至每次8mg，至少4周，可以考虑增至每次12mg，主要依据临床效果和耐受型	轻微副作用，包括恶心、呕吐和腹泻	禁用于肝损害和肾损伤患者

续表

药品	剂量	副作用	注意事项
卡巴拉汀*（忆思能）	起始量一日2次，每次1.5mg，通常有较好耐受性，剂量随耐受而递增，但不宜高于1日2次，每次1.5mg的剂量（每天3mg），4周最大量为1日2次，每次6mg	恶心、呕吐、腹泻、头痛、头晕、腹痛、疲劳、全身乏力、焦虑、兴奋。这些反应可在与食物一起服用时减少	体重减轻，小心控制
他克林*	起始量为1日4次，每次10mg，进行4周；然后加至每次20mg，4周；然后每次30mg，4周等，达到最大耐受剂量，最大剂量1日4次，每次40mg	副作用发生率高，包括胃肠道反应	肝中毒是一个问题，16周内每隔1周做1次肝功能检测，其后每3个月检测1次
美金刚+（盐酸美金刚）	起始量为每次5mg，每周增加5mg，最大量为每天20mg。对于中度和重度阿尔茨海默痴呆要联合用多奈哌齐	轻微副作用，头晕、意识模糊和头病、头痛	

* 有四种抗胆碱酶剂：多奈哌齐、卡巴拉汀、加兰他敏和他克林。这些药通过提高脑内乙酰胆碱水平，抑制胆碱酶（破坏胆碱酶）而起作用。

+ 当前可用的药物，不是抗胆碱酶剂。美金刚通过阻断NMDA受体和降低谷氨酸传动起作用。

第27章 谵妄与痴呆

除药物治疗外，还有什么方法能有助于治疗阿尔茨海默病？

就痴呆而言，患者的看护者需要提供大量的建议和教育。对于大部分来说，大多数干预必须适合于支持患者的家庭和照顾者。协助照顾者决定家庭护理安置、家庭护理、财政问题、法律问题和生活安排，经常是治疗的主要目标。

看护人的支持团体有助于减轻患者的痛苦。

关 键 点

▶ 谵妄总是出现意识改变。
▶ 谵妄可能表现为一种潜在的躯体急症。
▶ 评估谵妄和痴呆的重要方面是寻找潜在的可治的病因。

病 例 27-1

患者女性，63岁。无精神病史。34年前患乳腺癌，行右乳肿瘤切除术治疗。这次来急诊是因为最近多次摔倒，主诉头晕，背部下侧疼痛。临床检查发现右侧乳房有硬块，胸片发现肺门淋巴结肿大。患者拒绝做腰穿和头部CT，因为在1967年她做过CT，CT结果为阴性。她认为工作人员只是想重复这些测验，将她的器官显示到屏幕上。对她的精神状况进行检查时发现她坐立不安、焦虑和有戒备心，患者看起来比实际年龄大，说话前言不搭后语，有时不连贯。情绪不稳，思维散漫，类似妄想狂。她对时间、地点丧失方向感，在会谈中难以保持注意力集中。

A. 能作出精神病的诊断吗？
B. 最可能是什么病？
C. 如何治疗？

> ## 病例 27-2
>
> 患者男性，85岁，因为他担心患痴呆而来见内科医生。他注意到他越来越容易忘记别人的名字，记不起单独的事。10年前患者从普外科退休，从那时起他一直活跃在医院和社区，并与妻子四处旅行，他能处理大型投资文件。体检正常，只是深层腱反射降低，腿部振动觉受损。
>
> A. 他患痴呆了吗？
> B. MRI 和头部 CT 有助于诊断吗？

参考答案

病例 27-1 A. 学习目标：**了解谵妄诊断的基础**。做出精神病诊断前排除潜在的躯体情况是必须的，有两种例外：谵妄和痴呆综合征。在大多数病例中假定这两种病起源于相关的药物或身体原因。虽然妇女有精神病症状，但她也有改变的意识水平，这是谵妄的确切特征。

病例 27-1 B. 学习目标：**认识到引起谵妄的各种条件**。病史、体检、胸片，全都有力地说明了有弥散性乳腺癌发生的可能性。这些均是谵妄产生的病因。但是必须进行进一步的检查包括神经成像研究以证实这种诊断。不要过早地排除其他的可能性，如脑感染或中枢神经系统镇静剂的戒断也是很重要的。

病例 27-1 C. 学习目标：**熟悉谵妄的基本治疗方法**。紧急的是继续对该患者进行评估。氟哌啶醇对控制发怒和减轻精神病症状是有效的，必要的话可采用肌注。它也有助于恢复思路清晰，并得到患者的合作。在评估和治疗中让能帮助作重大决定的家人进行参与也是很必要的。

病例 27-2 A. 学习目标：**了解痴呆和与年龄相关的认知下降的区别**。没有证据表明他患痴呆。他出现记忆减退和健忘很明显与年龄有关,做出痴呆的诊断需要有认知问题、记忆受损和一些能力丧失的依据。

病例 27-2 B. 学习目标:**了解影像学检查在评估痴呆方面的合理使用。**痴呆是临床诊断,以体征、症状和临床病程为基础。成像研究如 CT 和 MRI 可以帮助查找痴呆的病因。一些脑部变化是伴随正常的年龄而发生的,CT 检查可发现萎缩和脑室扩大。MRI 可见白质过密。萎缩程度与认知受损程度相关很小。此外,脑电图像经常表明在无痴呆的老人中出现正常的 α 波活动减慢现象。

(杨绍清译　李建明校)

第 28 章 人格障碍

病因

什么是人格?

人格是一种气质、性格和精神的联合组织。气质指基本的情绪,包括 4 种主要特质:避害、探新、奖赏依赖和坚持。性格指一个人对自己以及关系的理性观念。精神指一个人的自我意识。

什么是人格特质?

人格特质是在人的一生中持久存在的思维情感和行为的模式。

什么是人格障碍?

在长期形成的、固定不变或适应不良的人格特质导致个人产生痛苦和社会功能不良。18 岁以上人群出现这种情况则形成人格障碍。

为什么要了解这些障碍?

在美国,在社区内每 5~10 个人中就至少有一人有人格障碍,大约 50% 的精神患者有人格障碍,经常共存于轴Ⅰ障碍中。人格障碍易导致其他精神病症,如物质滥用、自杀、心境障碍、冲动控制障碍、进食障碍和焦虑症,这些病又增加了这些患者的发病率和死亡率。

第28章 人格障碍

人格障碍存在性别差异吗？

在诊断人格障碍时存在性别偏见。一些障碍诊断在男性中多见，如反社会和精神分裂样人格障碍。其他的类型常见于女性，如边缘型、表演型和依赖型。虽然发病率存在真正的性别差异，但是做诊断时要防止出现社会对性别角色和行为的定势。

人格障碍的病因是什么？

还不清楚，但是我们确定有一些模型假定它们有因果关系。

心理动力学模型认为在一个人的成长环境中，早年创伤如丧失父母、生理上或精神上受虐待或被忽视（联合的原发性因素如耐受焦虑差、好斗性强）都会导致人格障碍。个体表现出长期使用不成熟防御机制和对自己作为一个人的整合较差。

已经引起大量研究的光谱障碍模型认为特定的人格障碍存在于主要的临床综合征的谱系中。对伴有轴Ⅰ障碍的人格障碍的家族谱分析表明具有共同生物学素质的人存在不同的临床表现。实例包括心境障碍谱的人格障碍如边缘型人格障碍。精神分裂症谱的人格障碍——精神分裂样、分裂性障碍和偏执型人格障碍、焦虑谱人格障碍包括回避型、强迫型和依赖型。表演型人格障碍被认为是躯体形式和分离性障碍谱系。

心理生物学模型是关于人格及其障碍的综合型的、多因素的、发展性的病理模型。它认为遗传、学习、神经生理学交互作用产生不同的认知方式，影响状态和行为特质。

如何诊断人格障碍？

正常人格与异常人格的区分只是相对的，依赖于行为连续体两端之间的假定分界点。它也依赖于上下关系，不同情景下的相同行为可以被认为是正常或适应不良的。人格障碍也涉及非人际特质,所以不能只依据社会的或情境的因素建立诊断。个人和社会因素也解释了人格障碍的症状。通过一系列诊断性问题和关于每种障碍的描述性特征进行诊断,可了解患者长期难以处理人际关系、工作和业余活动,而患者通常无明确的发作症状。患者在自我感觉"和谐"上遇到困难和对问题总是归因于外而不归因于患者本身。

如何对人格障碍进行分类?

根据 DSM-IV-TR,区分人格障碍与异常人格特质的必不可少标准是长期的不适应和坚定不变。表现出痛苦、社会功能和工作受损,或者两者兼备。DSM-IV-TR 把人格障碍分成三类,它们有共同的临床特征。研究结果支持这些类别的结构效度。表 28-1 概括了这三个类别。

表 28-1

人格障碍

A 类:"古怪的"——这些人对与其他人一起交流无兴趣
  偏执型:猜疑、过分警觉但无妄想
  分裂样:由于缺乏社会化欲望而与社会隔离
  分裂型:思维古怪、行为反常

B 类:"戏剧性"——这些人与周围人关系密切
  反社会的:违反和拒绝法律和社会规范
  边缘型:在理想和堕落之间摇摆得很厉害
  表演型:寻求注意
  自恋型:夸大和缺乏共情

C 类:"焦虑型"——这些人渴望与他人联系但不成功
  回避型:由于害怕拒绝而与社会隔离
  依赖型:过分渴望被照顾
  强迫:过分注重秩序和控制

第28章　人格障碍

为什么人格障碍被编入轴Ⅱ?

人格障碍是轴Ⅱ障碍，因为他们典型的特点是终生的，反映出对个体内在经验和行为的持久的适应不良模式。轴Ⅰ障碍更多的是症状突然发作对应于正常发挥作用的背景。人格障碍和心理发育迟缓是唯一的两类轴Ⅱ心理障碍，轴Ⅰ和轴Ⅱ障碍可以共存。

一个患者可以同时诊断为轴Ⅰ障碍和人格障碍吗?

可以，障碍之间能够并经常共存。例如边缘型人格障碍患者极易出现心境障碍（恶劣心境、重度抑郁）、物质滥用障碍和焦虑症。即使诊断为边缘型人格障碍的患者没有并发心境障碍，也可能出现对应于生活事件的明显情感爆发——常见于恋爱关系的两人中。

怎样知道患者有人格障碍?

人格障碍的诊断基于持久的、广泛的行为模式。当前病史和精神状况检查都可能无法揭示出人格障碍的必备特征。过去的病史包括患者的青少年和童年时期，可由父母或与患者关系亲密、生活在一起一段时间的人提供，病史可能更有用。在急性住院申请期间，人格障碍的全部症状学特征并不出现，就不能诊断为人格障碍。当患者处于符合轴Ⅰ诊断标准的障碍恶化之中时也难以获得对其人格的良好判断。由于这个原因，轴Ⅱ障碍的诊断在急性精神住院治疗期间要推迟进行。

为了治疗轴Ⅰ障碍真的有必要诊断人格障碍吗?

不是。像精神分裂症、双相障碍、重度抑郁症这样的轴Ⅰ障碍经常出现恶化，需要在精神科住院部紧急治疗，并且需要在未进行人格障碍诊断时采用药物和心理治疗。但是，了解患者的人格以及可能的人格障碍能极大地帮助制订治疗计划。例如，如果你怀疑有重度抑郁症的自杀患者可能有分裂样人格障碍，可以选择抗抑郁药物进行治疗，同时合用个体治疗，而不是团体心理治疗。

只诊断人格障碍对分析正常人格类别没有风险吗？

有，有一定风险。DSM 诊断系统是分类别的，并对人格障碍进行分类，他们似乎是不连续的实体。根据 DSM-IV-TR，一个人要么有，要么没有人格障碍。但是人格也被认为是由许多特质组成（如幽默感、忍受风险的能力、合群性）。每一种特质都可能在一个量表上从"许多"到"无"进行评估。对 DSM-IV-TR 的分类持批评的人认为赞成这样的维度方法将允许临床医生描述个体的个性而不必说他有病或无病。许多人的人格模式应该被看做是正常人格的一部分，对人格障碍的诊断应该反过来清楚地说明患者的人格处于病态范围，在这个范围，患者感到痛苦和能力不足。

什么是歇斯底里人格障碍？

这种诊断并不在 DSM-IV-TR 之列，有时与表演型人格障碍互用。当在临床上说某人歇斯底里时，它指患者感觉上有完整的自我感，有稳定、情感丰富的人际关系。常用的防御机制是压抑。情感上他们是不稳定的，通常是戏剧性的。虽然他们表现肤浅，但是他们的情感经历却是真实的。

强迫性人格障碍（OCPD）与轴 I 中的强迫障碍（OCD）有关吗？

没有。虽然它们具有相似的名字和一些共同的特征，但是有证明表明他们有非常不同的神经生理学基础。与 OCPD 不同，OCPD 没有确定的解剖学基础，而 OCD 有时与特定的脑损害（如在扣带回）有关，可以通过精神外科学方法治疗。二者的临床表现也是不同的：OCD 患者总是出现强迫观念或行为，并被认为是不必要的症状；而 OCPD 患者不

第28章 人格障碍

出现强迫观念和行为，他们是完美主义者，以规则和秩序为标准，通常与他们的方式不冲突。记住与强迫性人格障碍相关的3个症状是有用的，这3个症状是：整齐、吝啬、难以治疗（见第25章对OCD的讨论）。

治疗

如何治疗人格障碍？

人格障碍的治疗需花费很长时间。大多数人格障碍患者认为他们的生活方式正常，很少寻求或接受治疗。典型的情况是只有他们不适当的行为导致夫妻、家庭、工作上出现问题，或伴有抑郁、焦虑、物质滥用、进食障碍才来寻求帮助。最初采用药物治疗，但性格变化缓慢，故最好采用心理疗法。极端的气质和不成熟的性格特质最好合用心理疗法和药物治疗。在急性住院期间，虽然不会先治疗人格障碍，但是了解如何治疗人格障碍也是有帮助的。例如，虽然你不会在患者因重度抑郁发作而入院期间去治疗自恋型人格障碍，但是认识到患者的权利欲和夸大是其人格障碍的一部分能帮助你限定和控制它的破坏性和不适当的行为。因此，人格障碍的治疗经常会用心理治疗和药物治疗。

什么样的心理治疗对人格障碍患者更有效？

大多数人格障碍采用不同的心理治疗方法或合用不同治疗的技术。DBT和TFP特别适用于边缘型人格障碍。表28-2列举了3类人格障碍的心理治疗方法，表28-3列举了一些常见的心理治疗目标和说明。对所有治疗方法而言，主要目标是建立和维持稳定的治疗关系，并提供可靠的、一致性的服务。行为和情感常是治疗的焦点，并有希望使患者在与他人或周围世界的相互作用中更有灵活性和学会更多的技巧。

表 28-2

人格障碍的心理治疗方法

A类：患者很少寻求专业治疗（拒绝心理治疗团体）
　　　支持性治疗、认知行为疗法

B类：患者很少完全地投入治疗
　　　DBT 特别适用于边缘型人格障碍
　　　TFP 特别适用于边缘型人格障碍
　　　认知行为疗法
　　　精神动力学心理疗法
　　　团体心理疗法

C类：患者相对较好地投入治疗
　　　精神动力学心理治疗
　　　认知行为疗法
　　　团体心理疗法

表 28-3

人格障碍心理治疗方法的目标及说明

精神动力学心理治疗：满足患者内在世界的情感和需要，把症状看做是内在动机和冲突的外在表现。

TFP（移情焦点治疗）：是一种精神动力学心理治疗的变形，专用于治疗边缘型人格障碍，病程更短，多集中于移情性。

DBT（辩证行为疗法）：也是专治边缘型人格障碍。它将团体与个体治疗联合使用，二者都将行为治疗的焦点集中于症状行为。

认知疗法：帮助患者纠正错乱的环境线索，评估潜在的导致行为不当的核心观念。

支持性心理治疗：增强适当的行为和态度，将不适当的行为和态度最小化。经常借助于审查过去的经历来决定做与不做。

治疗人格障碍有什么药物吗？

没有专门的药物治疗人格障碍。但是不同的症状，特别是与特定人格障碍联系紧密的症状，可通过药物治疗得到改善。如心境稳定剂（如丙戊酸盐）、抗精神病药（如氯氮平）都可以减少边缘型和反社会人格障碍中的侵犯行为和冲动失控。选择性5-羟色胺再摄取抑制剂（如氟西汀）可治疗回避型和强迫型人格障碍中的抑郁、焦虑、社交恐惧以及沉思默想。表28-4概括了用于治疗人格障碍的药物，多数患者都需要联合使用心理和药物治疗。

表28-4

人格障碍的药物治疗

症状	药物
不规则心境	SSRIs、MAOs、抗精神病药锂、抗惊厥剂
抑郁	非典型抗精神病药
心境不稳	非典型抗精神病药
情感分离	
焦虑	SSRIs、MAOs、苯二氮䓬类、GABA能药物、β受体阻断剂
	非典型抗精神病药
不规则行为	SSRIs、锂、惊厥药、非典型抗精神病药、β受体阻断剂、苯二氮䓬类
侵犯/冲动	

表中的药物是用于辅助治疗特定症状的，而不能专门治疗人格障碍。GABA：氨基丁酸；MAOI：单胺氧化酶抑制剂；SSRI：选择性5-羟色胺再摄取抑制剂。

如何处理有强烈控制欲的患者？

伴有边缘型、自恋型、反社会人格障碍的患者是棘手的，其具有较强的控制欲。有时，他们可能尽量使你感到你是世界上唯一理解他们的人，也是唯一能救他们的人。而有时，他们可能尽量使你感到你不好，不能对他们提供任何帮助，甚至你该对他们的不幸负责。几乎不变的是，这样的行为反映患者的心理病理和内心斗争，而不是你作为临床医生的表现好坏。为了对这些患者有效地开展工作，必须对他们的挑衅保持职业距离。表28-5概括了一些简单规则适用于与棘手的患者保持适当的距离。

表 28-5

观察患者的界限

不要与患者过分接触，仅与患者握手或进行体检。
不要与患者谈论个人信息、名字、职业类别、职务及上司除外。
向患者明确说明他的行为后果："如果吸烟，就不让在这行走。"
与上司和同事讨论棘手的案例，在处理棘手的患者时不要因寻求帮助而不好意思。
避免争论和啰嗦的解释。
拒绝相信这样的话："没有人像你这样理解我。"
不要送患者礼物。

边缘型人格障碍患者"分裂"时指什么？

"分裂"最初是精神分析用语，用于描述患者无意识的或观察不到的心理过程——特别是边缘型人格障碍患者——不能忍受同时出现的、对于重要人物的好的和坏的思维和情感。好的与坏的相分离，结果是要么把他人理想化（全好），要么贬得一钱不值（全坏）。目前在住院部使用"分裂"这个术语是指一个工作人员与另一名工作人员产生竞争。

多学科团队成员在治疗边缘型患者时彼此之间要多沟通。谈论患者做出的误导努力，做出一致性的护理计划。分裂对工作人员所起的作用是破坏性的，对患者也没有帮助。治疗团队开始分享患者的信念：某位工作人员在帮他，而其他人正在伤害他。

如何治疗反社会人格障碍患者？

虽然大多数人格障碍采用支持性方法都能起到最大效果，但是反社会人格障碍患者常需要面对并用非常确切的术语告诉他们做错了什么——例如："你昨天说的是谎话。"对反社会人格障碍患者进行面质有助于削弱他们的行为。但是要改变人格障碍本身，无论是支持性方法还是面质方法都不能达到此效果。心境镇静剂如丙戊酸盐和锂盐能控制一些反社会患者的冲动。家庭心理治疗在减少家庭暴力方面有帮助。大约60%的反社会人格障碍患者存在药物使用障碍，需要额外的治疗方法。

关　键　点

▶ 人格障碍是终生的，需要长时间的治疗。
▶ 在急性精神病住院治疗期间难以诊断人格障碍。
▶ 在治疗人格障碍患者时有必要设定清晰的行为界限和观察界限。
▶ 多数人格障碍患者需要联合使用心理治疗和药物治疗。

病　例　28-1

患者男性，30岁，因双侧前臂大面积切伤而送到精神病住院部。最初护理人员描述他是"正常的"、有魅力甚至迷人的，但是在入住病房几小时后，他似乎已破坏了其形象。人们说他贫穷、下流、变化无常。护士报告："昨天他说我是世界上最好的护士，今天他要求护士长解雇我。"已经排除他患有精神病、药品中毒和戒断、谵妄，从以往的住院记录和与周围亲属座谈有理由相信他患有人格障碍。
　　A. 最可能是什么人格障碍？
　　B. 如何治疗？
　　C. 要告诉护士哪些内容？

病 例 28-2

患者女性，60岁，在职，有高血压、糖尿病病史，因头晕而首次来门诊就医。当建议她进行血、尿、便常规检查时遭到拒绝。她说："我不是豚鼠。"给她解释："检查结果只是用于临床管理"，但患者不信。患者的女儿陈述她母亲在生活中没有几个朋友，因为她总怀疑别人。保持支持的、非面质的态度安排几天的预约。她再来就诊时，遵守约定但很不情愿地同意进行实验室检查。

A. 她有妄想吗？
B. 患者有谵妄吗？
C. 如何治疗？

病 例 28-3

患者28岁，无重大疾病史，无精神病史，是住院患者，来妇科诊所做常规的检查和测验。看到她之前，意识到她调了护士站的顺序表以至于不用排队就看病。负责管理的助手告诉你在以前的来访中，患者自述为了避免5美元的费用她失业了。当你向患者说这些问题时，她说："没什么大不了，我不会像一个居民那样赚钱。"

A. 作出人格障碍的诊断还需要哪些信息？
B. 反社会人格障碍能治疗吗？

参考答案

病例 28-1 A. 学习目标：**认识三类人格障碍的必备症状**。患者可能是 B 类人格障碍。在缺乏急性轴 I 获躯体疾病情况下,患者表现为不稳定、戏剧化和苛刻的。虽然仅根据本例提供的信息区分出哪种 B 类人格障碍非常困难,但不是不可能。患者似乎把他的世界分为"黑或白",完全好或完全坏,是边缘性人格障碍的特征。虽然边缘性人格障碍更常见于妇女,但是男人也会得此病并常被误诊。患者不像是 A 类人格障碍,因为最初他似乎关系良好;他也不像 C 类人格障碍,因为他无内在的焦虑和担忧,想必更有戏剧性、情感外露。

病例 28-1 B. 学习目标:**了解边缘性人格障碍的治疗形式。**边缘性人格障碍的治疗手册要求限定场所和清楚说明这些限制。虽然在治疗边缘性人格障碍时能尝试几种不同的心理治疗方法,但很明显,辩证行为疗法对重症患者更好一些。

病例 28-1 C. 学习目标:**理解沟通在多学科团体方法中的重要性。**与护士讨论患者的精神病理学和他倾向于在理想与一文不值之间摇摆,这是边缘性人格障碍的特征(住院部的精神科护士会交给你大量的管理棘手患者的方法)。与其他学科专家讨论如何设定与患者保持一致的限制以减少患者的破坏性影响。这样的讨论在减少由于患者对工作人员的谴责所造成的士气低落是必要的,这也有助于在治疗疾病中巩固团队的努力。

病例 28-2 A. 教学目标:**区分偏执性思维与偏执性妄想。**她可能没有妄想,患者表现出偏执思维,带有明显的怀疑和不信任。但是,从支持你和她女儿的角度,似乎她能够相信并最终同意执行计划。如果她有妄想,不论怎么干预她都应保持其错误信念。当患者不再选择时,偏执思维发展便成为偏执妄想。

病例 28-2 B. 学习目标:**区分人格障碍与谵妄。**可能她没有谵妄,躯体疾病能促成谵妄,这能引起偏执思维或偏执妄想。但是谵妄是急性发作,总是伴有意识改变,并出现定向问题。患者表现出慢性怀疑,社会关系受损。应该考虑是偏执人格障碍,可进一步收集信息以证实或排除这种诊断。

病例 28-2 C. 学习目标:**认识到与人格障碍患者建立关系是必要的**。治疗患者要表现出尊敬,对于有戒备心的患者,过分友好或亲密的关系将增加怀疑。在进行诊断性的检查或治疗之前建立关系,患者会感到可疑。通过争论或哄骗来证实她的想法是错误的,是不会起作用的。偏执性人格障碍患者的偏执思维经常会出现自我应验预期,会使医生失去耐心,直接指出错误想法、与之争论,在偏执着眼中最后成为有威胁的。

病例 28-3 A. 学习目标:**认识到人格障碍的诊断是依据行为的弥散性**。在诊断为反社会人格障碍前,你必须确定患者对他人权利的忽视完全超出了临床标准。来自同事和家人的信息可能能证实你的怀疑。她欺骗、说谎,为了个人利益或高兴而有规律地欺骗他人,而且对她的行为没有感到悔恨并给予合理化。

病例 28-3 B. 学习目标:**理解精神病治疗的局限**。对于反社会人格障碍没有有效的治疗方法,但是与障碍相关的几种症状,如果适用的话,可以用药物、个别心理治疗、团体或家庭心理治疗和物质滥用治疗进行有效控制。

(李建明译 苑 杰校)

第29章 进食障碍

病因

什么是神经性厌食？

神经性厌食是一种进食障碍，是一种对身体存在歪曲的观念，拒绝保持正常的体重。它有4个主要的特征：对体重增加有偏见或非常害怕体重增加，体重低于正常值的85%，对体相认识错误，并且女性出现闭经现象。神经性厌食有两种亚型。暴饮暴食/催泻型的特征是暴饮暴食，之后出现补偿性行为，最常见的是自我诱导呕吐。这种类型患者有时使用泻药、利尿剂或者灌肠剂以摆脱狂吃进去的卡路里。限制型的特征是过分节食或快食，没有暴饮暴食或催泻行为。

什么是神经性贪食？

神经性贪食患者对体相有相似的偏见，但是月经有规律，体重正常或超重。该病是阵发性的暴饮暴食，在此期间，患者不能自我控制，可以吃掉大量的食物。暴饮暴食后出现补偿性行为以限制体重增加。神经性贪食也分为两类，催泻型，患者采用自我诱导呕吐、泻药或利尿剂减轻体重。非催泻型患者通过过分节食和运动控制体重。

进食障碍常见吗？

进食障碍更常见于发达国家而不常见于发展中国家。在美国，女性神经性厌食的终生发病率为0.5%～2.0%，女性神经性贪食的终生发病率为1%～3%。总的来说，女性发病率是男性的10倍，但是在年轻人中则该倍数降低。

什么导致神经性厌食和贪食？

进食障碍的病因可以用现代精神病学的生物心理社会模式进行很好的说明。表29-1概括了进食障碍的生物学、心理学和社会学基础。

表29-1

与进食障碍有关的因素
生物学因素
女性
基因：在神经性厌食中，同卵双生子的一致率为55%，异卵双生子只有5%；在神经性贪食中，同卵双生子的一致率为35%，异卵为30%
血清素：高血清素水平可能导致饱的感觉使食欲下降
心理学因素
"A型"性格，完美主义和僵化
强迫观念
冲动，消极情感和应激反应（贪食）
社会学因素
对瘦的文化偏见
极瘦的角色模型（如演员、木偶、卡通）
一些要求瘦的职业（模特、主持人、体操运动员）

进食障碍最早于什么时候出现？

神经性厌食通常出现于青春期早期和中期，而神经性贪食出现得晚一些，大约在青春期后期和成年早期。有过分节食史的年轻女性出现进食障碍的风险较大。传统上，进食障碍被认为是在社会经济地位高的阶层更普遍，但最新数据表明对中产阶级或较低的中产阶级妇女可能有相同影响。

肥胖是进食障碍吗?

不一定。虽然肥胖的人比正常人更易出现抑郁、焦虑，但是肥胖不被认为是基本的精神病障碍。但是肥胖群体中有25%~50%的人有暴饮暴食进食障碍，是一种进食障碍亚型。特征是定期出现暴饮暴食，没有不适当的补偿行为。

评估

如何从怀疑有进食障碍的患者身上采集病史?

记住，神经性厌食的患者不欣赏自己的瘦弱外貌。他们的自我感知歪曲到他们坚持他们是处于正常体重范围，甚至他们还需要减肥。这些患者几乎不会自愿来见医生，常常是尴尬或防御的，典型的是穿上肥大的衣服藏住自己的身体，提供模糊情况。与患者的亲人和朋友谈话有助于评估进食障碍，但要征得患者的允许。（虽然尽可能让患者参加谈话是必需的，但与青春期孩子的父母谈话时可不经患儿的允许。）青春期孩子通常会在父母的坚持下到医院检查。框29-1概述了与神经性厌食和贪食的相关的症状。

框 29 - 1

神经性厌食和贪食的症状

神经性厌食的症状
◇ 对自己体重和体形的歪曲感知
◇ 不正常的害怕胖或变胖
◇ 体重低于正常的 85%
◇ 闭经

神经性贪食的症状
◇ 基于体重和体形的自尊
◇ 对节食有偏见，但体重正常
◇ 不能控制的暴食
◇ 不适当的补救行为（如自我催吐、滥用泻药、过度锻炼）

需要进行其他精神病学检查吗？

需要。厌食和贪食患者很容易出现心境障碍、焦虑症、人格障碍和物质使用障碍。虽然抑郁是进食障碍的高发因素，但是其他原因现在还不清楚，不过大约60%的进食障碍患者伴有焦虑症，超过40%有强迫症。贪食症也有明显的并发症——抑郁和焦虑，综合的终生发病率为75%。研究还表明高达30%的贪食症患者有物质使用障碍，多为酒精和兴奋剂。

神经性厌食症患者是精神病患者吗？

从技术上说不是。过分歪曲的身体知觉，就像神经性厌食症患者认为他们太胖一样，通常被称为"接近妄想"。虽然身体歪曲信念的强度与真正的妄想不相上下，但是这些歪曲信念通过服用抗精神病药并不起作用。

哪种人格易患进食障碍？

一直在坚持和控制中挣扎的人可能患限制型神经性厌食和强迫型人格障碍。这些人追求完美，使工作、学业和身体肥胖处于控制中，最新的研究显示伴有贪食的某类人格明显出现冲动和自我伤害行为，如自残。这类特质与B类人格障碍有关。

体格检查会发现什么？

对于诊断神经性厌食，依据其年龄、身高、性别，体重在其标准的85%以下。体质指数（BMI）[根据体重（kg）/身高（m）^{2}计算]有助于确立厌食的诊断，BMI在18以下说明处于危险的体重。（关于体质指数的范围见框29-2。）在两种类型的神经性厌食患者的体检均发现憔悴、心率过缓、低血压和体重过低。一些厌食症患者也会出现纤细的体毛（称为汗毛或者头发），并且稀疏。图29-1为神经性厌食症中见到的极端瘦弱。暴饮暴食/催吐型的神经性厌食患者和催吐型的神经性贪食患者均可见手背上的硬结，因为在他们诱导呕吐时牙齿会擦破皮肤。他们也表现出由于胃酸侵蚀上颌牙齿而引起的舌侧牙釉质破损（图29-2）。大量的唾液腺表明最近经常呕吐。表29-2概括了常见的体检结果。

框 29-2
体质指数范围

重量不足≤18.5
标准重量＝18.5～24.9
超重＝25～29.9
肥胖＝BMI 为 30 或以上

表 29-2
神经性厌食和贪食常见的体征

恶病体质（极端的生理消耗）
皮肤干燥；汗毛（又细又软的毛发）出现在背、前臂和面部。
腮腺肿胀，颌下腺肿胀（"花栗鼠脸"）
上门牙内表面受损
手足冰凉；体温过低
心率过缓；直立性低血糖；心律失常
近端肌肉无力（从下蹲位置难以站起）

什么导致闭经？

营养不良和自我绝食导致激素改变，包括促卵泡激素和黄体生长激素的循环反常，这反过来影响月经。但是神经性厌食患者的闭经也可能通过不同的机制来调节，因为它有时先于体重减轻。

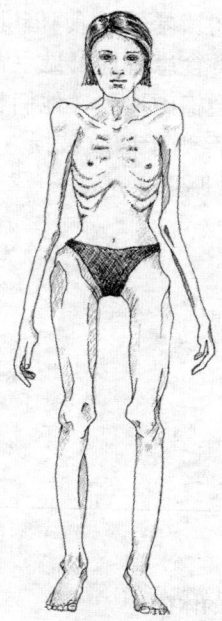

图 29-1 神经性厌食晚期出现的极端消瘦。

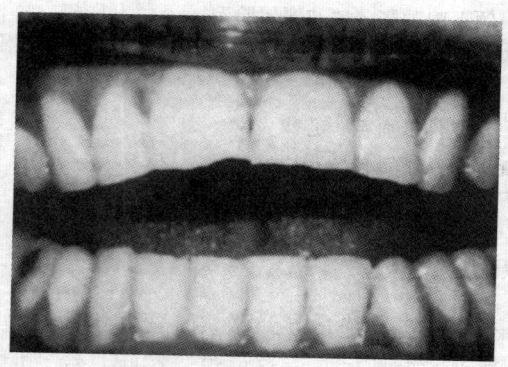

图 29-2 由自我诱导呕吐所致的牙酸蚀病,可见完整的下牙和突出的上牙。

(From Stege P, Visco-Dangler L, Rye L. Anorexia nervosa: Review including oral and dental manifestations. J Am Dent Assoc 1982; 104: 648-652. Reprinted with permission of American Dental Association.)

验血有助于诊断神经性厌食吗?

是的。虽然一些神经性厌食患者不出现实验室检测结果异常,但是多数患者的实验室结果与厌食的半饥饿状态有关。表 29-3 列举了常见的实验室结果。除电解质失衡与饥饿有关外,神经性厌食患者可能出现内分泌失调,包括黄体生长激素促卵泡激素和雌激素浓度过低,也可见到低水平的三碘甲酰氨酸。诱吐的厌食症患者可以出现低氯化物和低钾水平以及与代谢性碱中毒相关的血清胆红素升高。吐出的胃酸提示身体碱中毒,另一方面,滥用泻药的患者可导致代谢性碱中毒。

但是这些检验结果都不是特定出现于进食障碍中。

表 29-3

与饥饿有关的实验室检查异常	
血液学	白细胞数少
	血细胞比容低
化学	因为脱水出现高血尿素氮
	高胆固醇
	肝功能检查高(AST、ALT、碱性磷酸酶)
	低磷、镁、锌、淀粉酶水平
	女性雌激素水平低
	男性雄激素水平低

自我诱导呕吐导致缺钾性碱中毒。
ALT:丙氨酸转氨酶 AST:天冬氨酸氨基转移酶。

有没有一些躯体疾病或与泻药有关的状况看起来像神经性厌食?

肠胃道疾病如吸收不良综合征、内分泌疾病如甲状腺功能亢进、癌症和 AIDS 的患者均会出现明显的体重减轻,但是患这些病的人都不害怕肥胖和不希望减肥。滥用兴奋剂如哌甲酯（利他林）、可卡因、摇头丸或冰毒的人可能出现严重的体重减轻，就像神经性厌食症一样。使用大量的大麻能导致明显的食欲增加，然后像暴饮暴食和催吐那样尽力补偿。

如何排除躯体疾病和与药有关的状况？

开始是通过了解全面的病史和体检来评估体重减轻，接下来进行实验室检查和X线检查。没有采取保护措施的性行为和公用针头史需要检验是否有HIV感染。癌症评估要依据受影响的器官，进行全面的体检包括乳房检查是必须的。虽然升高的红细胞沉降率是严重感染或癌症的第一线索，但是对神经性厌食患者通常也要评估红细胞沉降率。多数非法物质只在服用后的48～72小时内可通过验尿检测到，所以尿毒物检测对物质滥用来说是不起决定作用的。

治疗

治疗目标是什么？

先说重要的，治疗首要目标是恢复健康的体重和代谢平衡。第二目标是形成健康的饮食规律和习惯。第三目标是改变患者关于体像、体重、成功、控制、自我价值等的错误想法。换言之，治疗的目标的先后顺序是：（1）医学；（2）行为；（3）认知。因为进食障碍经常伴有抑郁、焦虑症、滥用和人格障碍，所以也应该提供持续性评估和对于这些障碍的专门治疗。

治疗进食障碍应选择什么样的治疗场地？

这依赖于疾病的严重程度。如果患者出现严重的体重不足或伴有躯体并发症如电解质失衡或两者都有则适合于住院治疗。如果有自杀危险、严重的家庭关系不良、较少的密集型治疗无效也应住院治疗。表29-4概括了适当的临床场所。

表 29-4

治疗进食障碍的临床治疗场所

陈述	治疗
就身高而言,在标准体重的 75% 以下,老年人出现体重迅速下降或电解质紊乱	住院治疗 　躯体稳定 　医学模式 　一般医院
患者要求快速恢复体重	进食障碍计划 　环境一般 　心理学模型 　精神科或精神病医院
患者稳定但还有症状	门诊治疗 　个别治疗或群体治疗 　心理学模式 　办公室或诊所

如何与进食障碍患者谈话?

把进食障碍理解为威胁生命的疾病,并且患者无法控制。用非评判、非操作的态度接触患者,避免争论、劝说和哄骗。

应该使用哪种心理疗法?

个体认知行为疗法(CBT)是最常用的方法。CBT 是一种结构化的疗法,采用主动的方法,如布置家庭作业和鼓励记日记,来调整不适当的想法和行为。CBT 使患者意识到他们的消极思维模式,挑战他们对体重和体形的过分估计,他们的饮食习惯和自我意象。鼓励他们保持每天记日记以监控他们的食物吸收、他们的暴饮暴食及催吐以及他们的进食行为激起的情绪情感。对于过了急性期的进食障碍患者，内省或精神动力学疗法是有用的。这种治疗集中于确认导致自我惩罚的潜在冲突和帮助患者认识和坚持健康行为的自主性。

药物对治疗进食障碍有用吗？

尚难确定。在急性期，抗抑郁药对恢复体重无效。刺激食欲的药物如四氢大麻醇（THC）或奥氮平也是无效的，因为进食障碍的问题不仅仅是缺乏食欲。建立起均衡的营养后，抗抑郁药可能是有用的辅助疗法，尤其对于贪食患者。选择性5-羟色胺再摄取抑制剂（SSRI）通常是安全的，能够帮助治疗抑郁、焦虑、强迫思维和与进食障碍有关的低自尊。甚至在不存在抑郁或焦虑的情况下，研究表明SSRIs可减少暴饮暴食和催吐行为。非典型抗抑郁药苯丙胺是被禁止的，因为它能增加电解质失衡使患者出现癫痫。

还有其他疗法能帮助治疗吗？

有。家庭治疗、夫妻疗法、团体疗法作为辅助治疗是有帮助的。营养咨询、自助手册、食谱12步计划和支持团体也是复杂的治疗计划中一个有价值的组成成分。

进食障碍患者的预后如何？

一般来说，1/3的患者能完全康复，1/3的患者仍存在一些症状，但不再符合进食障碍的诊断标准，还有1/3的患者保持慢性病态。神经性厌食是精神疾病中的死亡率最高，高达10%的人最后死于并发症，包括自杀。厌食症中最常见的死因是心律失常和继发于饥饿的并发症如感染和多器官衰竭。贪食很少是致命的，但会出现严重的并发症包括食管黏膜撕裂症或者完全的食管破裂，这种现象也称为自发性食管破裂。

关 键 点

- ▶ 神经性厌食患者明显体重不足，而贪食症患者保存正常的体重。
- ▶ 自我诱导呕吐既与神经性厌食有关，也与神经性贪食有关。
- ▶ 神经性厌食症患者食欲没有丧失。
- ▶ 神经性厌食症可能是伴有明显死亡率的躯体癔症。

病 例 29-1

患者女性，22岁，一进入诊室就说："我有可怕的注意力缺陷，唯一能帮我的是哌甲酯，每天60mg。"当询问是否想脱掉大风衣时，她拒绝，并说："你为什么让我脱衣服？你想看我的奶头或其他？告诉你，我只需要哌甲酯。"患者看起来苍白、瘦弱、抑郁，护士提供了下列信息：血压90/60mmHg，心率55次/分，身高5英尺8英寸（1英尺≈0.3米，1英寸≈25.4毫米，译者注），体重不详（护士的便条：患者拒绝称体重）。

A. 应如何应对？
B. 还需要哪些信息？
C. 采用什么治疗方法？

参考答案

病例29-1 A. 学习目标：**认识到建立治疗联盟在任何治疗中都是不可缺少的第一步**。虽然你怀疑来访者患有神经性厌食，患者不想脱去外套，因为她尽力掩盖她的体重下降，但是你不应该坚持让其马上脱去外套。在这个阶段你也可能认为患者有妄想或只是怕冷和粗鲁。重新向患者保证并解释你想提供给她最好的服务,包括开药前对她的注意力问题进行彻底评估。你应该询问是否可与其父母谈谈。

病例 29-1 B. 学习目标:**了解评估进食障碍的关键元素。**患者可能不提供可靠的病史。如果可能,让其家属参与到治疗中,既为了诊断也为了治疗目的。询问患者关于体重下降、节食、生理症状、注意力问题、抑郁和药物等一系列问题。获得患者的全面病史和建立起良好关系后,进行体检;并应获取心电信息、尿毒物检查、实验室检测包括完全的血细胞数、电解质、HIV 抗体测验、肝功能检测和甲状腺功能检测以完成评估。

病例 29-1 C. 学习目标:**了解神经性厌食的不同治疗取向。**患者可以因生理稳定和恢复体重而需住院治疗。如果你断定患者患神经性厌食,认知行为疗法对治疗进食障碍有帮助。随着体重恢复应评估患者的抑郁,如需要提供抗抑郁药,氟西汀是首选,因为研究表明它对治疗抑郁和进食障碍有效。

(李建明译 苑 杰校)

第30章 睡眠障碍

为什么睡眠障碍被分类到精神病问题?

问得好。可能没有其他组的障碍像睡眠障碍那样强调专业分类的限定性。睡眠障碍包括有情感、神经、基因、行为、心脏、内分泌和肺的因素。多数主诉失眠的人不会看精神科医生,大多数睡眠障碍是由内科医生而不是精神科医生来治疗。然而精神病医生必须了解睡眠障碍(在DSM-IV-TR中睡眠障碍被分入轴Ⅰ障碍)至少有两个原因。首先,许多精神病障碍如躁狂、抑郁和焦虑包括睡眠障碍,并且必须能够区分原发性和继发性睡眠问题。第二,许多睡眠障碍能引起需要精神病治疗的相关情感和行为问题。

如何询问睡眠问题?

通常,让患者承认存在并谈论睡眠问题是没有困难的,因为他们非常痛苦。事实上,抱怨睡眠可能掩盖了其他更严重的症状。记住,失眠是一种症状,不是诊断。并且要像检查其他躯体症状那样进行检查。是什么时候开始?如何发展?什么使情况更糟?什么使情况变好?有相关的症状吗?以前发生过吗?许多人很难说清自己的睡眠,主诉"昨晚我一夜未合眼"的患者可能表达的是主观痛苦的程度而不是真实的情况。一般的陈述如"我一直没睡"、"昨晚睡得真好"是不可靠的,难以用于诊断。所以当回顾睡眠问题时必须非常专业。你必须问的问题包括:"你什么时间上床睡觉?晚上你醒过吗?在过去的24小时你睡了多长?一天一般睡多长时间?"

诊断睡眠障碍要进行哪些测验?

专门的实验室检查帮助诊断导致继发性睡眠问题的躯体原因。多项睡眠实验室记录检查和多重睡眠潜伏检查可用于诊断一些特定的障碍,这些测验在第 19 章有更全面的讨论。

可采用什么方法治疗睡眠障碍?

对继发性睡眠的治疗当然首先指向潜在的病因,其次是去除症状。例如,躁狂患者服用锂来控制心境困扰,但也短期服用安眠药唑吡坦或镇静的非典型抗精神病药如喹硫平、奥氮平以帮助睡眠。消除症状和治疗原发性障碍可能采用心理治疗(通常认知行为治疗法),或者躯体的,或二者兼用。在下一部分会进行更全面的讨论。

原发性失眠

病因

是什么导致原发性失眠?

就像名字清楚显示的那样,它不是由精神病、躯体疾病和药物引起的。患者只是睡不好,不能一直睡,睡后不精神。一些原发性失眠是习得性行为。例如偶尔的一夜睡不好,一些人就担心第二晚睡不好。预期的焦虑开始影响睡眠,担心睡不好成为现实。一些原发性失眠是先天的,可能是睡眠/觉醒脑机制调节异常造成的,一些原发性失眠也可能起因于对睡眠状态的错误知觉。在错误知觉中,主观痛苦程度与客观测量不相关。这些可能的原因不是绝对区分的。对于个体而言经常是相互重叠的。

评估

如何评估原发性失眠?

除了了解睡眠史外,你还需要排除继发性原因,然后,必须进行全面的身体评估和精神病评估。一些临床医生要求患者做睡眠记录,写下什么时间上床睡觉、什么时候醒、间隔多久醒一次、晚上醒多长时间,睡眠记录可以增加信息的准确性。但是也有风险,由于使患者将注意力强烈集中在睡眠上,会无意识地使睡眠更差。

实验室检查有用吗?

主要用于排除继发性病因。如果对患者自述的准确性有持久的不确定性,睡眠实验室研究可以提供对睡眠起始、持续时间和特征的客观测量结果。

原发性失眠不用药能好转吗?

可以,而且非常常见。采用认知疗法,遵循框 19-1 中概述的睡眠卫生的基本原则和像限制白天睡眠和控制刺激源的技巧。70%~80% 的人有明显改善。30% 的人能够痊愈。认知疗法可减轻与慢性失眠有关的情绪上的痛苦。认知行为疗法可能是很少使用的治疗失眠的方法。因为缺少受过训练的操作者且药物治疗效果很好。

什么药可治疗原发性失眠?

苯二氮䓬类和与之密切相关的药物催眠药唑吡坦(安必思)是安全、有效的。但是只能短期使用。非苯二氮䓬类催眠药佐匹克隆(Lunesta,鲁尼斯塔)和拉米替隆(Rozerem,瑞滋美)可长期使用。巴比妥盐酸和水合氯醛在减少睡眠潜伏期上非常有效。但是这些药能迅速形成耐受性以及严重的躯体反应(巴比妥盐酸导致呼吸抑制,水合氯醛导致胃肠道不适），因此只适合用于其他药物无效的患者。并且只能短时使用一两个晚上。

苯二氮䓬类药不会成瘾吗？

对苯二氮䓬类药（要求逐渐增加剂量）的耐受性是慢慢形成的，通常不是严重的问题，即使长期服用也不成问题。长期服用苯二氮䓬类的患者在停药后可能出现再度失眠和焦虑，这对一些患者来说感觉很不舒服。可以通过逐渐减小药量使不舒服最小化。与所有的药物一样，治疗的风险必须与不治的风险进行权衡。有理由相信苯二氮䓬类的风险被高估了。从对服用苯二氮䓬类患者的电话调查中发现，只有10％的人报告中断服药后出现戒断症状——相同比例的戒断反应出现在服用零售药终止后。一项最新的对照性研究发现治疗4周后再度出现失眠的是服用安慰剂的人而不是服用苯二氮䓬类药的人。

认知疗法和药物治疗能合用吗？

对照性的研究数据表明，不服用药物的治疗有最好的长期效果。但在临床实践上经常使用药物，因为它起效快，并且打破恶性循环——对睡眠存有偏见对睡眠更加不利。

原发性嗜睡

病因

什么导致原发性嗜睡？

还不清楚，可能有多种原因。一些病例被认为是间断型嗜睡发作。

评估

如何评估嗜睡患者?

需要排除精神病学、医学和药物所致的过度嗜睡（表30-1）。嗜睡发作和睡眠窒息常见于白天嗜睡。需要睡眠实验室检查以确定。

表 30-1

嗜睡的一些原因

精神病性
    与呼吸有关的睡眠障碍
    嗜睡发作
    非典型抑制
    精神分裂症（特别是症前期和残余相）
    双向障碍，抑郁阶段
    适应障碍

躯体原因
    流行性感冒
    甲状腺功能减退
    高血糖
    锥虫病

药物
    中枢神经系统镇静剂中毒
    中枢神经系统兴奋剂戒断
    抗精神病药（特别是氯氮平、喹硫平、奥氮平、低效典型药）
    抗抑郁药（三环抗抑郁剂、SSRIs 曲唑酮、米氮平）
    抗组胺
    抗胆碱酶剂

多长睡眠属于过多?

人们认为正常的睡眠时间因人而异。评估一个人睡得太多还是太少只能依据他们个人的正常标准。此外随着年龄增长,每个人的睡眠也需要变化。儿童和青少年比成年人睡得多(12~15 小时对应 7~8 小时)。为了符合障碍的诊断,嗜睡必须过多以致出现痛苦或损害。

治疗

原发性嗜睡能治吗?

这种治疗类似于嗜睡发作的治疗:行为的和药物的方法。行为技术包括建立起固定的、一致的睡眠时间,白天打个盹。中枢神经系统兴奋剂像哌甲酯在增加白天警觉性方面有效。莫达芬宁不需刺激一般性中枢神经系统就可促进警觉。并被用来治疗与嗜睡发作、阻塞性睡眠呼吸暂停综合征以及倒班(一种生理困扰)有关的白天睡眠。

猝睡症

病因

猝睡症如何不同于原发性嗜睡?

他们可能是同一障碍谱中的两个不同点。但临床特征是不同的。他们的共同特征是白天睡眠过多以及整个睡眠时间增加。但嗜睡症总是包括突然的发作不能控制的睡眠,这种睡眠时间短暂,醒来以后精神;此外,2/3 的猝睡症患者可见辅助症状:猝倒、瞌睡、半醒和睡瘫。

什么导致猝睡症?

猝睡症是固定伴有强烈基因成分的睡眠的神经性障碍,

它不是由潜在的精神病因造成的,虽然许多猝睡症患者在处理病症时出现情绪问题。直系亲属的发病率是普通人的50～100倍(普通人发病率很低,成年人中为0.02%～0.16%,男女发生比例相同)。猝倒、嗜睡、半醒和睡瘫被认为起因于从快速眼动睡眠(REM)进入到睡眠与觉醒的转换中间。有时称为"REM闯入现象"(框30-1)对含有基因基础的猜测得到了证实:用猝睡狗做研究,确认了一个单一的基因异常,异常的基因导致下丘脑中识别下视丘分泌素-2的传输器受损。

框30-1
REM闯入现象

猝倒:突然的所有肌肉紧张消失
瞌睡:当人入睡时像幻觉似的感知
半醒:当清醒时似幻觉般感知
睡瘫:在觉醒时,刹那间(几秒)失去移动能力

如何诊断猝睡症

有两个方法。一种是只依据临床症状和病程来诊断——在DSM-IV-TR中使用的方法——睡眠发作有猝倒和REM侵入现象。另一种方法是通过睡眠实验室的多项睡眠记录检查和多睡眠潜伏期检测来诊断。睡眠实验室检测显示睡眠发作的REM(因为与从睡眠到第1次REM睡眠出现之间的90分钟来做对比)。在白天多次的睡眠潜伏期侦测中,在1天内,每隔2小时就会出现4～6次打盹。每次打盹入睡的时间和两次或多次打盹中出现REM睡眠可用于帮助证实猝睡症的诊断。

治疗

如何治疗猝睡症？

一些患者可通过在一天中安排几次短的打盹以得到改善。需要药物治疗的患者最常服用精神兴奋药如哌甲酯、苯异妥因或莫达芬宁。猝倒和 REM 入侵现象可用抗抑郁药治疗（三环类药、单胺氧化酶抑制剂和 SSRIs）通常剂量是治疗抑郁剂量的 1/4～1/2。

与呼吸有关的睡眠障碍

病因

什么是与呼吸有关的睡眠障碍？

与呼吸有关的睡眠障碍也称睡眠呼吸暂停，在这种障碍中，人们睡着时出现停止呼吸（或呼吸弱）。呼吸暂停时间为 20～40 秒并导致整夜多次醒来。睡眠呼吸暂停患者经常意识到只是白天睡得沉而且睡眠和呼吸没有困难。

什么导致睡眠呼吸暂停？

两个最常见的原因是阻塞性和中枢性的（第三个原因是中枢性肺泡换气不足），在阻塞性睡眠呼吸暂停中，机械性阻塞如脂肪组织堵塞喉而阻止气流。中枢性睡眠呼吸暂停是由脑干呼吸控制失效所致。在阻塞性呼吸暂停中，有吸气动作但无气流。在中枢性睡眠暂停中，没有吸气动作。

评估

如何评估睡眠呼吸暂停？

多项睡眠记录检查从诊断上说是决定性的（图 30-1）。

但你的猜测水平可能是偏高的，甚至不用参考实验室结果。阻塞性睡眠呼吸暂停是中年人尤其是超重的中年人白天睡眠过多最常见的病因。来访者不愿意主诉睡眠不好。但同睡的伴侣经常描述患者有恐怖的鼾声、鼻息、呼噜声、喘息和睡不好——有时伴侣会因此而去另一个房间睡。浓重的鼾声是由于吸入的气流推动阻塞造成的。虽然有时睡眠者鼾声重而把自己弄醒。但是睡眠者本身并不抱怨。与睡眠呼吸障碍有关的症状是头痛、注意力出现问题和情绪困扰。

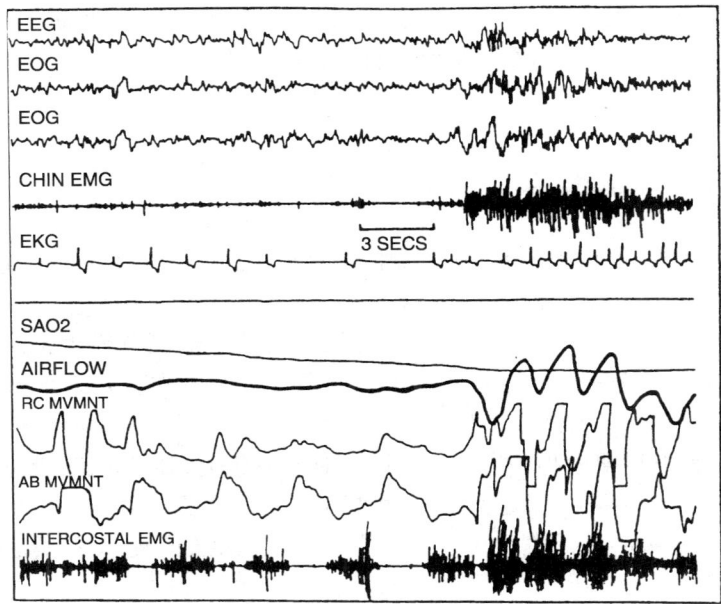

图30-1 用于记录书面呼吸暂停的多导睡眠仪。有吸气动作（胸腔活动）和腹部活动但没有气体流动。血氧饱和度（SAO_2）下降时会产生心电图改变。研究样本被唤醒时会有反射性的心动过速。**EKG**：心电图；**EMG**：肌电图；**EOG**：眼电图。

(From Moore CA, Williams RL, Hirshkowitz M. Sleep disorders. In Sadock BJ, Sadock VA [eds]. Comprehensive Textbook of Psychiatry, 7th ed. Philadelphia, Lippincott Williams & Wilkins, 2000. p. 1688)

生理检查有帮助吗?

除了肥胖以外,睡眠呼吸暂停患者经常有轻微的全身性高血压,伴有舒张压升高。慢性低氧饱和度的人容易患肺动脉高血压症,进而导致右心心力衰竭、肝淤血和脚踝水肿。

睡眠呼吸暂停患者会出现哪些实验室结果异常?

除了多项睡眠记录检查结果显示的资料外,患者在觉醒时出现动脉血氧不足或碳酸过多(动脉血氧在完全觉醒的情况下一般为正常)。睡眠期间常见心律失常。重复性的夜间血氧不足会导致血细胞比容和血红蛋白升高。

治疗

如何治疗睡眠呼吸暂停?

非入侵性行为干预如减肥或学习侧卧位睡眠可以使一些人得到改善。呼吸道持续正压通气(CPAP)是一种主要的支持性治疗(图30-2)。患者在夜间戴一个面罩或附带压缩机的鼻弹簧来传递气体,在正常的气压下保持足够的通风。CPAP对阻塞性睡眠呼吸暂停最有效,并且对一些中枢性睡眠呼吸暂停患者也有帮助。对于一些阻塞性睡眠呼吸暂停患者在保守疗法无效时,可以通过外科再造软腭或者进行可选择的白天关、晚上开的气管造口术从而使患者摆脱病症。

安眠药有用吗?

没用。镇静安眠药包括酒精会使病情恶化。这些药物会延缓呼吸暂停的发作,但增加心律失常的可能,极端情况下可能致命。

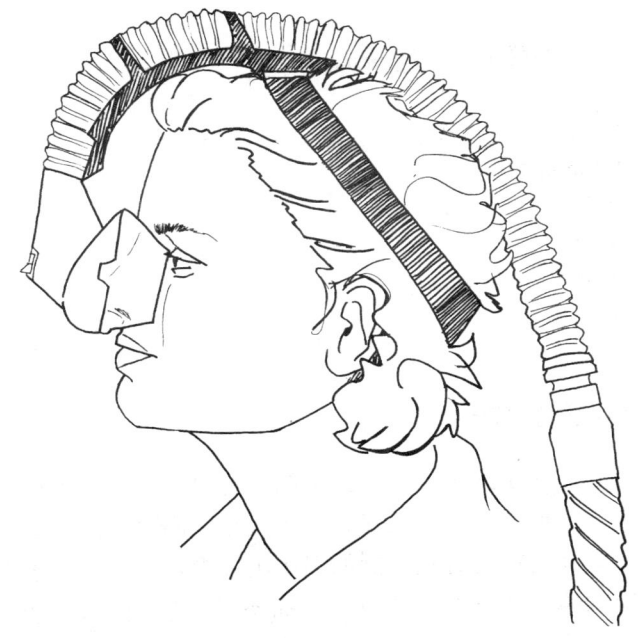

图30-2 一名妇女戴用着用于治疗阻塞性呼吸睡眠暂停综合征的装置。

异睡症

病因

什么是异睡症?

异睡症(parasomnias)的英文前缀"para"是指"在……旁边",例如律师助理是在律师旁边工作的。异睡症是不正常的。从字面上来看,异睡症是异常的、另外发生的睡眠状况。睡眠本身没有困扰,患者不会抱怨失眠、疲劳或想睡。常见的异睡症见表30-2。

表 30 - 2

一些常见的异睡症
与第二阶段睡眠相关的
夜间磨牙（牙齿摩擦）
与第四阶段睡眠相关
夜游（梦游）
说梦话
夜遗尿（床湿）
夜惊

什么导致异睡症？

异睡症对于儿童而言是正常的发育过程。他们不属于精神病理学，通常不需要治疗。对于成年人而言异睡症更可能与精神方面的疾病有关。例如多次出现噩梦。更常见于有创伤性应激障碍和焦虑症的成年人而不是一般成年人，但是，大多数关于成年人的文献多属于轶事，缺乏对照性的、纵向的研究。

异睡症常见吗？

在儿童中很常见。3～5 岁的儿童中有 10%～50% 会做噩梦，并足以影响父母休息。有 50% 的成年人偶尔会做噩梦。夜游的发作率儿童是 10%～30%，成年人为 1%～7%。夜惊的发病率儿童在 1%～6% 之间，成人不足 1%。

评估

如何评估异睡症？

全面的病史及对事件的描述（从儿童父母、成人的枕边伴侣）足以建立诊断。睡眠实验室研究很少能够说明。注意有没有栩栩如生的梦是非常有用的，这帮助把噩梦和 REM

睡眠行为障碍（出现）与夜惊（不出现）区别开来。

治疗

如何治疗异睡症？

可能不需要治疗。当异睡症发生在儿童身上时，到青春期就会消失。当他们持续存在或带来极大的痛苦时，可采用多种治疗方法。梦游者要免于受伤害，例如锁上卧室的窗户，拿走有潜在伤害可能的物体。行为干预如放松练习和系统脱敏法可减少噩梦。催眠可能减少夜游和夜惊。此外，晚上服用苯二氮䓬类或抗抑郁药对噩梦、夜游和夜惊有帮助。晚上戴上牙套可以减少磨牙引起的对牙的伤害。治疗的一个重要方面是向父母保证儿童出现异睡症是正常的发育现象，这些表现不能表明当前或未来会出现精神问题。

关 键 点

- ▶ 失眠是一种症状而不是诊断，并不是所有的失眠都需要用药。
- ▶ 睡眠的实验室检测有助于诊断猝睡症（嗜睡症发作）和睡眠呼吸暂停。
- ▶ 儿童出现异睡症是正常的，通常不需要治疗。

病例 30-1

一名 25 岁的医学生来到学生健康诊所,要求给他点东西帮他睡眠。患者主诉重大考试之前晚上睡不好,担心期末考试的前 10 天内生病。平时没有睡不好。通常不被打扰时睡 7~8 小时。但是在最后两科考试前的晚上用将近两个小时的时间入睡。然后只是断续地睡,他确定第二天考试肯定会因为缺觉而受影响。无重大疾病史和精神病史,无过敏史。

A. 他该用药吗?
B. 其他什么干预是合适的?

病例 30-2

一位 60 岁的退休老人来见初级诊所医生,主诉睡眠太多。患者入睡没困难,通常睡 7 个小时,不用闹钟。醒后出现前额两侧钝痛、感觉摇晃和定向不准。白天打盹不分时间,他的日间瞌睡严重影响了家庭生活和娱乐活动。"我好像要死了,"他说,"我没有生活,一直感觉累。"他没有用过毒品,未吃过药,不喝酒。物理检查:患者属于中度肥胖,血压 150/100mmHg,血红细胞数目偏高。没有发现其他的异常情况。

A. 最可能的诊断是什么?
B. 要做哪些进一步检查?
C. 考虑到最可能的诊断,最好的治疗是什么?

参考答案

病例 30-1 A. 学习目标：**了解催眠药物的合理使用。** 病史表明患者属于单纯的情境性失眠。没有什么能说明失眠继发于精神方面的疾病或潜在的躯体疾病。唑吡坦和催眠药适用的。它们帮助迅速入睡。使夜间尽可能少醒。应短期使用——只用一夜。而这有相对短的半衰期（催眠药较长）。任何一种都不会影响到第二天的记忆和注意力。不会出现滥用和习惯化。

病例 30-1 B. 学习目标：**熟悉治疗失眠的非药物方法。** 治疗慢性失眠的第一步通常是改善睡眠卫生，像只在卧室从事性活动和睡眠这样的规则不可能马上起作用。因此反思影响睡眠的习惯是有益的。例如可能的情况是考试前为了多学一会儿，晚上喝了许多咖啡；与此相似，为了促进睡眠，晚上可适当饮酒。

病例 30-2 A. 学习目标：**了解主要的睡眠障碍诊断。** 由于来访者在 7 小时后会自发醒。原发性或继发性嗜睡都可能比夜间睡眠不好少出现。中年人白天打瞌睡的最常见病因是阻塞性睡眠呼吸暂停。他的头痛、高血压、红细胞增多和肥胖全与这个诊断一致。

病例 30-2 B. 学习目标：**了解主要睡眠障碍的医学差异。** 似乎患者的睡眠不能归因于毒品或药物使用，但是排除潜在的躯体或精神病方面的病因是重要的。在病情检查结果中未发现猜测的异常，但是没有描述彻底的检查。更多的病史、精神状态检查、身体检查和实验室检查应排除常见的白天瞌睡的躯体和精神疾病方面的病因：甲状腺功能减退、Addison 病、高血糖、高钙血症、恶性肿瘤和重度抑郁。来自卧室伴侣的信息也是有用的（鼾声大、睡不好），但是睡眠实验室检测可证实阻塞性睡眠呼吸暂停的诊断。

病例 30-2 C. 减肥和学习侧卧位睡可能有益。但是最有可能直接有益的治疗是 CPAP。它安全，非侵入性，在第一夜是有效的。

第31章 性功能障碍

病因

导致性功能障碍的原因是什么？

原因可能是躯体的，也可能是心理上的。躯体原因是复杂的，包括像糖尿病这样的躯体疾病、酒精或抗高血压药物的作用。心理原因包括即时（直接）的原因（干扰性愉快的想法和感觉）和远期原因（如早年经历、父母态度、人际关系等），引起的，表31-1列出了个体的性功能障碍。

表 31-1

性功能障碍

下列每一种障碍都可能是终生的或获得的，情境性的或一般性的，这取决于心理因素或心理与器质性共同作用的结果。

性欲减退

男女均可出现，包括力比多（性欲和兴趣）降低，可能是终生的，但更常见于获得的，与压力、像亲密这样的人际关系和承诺有关。

性厌恶障碍

厌恶和避免与伴侣发生性接触（更罕见的是厌恶自己的生殖器），可以表现为缺乏性欲、焦虑和（或）嫌恶。

女性性唤起障碍

不能出现足量的润滑液，如果主观唤起，润滑液量最少，经常伴有性欲和性高潮障碍。

续表

男性勃起障碍

不能勃起，插入前疲软，或者插入后达到高潮前疲软，经常伴有焦虑和担心性能力。

女性高潮障碍

正常的兴奋期后高潮迟缓或缺乏，必须考虑女性高潮能力的普遍性（如并不是所有的妇女通过单纯的性交就能达到高潮）。终生的比习得的更常见，年轻妇女比老年妇女更常见（高潮随年龄增长而增长）。在其他健康妇女中出现高潮障碍通常是由心理因素造成的。

男性高潮障碍

正常的兴奋期后高潮延迟或缺乏，更常见的情况是性交不能达到高潮，但是通过手淫或口交却能达到高潮。

早泄

只要极少量的刺激就射精，射精出现在期望之前，通常是手淫问题，更常见于心理因素，属于性功能障碍中易治的。

性交困难

性交时出现生殖器痛。女性比男性常见，大多是由于躯体状况或尿道问题如包茎所致。

阴道痉挛

阴道外1/3处的肌肉出现不自主的收缩以致难以性交或不能性交，可能与性交频繁或创伤有关。

性障碍归因于一般的身体状况
物质诱导的性障碍

性障碍常见吗？

不存在明确的资料。作为一个群体，它们较普遍，但是每一种却很少见（如男性性交困难），在每一种医疗机构都可见。正如期望的那样，良好的性病史采集增加了认识和治疗性障碍的可能性。

最可能导致性障碍的躯体状况和与药物相关的情况是什么？

每种疾病都能干扰性欲和性能力。常见的躯体疾病有：糖尿病、心血管病或神经血管病。常见的药物有酒精、抗高血压药、可卡因、阿片和许多精神科用药如抗精神病药和抗抑郁药（见表20-2）。

评估

怎样与患者谈性？

采用与谈论其他疾病一样的方式：坦白、公开、富有同情心和非判断性。如果某个性话题使你感到尴尬，应尽量理解缘由，令人尴尬的会谈不可避免会使患者尴尬，并且从中收集到的信息也会出现失误。

真的需要问每一个患者有关性的问题吗？

这是个好主意。许多患者只有专门问及才会提供性方面的信息。比较适合的问题有：在性方面你主动吗？你注意到自己的性功能有什么变化吗？关于性你想谈些什么？对患者提及的问题，有必要详细询问。

在与患者谈性时该如何措辞？

问得好！你最好不要用俚语，那样听起来较猥亵，感觉不舒服，也不要使用科学用语或专业术语，因为难以理解，可能会产生误解。好的措辞是与你的患者措辞一致，使用常用的阶层用语，例如，如果男性患者说"来得太早"，使用这个短语就比"早泄"更易接受。但是不要让术语产生歧义。如果一个妇女说她私处痛，你必须确定它是否指阴唇、阴道还是其他地方。

如果患者有性问题,还要问其他内容吗?

与其他的精神病或躯体疾病一样,你对建构特定诊断所需要的症状和体征的复杂性的了解程度指导着你的提问。你问的目的是获得足够的信息以进行确切的诊断。那将允许你对可能的治疗效果和未来发展做出较大的期待。性病史采集的框架见表31-2。

表 31-2
性生活史采集的框架

Ⅰ. 当前状况:	Ⅱ. 过去的情况:	Ⅲ. 发展性的:
A. 当前活动主动与否	A. 在性方面什么时候变得主动	A. 童年的性探索
B. 近期在性活动方面的改变	B. 近几年内性活动的改变	B. 任何身体或性虐待
C. 提及的伴侣情况	C. 任何先前的问题	C. 青春期和初潮的开始事件
D. 提及的活动		D. 青少年期的性经历
E. 安全的性行为		
F. 谈及的任何问题		

所有的性障碍患者都需要体检吗?

应该进行体检以筛查性功能障碍的常见的躯体病因如糖尿病。但是进行哪些体检依赖于性功能障碍的性质。如建议进行妇科检查常用于性交困难。一般性勃起障碍患者要进行泌尿系统检查。早泄患者不是因为他很少有器质性原因。明显属于情景性的患者(如只对伴侣存在而对其他人不存在勃起障碍)可能不需要进行全面身体检查。表31-3列举了一些常见的性障碍需要进行的体检内容。

表 31 - 3
需要作检查的常见的性障碍（特别是习得性或一般性障碍）
性欲减退
女性性唤起障碍
男性勃起障碍
性交困难

治疗

性障碍如何治疗？

当排除性障碍的器质性原因后，治疗通常包括心理动力学提到的认知行为方法，针对直接的行为和长期的心理原因进行。

性障碍能治愈吗？

你可以通过治疗潜在的躯体疾病或给患者换药等方法来治疗由躯体或药物所致的性障碍。但你也可能不能治疗其他的性障碍，在这种情况下，你需要把患者推荐给专业治疗性疾病的专家。性疾病专家是临床医生，拥有多门学科知识——精神病学、心理学、社会工作、护理——他们受过性治疗技术的专门培训。

性治疗指的是什么？

对直接病因的治疗集中在思维、情感和行为上，这些行为出现在症状前，能够干扰对性的情感。专门的练习被称为"家庭作业"，需要患者与伴侣在家里执行，以纠正以前不适当的行为。

都有哪些专门的练习？

对于特定的障碍，有许多方法可以进行，但是共同的起点是专家先简单介绍一下性交。这可以减少患者理解障碍的焦虑，能使患者和伴侣将更多的注意力用于练习上。对阴道痉挛的治疗包括扩张阴道的一系列插入物，最初非常小，然后在她感到舒服时逐渐加大尺寸，逐步增加的扩张器使条件性的高潮反应不再敏感。

早泄的治疗采用"停止—开始"（断断续续）技术，指导患者的伴侣用手刺激他，而他将注意力放在勃起的感觉上，直到感觉快到高潮时，患者告诉伴侣，伴侣停止。在快疲软时，患者要求伴侣再刺激，在高潮到达前再停止。这样重复多次直到允许刺激达到高潮。

对性快感缺乏的治疗通常从练习进行，包括手淫、使用振动器，一旦达到高潮再进行性交。

同性恋的性障碍可以用同样的方法治疗吗？

是的。同性恋者与异性恋者一样易受性障碍的侵害。相同的治疗方法对他们也有效。

性治疗是夫妻共同参加好还是患者自己参加好？

理想的情况是患者的伴侣应包括在治疗中参与治疗，因为这明显地提高了预后。如果患者没有伴侣，应考虑使用性代用品。但是对于没有伴侣的个体或伴侣不愿意参加治疗的，也应有效地进行性治疗。

性代用品是指妓女吗？

不是。虽然一些妓女宣称自己是"性代用体"，但是称职的性代用体接受过专业训练，并与治疗性问题的专家密切配合。大多数妓女希望越快越好，以避免情感联系。但代用品知道慢慢工作和情感投入的重要性。

治疗性功能障碍是用药物吗？

药物可能有用，特别适用于器质性患者。此外，当性障碍继发于精神障碍时,经常使用治疗精神病的药物。如通过治疗潜在的抑郁来纠正与重度抑郁相关的低力比多。

西地那非(伟哥)和他达拉非(犀利士)在出现性刺激时都可增加生殖器的血流量(当没有性刺激时不会导致勃起),它们均用于治疗勃起障碍。使伟哥可使勃起达6小时,犀利士可达36小时。也有人认为它们对治疗女性唤起和性感缺失有效,特别是这些障碍与躯体状况如停经有关时。

育亨宾,一种从南非育亨宾树上提取的生物碱,是一种突触前 α_2 受体阻断剂,对醋胆素、多巴胺和血管活性肠肽(vaso intestina)受体起作用。它增加交感神经活动,促进释放肾上腺素和去甲肾上腺素,它明显增加阴茎的血流量,有时用于治疗勃起障碍。没有证据表明它对治疗女性性功能障碍有效。

前列地尔和前列腺素 E_1 也用于治疗性勃起障碍,是一种强有力的血管扩张药,注射进阴茎海绵体或在性活动前输入,导致勃起。

手术治疗有用吗?

在一些由神经类疾病或血管疾病引起的勃起障碍中,半硬式可塑性棒(提供持久的勃起)或可充气的假体(按要求充气或撒气)可通过外科手术植入男性阴茎。偶尔,微血管手术可以用于勃起障碍患者,这些患者的勃起障碍是由于创伤引起的反常血流造成的。

关 键 点

▶ 每种性障碍对应于性反应周期的特定阶段。
▶ 单纯情境的性功能障碍更可能是由于心理因素造成的而不是由躯体疾病或药物造成的。
▶ 认知-性行为疗法是治疗性障碍的主要方法。

病例 31-1

患者男性，26岁，单身，主诉性交时不能保持勃起，起病于青少年期。每次试图性交时都会出现，从未坚持勃起到生殖器插入。由于不能完成性交而非常尴尬，最近开始逃避会与女性发生性关系的场所。他唯一的性关系发生在17岁，持续了3个月。他陈述，与女朋友有第一次性交后不久就中断了二人的关系。他的性幻想仅限于女性，无同性恋史，无性虐待史，无重大精神病史，否认有物质滥用，早上有正常的勃起，手淫时维持勃起正常，在性场所有强烈的焦虑，并伴有不能充分性交的想法。

A. 他的勃起障碍可能是躯体病因的还是心理性的？
B. 勃起障碍是原发的还是继发的？
C. 症状的直接原因是什么？
D. 如何治疗？

参考答案

病例31-1 A. 学习目标：**认识到单纯的情境性功能障碍可能存在心理病因**。患者自述，勃起困难仅出现在尽力与伴侣发生性关系时，他有正常的早晨勃起，手淫时维持勃起没有问题。

病例31-1 B. 学习目标：**认识原发与继发性功能障碍的不同**。这个患者描述没有正常的性交时期，因为他从没有成功插入，他的障碍是原发的。

病例31-1 C. 学习目标：**能确定性功能障碍的直接病因**。患者自述了情感（焦虑）和想法（他不行）的双重问题，这干扰了他的感觉和想法，影响到性行为的能力。

病例31-1 D. 学习目标：**意识到讨论性功能障碍的直接病因能够治疗心因性性功能障碍**。本病例中，焦点集中于使患者有能力确认并改变干扰的情感和想法，如在性活动中，鼓励患者参与到性幻想中。

第 32 章 适应障碍

病因

适应障碍指什么？

它是一种渐进性的情感或行为症状，对应于具体可辨认的压力事件。严重的症状足以导致社交出现问题，或工作出现问题，或导致自感痛苦。

导致适应障碍的情境有哪些？

经常是常见的场所如工作环境、突然的财产损失、男女关系终止或家人死亡。应激源也可能是较少见的灾难性事件，如自然灾难（天灾）。甚至令人高兴的事件如孩子出生、升职、中彩票也需要适应，并且能导致一些人出现心理障碍。

适应障碍常见吗？

对发病率的估计依赖于研究的人数。在简易诊所，成人发病率为 2.3%，而在普通医院精神科咨询者中达 10%~20%，最高达到 65% 的儿童出现精神问题。

什么导致适应障碍？

通常认为适应障碍与压力有关：症状起源于对压力的不适当反应。正常来说，一个人对压力性事件如离婚的反应会在事情结束后不久就会消退了。如果应激原持续存在——如果离婚持续几年——这个人获得对压力的新的适应水平。有些人会出现这类问题。一个人能多好地处理压力可能受许多因素的影响，包括他以前的经历（以前他能否征服这种压力）、他的社会支持系统和心理能量如现实判断能力、耐挫力和情绪调节力。叠加于慢性的重度应激原上的较小应激能产生重大的附加作用。虽然适应障碍在 DSM-IV-TR 中是一种不常见的诊断为确实与心理社会压力相连的障碍，但是仍有许多无法回答的问题——为什么有些人对压力出现病理性反应而其他一些人则不出现。

哪个年龄段的人易患适应障碍？

从青年到老年都属于易患人群。需要去精神疾病机构的儿童经常被作出适应障碍的诊断。

评估

为什么仅对面对压力的人进行精神疾病方面的诊断？

当人们对压力的反应是不恰当时，并且正在干扰到他们发挥功能的时候就要进行这种诊断。诊断能指导治疗。人们对压力的正常反应会随时间而消逝。患适应障碍的人不会消退，需要心理治疗或药物治疗。

要作出适应障碍的诊断需要寻找哪些依据？

对于适应障碍没有症状检测表。症状可能是情感的，也可能是行为的，或者二者都有。它们出现在应激事件发生后的 3 个月内，并且不会超过事件发生后 6 个月。如果患者符合 DSM-IV-TR 中的轴 I 障碍标准如重度抑郁发作或创伤性应激障碍，那么就应该诊断为轴 I 障碍，而诊断为适应障碍就不合适，而且适应障碍包括严重的症状如自杀想法或行为。由于缺少操作性的症状检查表，诊断的一致性信度较差。症状发展必须发生在应激原出现的 3 个月内。

适应障碍的不同亚型有哪些?

依据优势症状可分为不同的亚型——特定的抑郁心境、焦虑和行为困扰。行为困扰意味着行为违反社会规范、侵犯他人的权利,如打斗、逃学、破坏公物、违章驾驶,如果困扰不超过 6 个月,它是急性的;如果达到或超过 6 个月,则是慢性的。表 32-1 列举了适应障碍的亚型及主要例子。

表 32-1

亚型的临床实例
伴有抑郁心境的适应障碍:一位 80 岁的老太太在退休前 1 个月搬出自己的家住进老年公寓。从那时起,她很少见朋友,不去俱乐部,一周中经常哭几次。
伴有焦虑的适应障碍:两周前,一位 65 岁的老人发现他在一项重大投资上被骗了,损失了半辈子积蓄。他一直难以入睡、早醒,白天感觉过度紧张,不能集中精力工作,一直担心退休后不知如何维持生计。
伴有混合焦虑和抑郁心境的适应障碍:一个 37 岁妇女于 1 个月前发现她丈夫有外遇。当她质问时,她的丈夫搬了出去并提出了离婚。她一直睡不好,感觉不安,易激惹、易生气和无价值感,有时她有自杀想法。
伴有行为困扰的适应障碍:2 个月前,一个 17 岁男孩得知他高中毕不了业。在过去的 1 个月中,他与同龄人打斗、偷汽车,并以此为乐。
伴有情感和行为困扰的适应障碍:3 周前,一个 15 岁女孩被诊断患有糖尿病。她一直感到悲哀、易激惹、易发怒,她开始逃学,承认从当地药店偷东西。

适应障碍与丧亲之哀的不同是什么?

丧亲之哀——失去爱人后出现悲伤和强烈的悲痛——是正常的。根据 DSM-IV-TR,正常的悲痛反应最多持续 2 个月,但许多人都说这个时期应该超过2个月。如果悲痛超过2个月或者伴有明显的功能损害、病态的无价值感、自杀意图、精神病症状、心理发育迟缓,该患者就可以诊断为适应障碍或另一种轴Ⅰ障碍(如重度抑郁发作或主要的精神病发作)。记住,只有不符合另一种标准时诊断为适应障碍才是合适的。

当诊断为适应障碍时需要排除什么?

区分慢性适应障碍与非典型焦虑障碍和抑郁是困难的,这些综合征不必与应激原相关。但是,如果应激原是罕见的灾难性事件如天灾或暴力犯罪,则应寻找急性应激障碍或创伤后应激障碍的症状;适应障碍更常与日常事件如父母离异、学业失败、工作的调换、财产损失或某种关系的结束相连。在作出某人患有适应障碍之前确信他们不符合重度抑郁障碍或其他轴Ⅰ症状标准,诊断不清可能导致治疗模糊。

治疗

适应障碍不进行治疗能好转吗?

几乎没有资料说明这个问题。患适应障碍的成年人预后好于儿童或青少年。在一个纵向研究中,在5年的追踪中,71%的成年人完全治好,而青少年只有44%。青少年比成年人更易形成重度心理疾病如精神分裂症、双向障碍、重度抑郁障碍、反社会人格障碍和物质滥用。在青少年组,出现行为症状能很好地预测随之出现的主要病理变化。

药物治疗还是心理治疗对适应障碍的效果更好?

心理治疗通常是治疗适应障碍的主要方法。关于药物和心理治疗适应障碍的效果目前没有公开发表的内容。一些患者,尤其是慢性适应障碍患者或者心理治疗效果不太好的患者,服用抗抑郁药和抗焦虑药可能更有效。

对有适应障碍的患者采用哪种心理治疗？

支持性心理治疗较好。支持性心理治疗可帮助患者降低压力水平，如果达不到这一点，可帮助患者处于他们的适应范围内。这包括帮助他说出他对应激原的情感（用言语而不是破坏性行为表达）、增强他的应对技巧（如教他制怒和放松的方法）以帮助患者最大化的支持系统。

应该建议适应障碍患者进行团体治疗吗？

除了个别治疗，团体治疗可能特别有用，因为他们讨论共同的应激原，如适应患癌症的诊所或习惯于退休生活。

病 例 32-1

患者女性，45岁。因焦虑被她的初诊治疗医生推荐到精神病门诊处，焦虑影响了她工作的精力和晚上睡觉。一个月前她的父亲卒中，一侧身体瘫痪，工作之余和所有周末她花大量时间陪伴父亲，她的配偶抱怨她从未在自己身边，他们一直处于频繁的争吵中。

A. 作出什么诊断？
B. 如何治疗？

参考答案

病例 32-1 A. 学习目标：**理解适应障碍的定义**。该病例诊断为伴有焦虑的适应障碍。由她父亲卒中引起的症状损害了她的正常功能，影响了她的个人关系。没有足够的信息表明适合其他的轴Ⅰ诊断，她的症状出现在压力事件发生后的3个月内。

病例 32-1 B. 学习目标：**熟悉适应障碍的治疗**。每周一次支持性心理治疗是可选的治疗方法。治疗的目标是帮助她说出对父亲病情突然恶化的情感,她应该能表达出恐惧父亲死亡、害怕自己死去以及对他们角色的逆转感到生气。治疗可以帮助平息她不能与父亲全天待在一起的负罪感和强化不忽视自己或与配偶关系的重要性。你可以开抗抑郁药或抗精神病药,这取决于她的症状严重程度以及单纯治疗的效果。

(范 杰译 李建明校)

第33章 分裂性障碍

概述

什么是分裂？

正常的意识是几种心理功能的有机结合，包括对自己周围环境的知觉、过去的记忆和本体感。分裂是指这种有机结合的破坏。它发生在一个谱系中和其较极端的情况包括每天的经历例如白日梦或在电影中出现的"迷失"的事情。分裂是分裂性障碍的显著特征，但是它也是其他障碍如惊恐障碍和创伤后应激障碍（PTSD）的症状。DMS-IV-TR 包括四种分裂性障碍和一种说不清的类别，这类患者不符合四种障碍的任一诊断标准。表33-1概括了这些障碍。慢性分裂可能是一种应对机制。它为了避开某个情况或经历，这种经历太有创伤性而无法使意识整合。分裂的五个核心症状是遗忘、人格解体、非真实感（感到自己或世界是不真实的）、认同混淆和身份改变。

表 33-1

分裂性障碍
解离性身份识别障碍 以前称为"多重人格障碍"。患者有两种及两种以上独立的相互区别的影响行为的障碍。 **分离性遗忘** 记忆缺失——通常是重要的个人信息——不是由躯体疾病或药物引起的。

续表

> **解离性漫游症**
> 　　一个人离家出走，丧失过去的记忆，对自己的身份感到迷惑或设想新的身份。
>
> **自我感丧失症**
> 　　一种不真实的持续的痛苦感，好像看电影似的看见自己从外面进来。

哪些人会患分裂性障碍？

正如定义隐含的那样，分裂性障碍被认为是曾经历过极大创伤，尤其是在童年经历创伤的个体易患，分裂之初在创伤期间作为防御而出现。在创伤性经历中，分裂的儿童可能在其他场所自发使用分裂，在那些场所中，他们感到不安，受到威胁，然后慢慢地继续使用分裂，即使创伤性事件已结束而仍在使用。

分裂性障碍更常出现于男性还是女性？

女性比男性更常见。特别是解离性身份识别障碍，女性大约是男性的 5 倍。但是目前存在一种争论：分裂性障碍更常见于女性还是只更常诊断于女性。

为什么分裂性障碍经常出现误诊？

这些障碍患者完全没有意识到分裂，可能花几年时间来治疗不确诊的疾病。导致分裂性障碍患者寻求治疗的许多症状如情绪波动、焦虑和控制不住的仪式化动作也常见于其他精神疾病的诊断中。

解离性身份识别障碍

病因

什么导致解离性身份识别障碍?

多种模型——生理的和行为的都可解释解离性身份识别障碍（DID）。以前称为多重人格障碍。但是没有一种模型得到证实。DID 经常与童年期的极度创伤有关。现在它也被称为复杂性发育创伤障碍。

解离性身份识别障碍常见吗?

没有数据支持。过去，诊断本身的正确性受到质疑。多数临床医生和研究者认为诊断描述的是临床实际表现。估计终身发病率为 1%～3%。在过去的几年中，DID 更常诊断，但是还不清楚这是否反映出意识障碍增加，还是对可暗示个体的诊断过多。

评估

在哪个年龄段最先出现?

在童年中可见 DID。DID 通常出现在青春期或二十多岁。但是个体可能在被诊断前就已有许多年了。

DID 患者有多少种人格?

"改变"是身份或人格状态的另一个词。患有 DID 的人至少有两个分离的相互区别的人格状态，它可能表现出不同的话语、习性、思维、记忆、性别身份，有时伴有不同的生理特性如右利或左利和敏感症。DID 患者目前已知的有 100 种可变的人格，但平均在 10 个左右。

为什么 DID 患者会寻求帮助?

DID 患者寻求帮助有多种原因。一些人可能没有意识到出现问题,但是担心最终消失或出现健忘。一般来说,DID 患者几乎都有并发的精神疾病,因为这些并发症寻求帮助,包括 PTSD、抑郁、自伤行为、情绪波动、进食障碍、睡眠障碍、物质使用障碍、边缘型人格障碍和视幻觉、听幻觉。

DID 是精神疾病吗?

这是一个有趣的问题。DID 患者有时出现听幻听,包括互相争论的声音,这通常描述为来自身体内部或头脑里听到的,更确切的称呼为假性幻听。DID 患者经常有其他症状,如果没有了解详细的病史,这些症状可被看做是精神疾病的,包括思维迟钝和思维闯入和对身体有影响。而且一般来说,这些症状在起源上是内部的,而不是外部的。大约有一半 DID 患者有时被误诊为精神分裂症。尤其是儿童,更易误诊为精神分裂症。典型的这些类似精神病的症状在服用抗精神病药后并没有改善。

治疗

如何治疗 DID?

心理治疗、催眠和药物治疗全用于 DID。首先在安全的条件下采用心理治疗,因为 DID 患者经常作出潜在的危险性行为,并且可能难以控制好斗和暴力。为患者提供心理治疗的医生必须熟悉各种症状。药物治疗通常针对相应的症状(如情绪症状)而不是分裂本身。类似精神病的症状服用抗精神病药疗效不好。家庭治疗、艺术治疗和运动疗法是有益的辅助治疗。

怎样与 DID 患者形成联盟？

对于许多患者来说，与患者的多种人格状态形成联盟是必须的。需要掌握所有的人格解释患者的行为。与患者保持严格的界限是关键的，在限定好斗方面采取积极的结构式是重要的。鉴于大多数 DID 患者经历过极大的创伤，对于治疗专家而言，经历了潜在的虐待和无人照顾是常见的。治疗 DID 患者的临床医生可能感到受打击和缺乏技巧。

与 DID 患者谈论创伤性的记忆很重要吗？

建立起好的联盟后和当药物或酒精使用和其他伤害行为得到控制时，处理创伤性记忆是有疗效的。DID 患者的目标是统一和整合不同的人格状态。

分离性遗忘

病因

分离性遗忘是由头部创伤引起的吗？

不是。事实上，分离性遗忘的 DSM-IV-TR 标准明确指出困扰不是归因于物质造成的生理影响，也不是躯体或神经条件如头部创伤。但是情感创伤史似乎与分离性遗忘有关。创伤包括但不限定于童年受虐、乱伦、强奸、争斗经历、目击暴力、绑架或其他威胁生命的事情或者生理上的暴力。分离性遗忘可能是最常见的分离性障碍。

评估

分离性遗忘的亚型有哪些？

有 5 种分离性遗忘：①场景性遗忘，在某一特定时期回忆不起来；②选择性遗忘，在某一时期能记起一些但不是全部；③广泛性遗忘，记不起全部；④持续性遗忘，从某一特定时间到现在都记不住包括现在；⑤系统性遗忘，没有能力记住某类信息（如关于自己的家）。前两种比后三种更常见。

当一个人出现记忆丧失时要排除什么？

首先要排除器质性病变，如头部创伤、毒品或酒精。分离性遗忘难以诊断，因为来就诊的患者不是主诉遗忘而是伴随有焦虑、抑郁、难以集中注意力或混沌。临床医生不能直接观察到遗忘（广泛性遗忘例外）。模棱两可、不一致以及难以叙述的过去的事情可考虑遗忘。但是，分离性遗忘是与认知缺陷或语言缺陷相关的无效的记忆恢复。它通常包括自传的记忆，不包括隐性记忆如知道如何测定车的类型或骑车。第27章详细讨论了躯体疾病或药物所致的遗忘。

治疗

分离性遗忘患者还能恢复记忆吗？

大多数患者能够恢复。去除应激性或威胁性的情境和让她暴露在过去的线索中可帮助恢复记忆。发作越急性，越是近期的，恢复记忆越快。催眠也有帮助；在催眠期间，要求患者重新经历遗忘发作前的一段时间，然后让他定位于遗忘期间发生的事情。如果创伤性记忆被唤起，患者需要来自治疗专家的支持来帮助其将这些记忆整合进意识中。恢复和重新聚集要求仔细并以能够控制的速度进行。团队治疗也有帮助。对分离性遗忘患者不必采用双盲药物治疗。

分离性漫游

病因

为什么分离性漫游不同于分离性遗忘?

分离性遗忘患者不能记起重要的个人信息。在分离性漫游(以前叫心理性的漫游)状态下,患者也可能记不起以前的事,但是伴有突然出乎意料的离家出走或从工作岗位出走。患者对周围的人没有显现出任何明显的病理体征或认知缺陷。分离性漫游的人经常在一个新的社区被家人找到。这经常起因于创伤性经历如自然灾害、军事斗争或失去爱人。

评估

分离性漫游会持续多久?

通常为几天到几周,短则不到1小时,最长可达1年。

分离性漫游患者丧失他们的身份吗?

处于漫游状态的患者记不清他们的身份。过去人们认为患者常会假定一个新身份,但现在认为很少见。当假定一个新身份时,新旧身份之间不会出现二选一,正如 DID 一样。

需要做哪些工作以确定患者处于漫游中?

从起因上看,漫游可能是心理的,也可能是躯体的。因此,对漫游的患者进行全面的身体检查是至关重要的,躯体检查包括详细的神经系统检查、基础血液化验、药物筛查、血液内的酒精含量、心电图(ECG)、脑电图(EEG)。漫游最常见的躯体病因是暂时性的癫痫,其他可能的原因包括脑瘤、头部创伤、偏头痛、脑血管意外、高血压、低血糖、尿毒症和痴呆。

治疗

如果某人处于漫游状态中，该如何处理？

自发的减退（没有治疗）会发生。短效镇痛剂如异戊巴比妥钠有时可用于打断漫游状态。催眠可避免使用药物。与分离性遗忘一样，催眠可用于帮助患者恢复忘记的个体信息。两种方法都要谨慎使用；过去记忆的突然恢复可能导致抑郁或焦虑。

如何帮助患者摆脱漫游状态？

当漫游状态解决时，需要帮助患者理解刚刚发生的事情。此外，患者将需要你协助学会应对机制而不是分裂。一半以上分离性漫游的人可能不止一次发作。应用分裂的人经常难以估计他们对压力的反应，你可以帮他们学会认识和表达他们的情感。

自我感丧失

病因

什么导致人格解体？

该术语本身描述了许多人感到主观痛苦的一种不真实感，他表现出广泛的、多种状况，通常伴随压力或创伤。可能来自极端状态的分离感充当了一种调节的目的。但是神经生理学机制还不明了。人们认为一半以上的成年人至少经历过一次人格解体，这种障碍的发病率还不清楚。

评估

如何帮助自我感丧失症患者叙述他们的症状?

自我感丧失症的患者感觉他们好像游离于自己的身体之外——他们正在观察自己好像在梦中或在电影里。他们诉说不认识镜中的自己,或者感觉好像他们的躯体的各部分是分离的或不真实的。患者因为害怕被认为是疯子而可能不会主动说出人格解体的症状,但是与其他精神病不同,他们能意识到知觉上的歪曲。

需要实验室检验进行自我感丧失症的诊断吗?

为了排除与药物有关的疾病和一般的身体疾病,必须进行实验室检测和体检。自我感丧失症也经常伴有其他精神疾病,如 PTSD 或其他焦虑症。实际上,高达 80% 的精神疾病患者会出现人格解体。如果人格解体只发生在另一种障碍中,就不能独立诊断为自我感丧失。

治疗

什么样的心理治疗有助于自我感丧失症患者?

人格解体根本不需要任何心理治疗,有时不需要任何正式的治疗就可以缓解。如果症状是持久的并对患者产生困扰,几种不同的治疗可能起作用。认知疗法帮助减轻焦虑(特别是伴有创伤史的患者),其技巧有接触大自然、重新定向、设计表现办法和分散注意力。自我催眠——可使患者学会诱导出短时的人格解体症状——可以帮助患者更好地控制或调整自发出现的症状。

药物治疗有助于自我感丧失症患者吗?

对于人格解体不必使用双盲法的药物治疗。案例研究发

第33章 分裂性障碍

现抗抑郁药和抗焦虑药如 SSRIs 和苯二氮䓬类可缓解症状。

关 键 点

▶ 分离性症状经常由创伤性的危及生命的事件引起。
▶ 对于所有的分离性障碍，排除器质性病因至关重要，特别是一些神经系统疾病如暂时性癫痫、脑瘤。
▶ 分裂的五个核心症状是遗忘、人格解体、非真实感、认同混淆和身份改变。

病 例 33-1

一名 28 岁的女士在一次企图自杀后被送入精神病科住院部。当问到她的创伤史时，她目光迟钝，说不记得 10 岁以前的事。再进一步询问时，她变得孩子气，用小女孩的声音说："我答应不告诉任何一个人——我答应，我答应——请不要伤害我。"几秒后，她突然又变成熟了，并且和面谈者调情。

A. 可作出什么诊断？
B. 如何治疗？

病 例 33-2

一名 50 岁的男士在某天午餐休息后就没再返回去工作。他的妻子报了警。两周后，他在附近的州被送到急诊室，警察发现他正在冷冷的街上徘徊，他不能说出自己的姓名和住址。警察在他的皮夹里发现了他的驾驶执照，然后通知了他的妻子。

A. 需要进行什么实验室检查？
B. 怎样帮助他？

> ## 病 例 33-3
>
> 一名43岁的女士由于不能从抑郁中完全摆脱出来,门诊医师推荐她进行心理咨询。她自述她的睡眠和食欲已恢复正常,但她仍感到分离和麻木,好像在梦中观察自己。
> A. 就人格解体而言,还需要问哪些问题?
> B. 这个患者属于自我感丧失吗?

参考答案

病例 33-1 A. 学习目标:**认识到解离性身份识别障碍的高并发症**。该患者可能患有解离性身份识别障碍,即她有两个或多个不同的身份控制她的行为,但是这种诊断可能不至于让她住院。她必须筛查的并发症包括抑郁、自我致残、冒险行为和物质滥用。

病例 33-1 B. 学习目标:**熟悉解离性身份识别障碍的治疗**。在住院部进行个体和环境治疗要注意安全,并与患者保持固定的距离。药物治疗要针对并发症状,如用抗抑郁药治疗抑郁。该患者发泄后需要长期的心理治疗。当核心症状稳定时,处理创伤性记忆有助于整合患者的身份。

病例 32-2 A. 学习目标:**熟悉分离性障碍的医学差异**。这个患者可能处于分离性漫游中。但是,有多个身体状况能导致漫游状况和其他的分离性障碍。最常见的是癫痫特别是暂时性的癫痫病;患者需要作脑电图。你应进行头部 CT 检查以排除脑瘤、头部创伤或卒中。他还需要做 ECG、血液化学检验、药物检验和血液中酒精浓度测查。除了药物、酒精和一些药物,其他导致漫游的状况包括低血糖、尿毒症、痴呆和高血压性神经病变。

病例 32-2 B. 学习目标:**熟悉分离性漫游的治疗**。漫游可以自发缓解——多数持续几天到几周。如果漫游没有缓解,催眠是有帮助的。心理治疗需要支持性的;分离性漫游经常由创伤性事件引起,患者从漫游状态恢复过来可能有抑郁或自杀的倾向。

病例 33-3 A. 学习目标:**了解人格解体患者如何描述自己。** 人格解体是一种从自身分离出来的感觉。患者描述它为感觉不真实,轻飘飘或死的;感觉好像他们正在漂浮或观察电影中的自己;感觉身体各部分是无联系的。每次照镜子时他们可看到不同的自己,注意他们保持真实性测验(如他们认识到什么是真),但可能说事情似乎不是真的。

病例 33-3 B. 学习目标:**熟悉自我感丧失症的诊断标准。** 人格解体处于一个谱系中。如果该女士的人格解体持续或重复出现并导致临床上出现极大的痛苦或功能受损,她很可能患有自我感丧失症。你必须确定人格解体不是在另一种精神障碍病过程中单独发生的,并且不是由物质或身体状况造成的。

(韩 雪译 苑 杰校)

第34章 躯体形式障碍和自伪障碍

躯体形式障碍

什么是躯体形式障碍?

躯体化是一个常用于描述一种倾向用生理症状表达情绪问题的术语。躯体形式障碍是指这种倾向严重到开始导致明显的应激或社会功能和工作受损。DSM-IV-TR 提供了 5 种独立的躯体形式障碍,见表 34-1。它们之间的界限是分开的,许多人不符合某一特定障碍的诊断标准或在不同的时候符合不同的标准。虽然不同种类的诊断对于形成躯体化的思维都是有用的,但必须记住它们的界限。

表 34-1

躯体形式障碍
躯体化障碍:无躯体疾病作基础,在很长时间里有多种不同的症状。
转化障碍:一种单一的、明显的症状或体征,通常包括随意肌或感觉系统。
疑病:不现实地担心出现严重疾病。
躯体变形障碍:对想象的身体缺陷有偏见,严重到破坏性的。
疼痛障碍:慢性剧痛,没有可辨别的生理基础或明显超出已知的病理变化。

在躯体形式障碍之间有很大的不同吗?

躯体变形障碍是唯一一种不是由生理体征和症状引起,而是由知觉到的身体缺陷的偏见以及过分夸大其作用所造成的。它可能只是表面上与其他诊断相联系。疼痛障碍不同于其他障碍之处在于需要特定的药物治疗和其他的生理干预。躯体化障碍、转化障碍和疑病在概念上是不同的，但在临床上是紧密联系的。

为什么疼痛障碍被认为是精神疾病？

把疼痛障碍作为一种躯体形式障碍是一种时间的延期，那时疼痛被认为是真实的、躯体的或心因性的疼痛。专家现在认为所有疼痛都是生理和心理的，心理因素在调整外围疼痛信号时起重要作用。要么放大、要么缩小，相对重要的心理因素和感知到疼痛的外部刺激会因人而异，有些心理成分更重要。它们在没有确定的躯体疾病或远远超出躯体能解释的状况下感到疼痛。精神方面的疼痛障碍的诊断针对的就是这些人。

病因

躯体形式障碍形成的原因？

关于躯体化障碍和躯体形式障碍的病因有许多猜测，但很不一致，或者认为存在心理机制将情感转化为生理症状。一些患者表现出有真正的躯体疾病，这些疾病的症状被夸大，其他人无论如何都没有躯体疾病。生理症状完全取源于心理因素。在所有患者中，生理症状的产生是无意识的，患者不会尽力愚弄临床医生。他们不会尽力获得保险赔偿或免除工作。他们没有意识到情感痛苦构成了症状。他们的生理主诉是主观经历的真实报告。其他精神障碍的并发率高，特别是抑郁、焦虑和人格障碍。一些躯体变形障碍患者表现出不同的强迫症状。

躯体形式障碍很常见吗？

发病率还不清楚，估计发病率变化非常大。对于躯体形式障碍，在一般人口中女性高达2%。女性被诊断为躯体化障碍和转化障碍是男性的5倍，其他躯体形式障碍的性别比例大致相当。可以确定的是，这些病症更常见于就医群体而不是一般人群。所有的内科医生，尽管有专家可能用一种或另一种躯体形式诊断来处理患者（据估计，到某诊所就医的患者中有4%～6%的人符合疑病诊断）。

常见的躯体形式障碍的临床病程是怎样的？

对于大多数患者来说，这些障碍是慢性的，症状经常时轻时重，有时与压力相对应。也有例外的情况，一个是转化障碍，转化症状可能突然出现，然后几天后消失，据估计75%转化症状得到解决的人不会复发。重病或重大伤害后常见疑病症状。例如，患心脏病并完全康复的人在发作后的几个月对心脏症状有先入之见。当这样的症状没有发展成慢性时，它们被看做是正常的、适当的疑病，并威胁生命，而不被看做是精神病。最后的例外是躯体变形障碍，它是慢性躯体形式障碍的泛化，发生于童年或青春期。对知觉到身体缺陷的偏见常见于年轻人（皮肤状况、生殖器大小、胸部大小、身高），随着年龄增大和社会成熟常常可以得到解决。

评估

在诊断躯体形式障碍时，什么样的病史和精神现状检查是有帮助的？

躯体形式障碍属于排除诊断。病史、体检和精神现状检查将查找真正的躯体病因或潜在的精神病，它们以生理症状表现出来。表34-2列出了这些症状。因为存在精神病的高发可能，故你也需要详细评估其他精神病，即使它们不是直接归因于生理症状。

第34章 躯体形式障碍和自伪障碍

表 34-2
表现为生理症状的一些精神病症状

抑郁	疲劳、厌食、体重下降、失眠、力比多降低、全身不适
疼痛障碍	呼吸短促、心悸、胸痛、发作时感觉异常
一般性焦虑症	肠胃症状（绞痛、恶心、腹泻）、心悸、头痛、呼吸短促、发汗
精神分裂症和其他精神病症	躯体妄想——有时奇异：心被摘除；有时不离奇：患者说大量血从肠子中流出，有些人要求拔除健康的牙齿，因为感觉麦克风或话筒会被嵌入牙齿中

没有特定的内容可用来判断躯体形式障碍，但是患者可能有慢性的、模糊的病史，抱怨躯体疾病得不到很好的治疗，病因也不清楚。泰然漠视有时被认为是躯体形式障碍的特征，特别是转化障碍的特征。这个术语描述了一种对严重的能力丧失如盲或瘫痪的漠不关心。毫无疑问，它在一些患者中出现但不能用作诊断。此外，有些患者表现为努力地勇敢面对，而有些患者对于任意观察者而言则表现为无所谓。把这样的患者描述为泰然漠视是无益的。应强调是障碍，是基于患者的思维而不是躯体抱怨做出的诊断，有时单纯依据精神病学评估更能直接和容易地做出诊断。因为患者对直觉到的生理上的不完美做出夸大反应，而并没有潜在的疾病要纳入或排除。

什么样的表现有助于诊断躯体形式障碍？

躯体形式障碍建立在以下前提的基础之上，即生理上的主诉是由情感痛苦造成的而不是由组织病变引起的。生理体征的缺乏与躯体形式障碍的诊断是一致的。任何积极的生理结果都不能诊断为躯体形式障碍，无论是非生理学还是非解剖学上的生理结果。有些表现虽然不能证实是躯体形式障碍，但增加了怀疑，如肢体瘫痪的患者可能有正常的肌紧张和完整的腱反射。

躯体形式障碍会伴有其他精神疾病吗？

并发症很常见。特别常见的是重度抑郁和心境恶劣、焦虑症和人格障碍。如果存在另一种精神疾病，你必须确信它不是患者生理症状的原因。例如，深度疲劳可能起源于重度抑郁。

实验室检查有助于诊断躯体形式障碍吗？

与体检和病史检查一样，实验调查被用于排除真正的病因。没有检验是专门用于躯体形式障碍的。检查结果缺乏与诊断保持一致。根据特别的主诉、专门化的研究如心电图或精神诱导检查是必须的。

正常的体检结果和阴性的实验室检查结果是否意味着存在躯体形式障碍？

绝对不是。一些躯体状况完全是临床诊断。例如，诊断为癫痫发作完全依据临床的强直性阵挛综合征，而不是脑电图结果。阴性脑电图并不能完全排除真正的癫痫，而且认为我们的医学知识很完善或可用的技术足以检测已知道或将知道的疾病是不正确的。对躯体形式障碍患者的良好医学检查最终表明疾病确实存在，但是是以前未检测到的躯体疾病。

继续对躯体形式障碍进一步调查合适吗？

合适。是否进行攻击性和侵犯性研究将根据全面的病史、过去的检测结果和研究的当前指标。躯体形式障碍的一个长期的并发症是与重复性的、事先未通知的侵入性方法如剖腹探查术有关的发病率。将需要就相应的风险和可能进一步研究进行全面的医学判断。记住，即使放弃侵入性检查，但也不一定永远不用，如果患者出现新的症状或生理检测结

第34章 躯体形式障碍和自伪障碍

果，那新的检查将是合适的。

如果患者服用安慰剂就变好了，是否意味着主诉症状是躯体化的？

安慰剂的效果目前还不清楚，安慰剂作用的确切存在与否最近受到怀疑。一些研究者认为在安慰剂作用下可释放内啡肽，但确切的神经生理机制还不清楚。对安慰剂作出积极反应没有诊断作用，不能排除真正的躯体疾病和精神疾病。

什么是"阿密妥会谈"？

阿密妥（异戊阿密妥）是一种有时用于诊断和治疗转化障碍的巴比妥酸盐。其他的镇静催眠药如劳拉西泮也偶尔会使用。给患者静脉注射一定剂量的药品使之产生轻度镇静，然后询问有关的生活情况和症状，当患者处于巴比妥酸盐作用下，人们认为他们会放弃他们的转化症状。

阿密妥会谈真的有用吗？

大多数关于阿密妥会谈的文献（也叫麻醉分析）多是轶事。如果患者在服用异戊巴比妥中毒时只是表现了特定的症状如盲和瘫痪，证明丧失能力不是由生理病因造成的。反过来则不成立。还不知道有多少转化障碍患者服用异戊巴比妥没有好转，但阿密妥会谈最好用于最近发作的症状，而对慢性症状效果不太好，它对于长期治疗是不实用的。

治疗

如果躯体形式障碍不治疗，预后如何？

躯体形式障碍有较高的发病率，甚至死亡率。治疗虽然困难，但应该尽力去治。患者处于多次重复性侵入性诊断风险下，他们可能由于对自身的探查而造成继发性并发症，如从外科探测术中出现腹部粘连。躯体变形障碍患者可能使用一系列的化妆品但仍对自己的外貌不满意。疼痛障碍患者处于日益增多的自杀风险中。一段时间后，躯体形式障碍可能发现医生不再对他们的抱怨当回事，他们面临着增加未检测到的真正躯体疾病的风险。除了躯体主诉外，许多躯体形式障碍患者过着不快乐、失望的生活。躯体偏见限制了幸福和快乐。对朋友和家庭而言是令人不愉快的，能导致重要人际关系破裂。

表 34-3

躯体形式障碍的并发症
工作受损、社会人际关系受损
不必要的调查和治疗方法引发的并发症
物质滥用和依赖
被医护人员抛弃或不被理会
自杀

应该将躯体形式障碍患者推荐给精神科医生吗？

转诊精神病患者是极其困难的。几乎如定义所说，作出躯体形式障碍的诊断意味着患者相信症状是生理上，而不是情感上的。许多患者对要求进行精神疾病的咨询反应强烈，好像他是被轻视，好像他们的主诉不受重视。结果症状加重，他们可能不再找让其看精神科的医生而去找另一个专门关注躯体症状的医生。甚至同意去看精神科医生的患者，抵抗自我反射和情感探索是如此强烈，以至于有意义的治疗是不可能的。最好的治疗是主治医生与精神科医生联合治疗。

如何让躯体形式障碍患者去看精神科医师？

确保患者去看精神科医生的最好办法是让他们感受到对他们的病很重视。主治医生应该强调症状的后果而不是原因。他们观察到患者真的很难受，生理症状是痛苦的，并且这种痛苦使症状更严重。他们提供实用方法，注意到值得考虑一下有可能帮助他的更好的办法。主治医生必须明确，他不是要放弃患者，而是把精神科医师带进治疗中，成为治疗团队的一分子。

什么样的心理治疗对躯体形式障碍最有效？

没有单一的某种治疗方法对所有患者都有效。因为假定障碍起源于未解决的情感冲突，可能认为指向这些冲突的精神分析方法是最好的。但是实践中，许多躯体形式障碍患者非常抵抗心理探索而难以从精神动力探索中获益。认知行为疗法对一些患者有效，尤其是疑病患者。疑病患者误解和夸大正常的躯体感觉，错误地认为有严重的疾病。轻度肠胃不适被误解为直肠癌，认知行为治疗尽力纠正这些歪曲。心理治疗在降低相关的焦虑和抑郁方法也有效。这种摆脱足以减少生理症状的强度。

应该告诉躯体形式障碍患者不要去看内科医生吗？

不应该。恰恰相反，对躯体形式障碍患者尤其是躯体化和疑病患者最好的治疗方法是正规的预约好的定期检查，以了解是否出现新症状或旧症状是否加重。这种方法保证了进一步的医疗护理，同时打破了新症状引起注意的循环。许多有经验的主治医生要求躯体形式障碍患者经常来访，1个月1次或6周1次。同时，他们尽量避免不必要的方法和调查，以日益增加的对患者的了解并进行一般意义的指导。对于躯体形式障碍患者而言，热情的、每个月1次的生理检查比日益改进的专门技术调查更有保证、更少花销和更有治疗效果。

药物治疗是躯体形式障碍治疗的组成部分吗？

合理使用药物治疗能帮助控制伴随的焦虑和抑郁，但是一定要谨慎使用。物质滥用是这些障碍的常见并发症——要么自我开药治疗，要么错用处方药造成并发症。患者会出现对苯二氮䓬类药的成瘾到滥用止痛药。当初始躯体形式症状并发苯二氮䓬类或阿片依赖时，治疗和评估更加困难。所有的药物必须严格控制。躯体变形障碍类似于强迫症，可能对抗强迫药物如 SSRIs 有效。治疗躯体形式障碍的一些原则见框 34-1。

框 34-1
治疗躯体形式障碍的原则

1. 使患者确信他们的主诉受到重视。
2. 介绍广泛的治疗方法，包括精神病学的但不排除医学方面的。
3. 经常的有计划的评估优于新症状或严重症状出现的评估。
4. 避免不必要的调查和程序。
5. 合理使用药物，避免出现依赖。
6. 记住即使是疑病患者也会得病。

如何治疗疼痛障碍患者？

急性疼痛的治疗不同于慢性疼痛。治疗急性疼痛的目标是用镇痛药包括阿片。消除慢性疼痛的目标是控制疼痛，使它对人的生活的破坏性作用减至最低。在治疗慢性疼痛时，避免长期使用阿片镇痛剂，因为存在耐受性和依赖性。支持性的心理治疗和认知行为治疗对一些患者有用。一些抗抑郁药如三环类药和 SSRIs 有镇痛效果，在治疗慢性疼痛时有较好效果。其他可选的方法包括针灸、生物反馈和催眠。外科干预有时是必需的。疼痛治疗和评估已经成为一个专科。许多诊疗中心都建立多学科疼痛诊所，提供同等的办法，通常包括精神病学、神经病学、内科学和麻醉学。

抗抑郁药如何减轻疼痛？

机制还不清楚。人们观察到血清素药和去甲肾上腺素药的止痛作用，并且独立于抗抑郁作用。没有抑郁的患者与抑郁患者一样解除疼痛。三环类抗抑郁药是最有效的。虽然用单氨氧化酶抑制剂和 SSRIs 也能控制疼痛,但是像抗抑郁作用一样,三环类药的止痛效果起效慢,通常需要几天至几周。

三环类药物用于治疗哪类疼痛?

它们是治疗与精神病相关的疼痛如疱疹后神经痛或糖尿病性神经痛的首选药。也经常用于其他病症,当联合使用时可能作低剂量的麻醉性止痛剂。

应该使用多大剂量的三环类药?

三环类药的止痛剂量低于治疗抑郁剂量。阿米替林研究得最多,合适的起始量是 25mg/d,慢慢加大剂量,在症状解除和副作用达到难以忍受时不再加量。

诈病和装病

病因

什么是诈病?

诈病的诊断经常被用于描述这样的患者,即故意假装疾病的体征和症状以承担患者角色,并且不是因为外在的利益如保险赔偿或免于陪审的义务。这样的患者可能把血放入尿样中以制造血尿,或者将温度计靠近灯管,试图使其证实他发烧了。欺骗可能会更具侵犯性和自发毁坏性,如患者将粪便注入自己体内以制造败血症,或者口服降糖药物或抗凝血剂来伪造生理体征。他们可能声称出现幻听,或者实际上服用了抗精神病药来导致精神病的体征和症状。

为什么有人想装病?

人们提出了许多心理学的解释。诈病患者并不是有意识地想去欺骗或贬低医生。早期的虐待和忽视可能导致一些人用服从和疼痛紧张获取爱和照顾、或由于能受到医生的注意而强化假装的体征或症状。每一种解释都是假设的,可能对患者有或大或小的作用。有研究指出,诈病患者多发生在人格障碍患者中,尤其是边缘性和反社会人格障碍。没有证据说明基因易损性,也没有提出可靠的精神生物学解释。

诈病很常见吗?

诈病的发病率和病因一样难以捉摸,难以进行诊断。诈病患者很少采取合作的态度或提供可靠的病史。可能慢性诈病的发病率被高估了,因为一个患者可能去看多个医生,而每一个医生又都报告了病例。普遍认为诈病更常见于男性。

评估

如何诊断诈病?

评估的要点是双重的:排除真正的躯体疾病和精神疾病,并用证据证明患者有意伪造症状和体征(也需要排除装病的外在刺激)。了解全面的病史、仔细的生理检查和观察力敏锐的心理状态检查是排除真正躯体疾病必做的第一步。

如何了解患者的症状和体征是伪装的?

如果没有人直接观察到患者施以蓄意自伤或制造生理体征,就不可能完全肯定地知道,诊断可能是假定的。但是有一些线索可增加诈病的猜测。框34-2概括了这些内容。

框 34-2

与诈病有关的因素

1. 患者以详细、积极的方式提出病史,但内容模仿,细节不一致。
2. 患者似乎知道许多医学知识和医院的日常工作。
3. 患者没有探视者。
4. 当最初的病症治好时出现新病。
5. 患者不说痛,不要求止痛。

求医癖与诈病是一回事吗?

求医癖(在 DSM-IV-TR 中没有单独列出)是一种特殊的慢性诈病。患者从一个医院换到另一个医院,从一个急诊室换到另一个急诊室,甚至从一个城市换到另一个城市,伴随伪装的体征或症状,屈从于无休止的医学调查和治疗。求医癖在一个人的生活中处于主导地位以至于他没有家人、朋友或工作。

什么是代理样伴病症?

在 DSM-IV-TR 中称为"代理样诈病"。它用于使其他人认为自己有病而扮演关心患者的角色,或者是其他人直接扮演患者角色。令人悲哀的是代理样伴装病经常涉及非常招人烦的父母,他们使年幼的孩子感到有病,然后带他们去看病,导致年幼的孩子和婴儿死亡。

诈病与伴装病有什么不同?

伴装病不是 DSM-IV-TR 中的精神病诊断。在诈病与伴装病中,患者都明确地有意识地装病(与躯体形式障碍不同,创造的症状是无意识的),但动机不同:在诈病中,是患者不理解或没有意识到的内部心理原因;在伴装病中,明显的是获得外在的利益,装病的人摆脱陪审的义务、获得赔偿或者赢得法律诉讼。

精神科医生怎么知道患者在装病?

对于有经验的说谎者来说是不可能的。与躯体疾病诊断不同,精神疾病几乎完全依赖自我报告,没有可证实的生理体征和实验测验去确认患者所说的是否真实。当丧失能力的程度与实际的结果不成比例,或直接要求进行评估——如法律文件或要开麻醉止痛药时需要引起怀疑。

治疗

如何治疗伪装症状的患者?

对诈病患者治疗的目的是摆脱控制——打破自伪的症状与医疗干预的循环和预防并发症及不必要的程序。怀疑有诈病的人应接受面质。理想情况是面质的人包括管理患者的一群人,如内科医生、护士和精神病医生。为了使面质更充满人性,面质应是非责难的、非敌意的,提供帮助使重心从不适当的寻求医学治疗转为精神疾病的治疗。但是多数患者是愤怒的、强烈地否认装病,并突然出院。有一些患者的装病行为有潜在的自我伤害——如吞刀片——以至于医生不自觉地认为将其转到封闭的精神科是合理的。

关 键 点

- ▶ 躯体形式症状不是有意做出的。患者诉说他们的真实经历不是为了引起注意而伪装出来的症状。
- ▶ 在诈病和佯装病中都有意识地表现出症状和体征,但诈病的目的是扮演患者角色,而佯装病的目的是获得外在的、可获得的奖励。
- ▶ 所有的疼痛涉及外界刺激和心理的调试。

病 例 34－1

一位48岁的会计师认为他有AIDS，尽管他许多年来一直单身，从未用过致幻剂，也从未输过血。他主诉慢性咳嗽、疲劳、虚弱持续了3年。当问到为什么他认为自己患AIDS时，他说："还能是别的吗？我知道它很严重。"体检、胸片、胸部和腹部CT扫描以及大量的实验室研究包括HIV检测、复杂的CD4细胞数均表明不存在任何异常。当出现阴性结果时，患者一开始确信，但慢慢地开始怀疑实验室错误和错误的阴性测验结果的可能性。对AIDS的偏见正在影响其工作，在过去的一年中，他的会计操作能力明显下降。

A. 这个人患的是躯体形式障碍吗？
B. 最可能的诊断结果是什么？
C. 采用什么治疗措施帮助他？

病 例 34－2

一位32岁的妇女来看医生，主诉腹部疼痛，疼痛难以定位但导致她很不舒服。患者10年来多次主诉不同部位出现疼痛，包括头痛、呼吸短促、胳膊和腿感觉异常、盆骨病、虚弱和疲劳。几年中，多次体检、实验室研究、拍片和CT都未查出任何异常。从未进行过精神治疗。这次她的体检结果仍无异常：全血细胞数、电解质、血尿素氮、肌酐、肝功能检验、胆固醇、甘油三酯、淀粉酶、葡萄糖和红细胞沉降率全在正常范围内。此女士要求进行剖腹探查术并愿意签对损害不予追究的协议书。

A. 该患者最可能诊断为什么病？
B. 内科医生该如何处理？

病例 34-3

一位 50 岁的男士,主诉严重的面痛 6 个月。疼痛分布于左侧三叉神经,用非甾体抗炎药、阿司匹林、对乙酰氨基酚、可待因和麻醉止痛药治疗过,但最多只是有一定疗效。以前无疾病史和精神病史。

A. 建议进行什么治疗?

参考答案

病例 34-1 A. 学习目标:**理解躯体形式障碍的概念。**听起来像躯体形式障碍。虽然它用排除法诊断,但信息与躯体形式障碍的诊断一致。他长时间说有躯体症状但没有检查出任何躯体疾病,没有足够的信息诊断为精神疾病如重度抑郁。他暂时相信阴性检测结果的事实强烈表明他没有妄想,他的躯体症状严重到足以导致其工作失败。

病例 34-1 B. 学习目标:**理解躯体形式障碍之间的主要不同。**他的症状和病程与疑病最相符。虽然他长期以来主诉多种模糊的症状,但是他集中于一种特定的严重的诊断,更像疑病而非躯体化障碍。他的主诉不是集中于疼痛(疼痛障碍)或者知觉到的躯体变形(躯体变形障碍)。对疾病的恐惧比一种单一的戏剧性的症状或体征更明显,就像转化障碍那样。

病例 34-1 C. 学习目标:**熟悉躯体形式障碍的治疗策略。**对 AIDS 的恐惧不能被祛除,但是正式的经常性的医学门诊应事先安排好而不是由新的担心或症状引发的。这种就诊是令人信服的,可降低附加的不必要的检验。探测性的、支持性的或认知行为疗法能帮助减少对生活造成的影响。在他的病史中暗示着社会隔绝(多年的独身),这可能是紧张的、不高兴的原因,需要在心理治疗中探讨。药物治疗可以用于抑郁、焦虑或失眠的相关症状。

病例 34-2 A. 学习目标：**理解主要的躯体形式障碍。**由于难以证实是阴性的——在这个病例中，缺少生理上的疾病——不能确切排除躯体状况，但是，更不可能依据缺乏生理上的检验结果或者不断变换躯体症状病史就做出躯体有病的诊断，最可能的诊断可能是躯体化障碍。

病例 34-2 B. 学习目标：**理解处理躯体形式障碍的基本原则。**在缺乏客观指标的情况下应该避免使用侵入性的方法如剖腹探查术。她愿意签订不追究的协议书并不能左右医生做患者最感兴趣事情的权利。由于她以前没有做过精神方面的治疗，建议她去看精神科医生可能会让她感到不受重视，有可能破坏她与内科医生建立起来的关系。较好的方法是安排经常性的短期回访。这种方法保证了她的话受到重视，并将真正的生理病因被忽视的风险减到最小，并避免了昂贵的费用支出和不必要方法的使用。

病例 34-3 A. 学习目标：**理解处理疼痛的策略。**三环类抗抑郁药如阿米替林或丙咪嗪对控制或减轻疼痛特别是神经性疼痛有效。三环类药物可单独使用，或与抗消炎药或止痛药联合使用。三环类药可以使阿片止痛药的用量更小。

（苑 杰译 李建明校）

第35章 儿童与青少年精神障碍

概述

精神障碍在儿童和青少年中的一般情况怎样？

轻度的、暂时性的情感或者行为障碍问题是常见的。如果情况严重以致产生功能缺损，以及少见一些的情况，即感到需要心理健康的服务，这时"障碍"的诊断就是明确的（除外符合 DSM-IV-TR 诊断标准的情况下）。根据这种标准，儿童和青少年的发病率大约是 11%。主要的以及那些要详细讨论的障碍见表 35-1。

儿童的精神病学评估是否与成人相同？

尽管儿童与成人的精神病学评估的组成结构是类似的，但在如何获得信息方面还是有明显的不同。对于大多数推荐去做精神评估的儿童来说，其行为表现，特别是在学校的表现，对于其他人来说，并没有达到令其他人不可忍受的程度。对于成年人来说，至少他们认可为解脱其痛苦而寻求精神健康状况评估的可能性，而儿童的情况不同。对于这种精神病学的评估，儿童（有时也包括他们的父母）往往没有太多的意识，为什么需要，或者它带来什么。通常来说，孩子们的问题会影响他们对多种环境的适应能力，包括学校、朋友、校后的活动、幼儿照料者等。因此，有必要从多种渠道中获得信息（来自父母方面的信息总是应该首先去获得的）。

我应该如何对一名儿童进行精神病学评估呢？

首先，你应当先单独与孩子的家长或孩子的主要照料者会面以获得最初的信息。让他们讨论不适宜在孩子面前讨论的话题。安排好未来相互合作的阶段。除了父母对于一名精神科医生发现其子女有了问题而产生的担心外，他们还会产生其他思想斗争：他们会对其未来在教育孩子成长上可能出现的失败而感到惭愧，害怕他们会由于孩子的障碍而受责备，面对孩子的行为异常或者托管机构（学校）而有挫折感，并且会由于这种精神疾病产生耻辱感从而对专业心理人员具有气愤或沮丧的情绪。因此，首先通过教育家长，使其清楚他们评估的过程以及他们在辅助精神科医生方面所担任的角色，使其处于放松的状态，就显得非常必要。具有指导意义的是，询问父母孩子是否知道他们来找医生，他们和孩子是如何谈的，因为这些信息可以反映出父母对孩子的困境的感受，以及对于他们对寻求心理健康服务的态度。

我应该用同样的方法来评估青少年吗？

与青少年的会面应该先于其父母，这样可以体现出对他们不断增长的自主性和隐私权的尊重。容许他们表达自己的观点而不仅仅是对来自父母的报告做出反应。在开始时首先应澄清保密的事项：除非有危险的状况，如果没有当事人的同意，你不会向青少年的父母透露任何情况。在评估的最后，青少年（儿童）和他们的父母都应该参与到反馈的环节，以便使他们可以对诊断以及所要求的治疗提出他们的问题。

应该如何与儿童交谈？

持有发展性的眼光是很有必要的。婴儿和刚刚学步的幼儿最好的评价者是其主要的照料者。检查人员应该考虑到，孩子们不适应与父母分开，他们与陌生人的交往也需要时间来适应，所以检查者要感知孩子及其父母对会谈过程的耐受能力。孩子越小，你就越需要努力地激发他或她通过玩耍来参与的兴趣，因为孩子在单调的谈话过程中很快就会失去兴致。在询问关于潜在的威胁或麻烦问题前，应该先去了解更多关于孩子的一般情况（如学校、朋友、家庭、爱好等），而不应该直接去问存在的困难。

儿童精神病医生通常以一种温暖的、积极的和支持性的姿态与孩童及其家庭接触，而不是以中性的、考察性的姿态。医生应以非责难性的、助人性的态度对待父母及孩童，鼓励每一个人积极合作，参与问题的解决。这个过程绝不仅仅是为了下一个诊断，而是着眼于找出有利于规范治疗的资源和力量。放松是关键所在。

表 35-1

儿童和青少年的精神障碍

Ⅰ. 分裂性行为障碍
    A. 注意缺陷障碍/多动障碍
    B. 对抗性挑衅障碍
    C. 品行障碍
Ⅱ. 情感障碍
Ⅲ. 分离性焦虑障碍
Ⅳ. 广泛性发育障碍——自闭性障碍
Ⅴ. 精神发育迟缓

注意缺陷障碍/多动障碍

流行病学

注意缺陷障碍/多动障碍的发病情况如何？

注意缺陷障碍/多动障碍（简称 ADHD）影响着 3%~5% 的学龄儿童，以学校和社区为基础的研究显示，其发病率介于 4%~12% 之间（世界范围有类似的结果）。在初级卫生保健范畴，ADHD 是最常遇见的儿童期发生的神经发育性障碍。基本来说，在诊疗机构中，学龄儿童男孩与女孩的比例是 9∶1，但在社区内调查的比例只有 4∶1。

什么导致了 ADHD？

尽管知道 ADHD 的病因涉及心理学、环境以及生物学因素的共同作用，但 ADHD 的病因尚不确知。基因因素表明，在同卵双生和异卵双生双胞胎的基因一致性符合率分别是 51% 和 33%。对脑结构和脑功能的研究表明，在健康对照组和 ADHD 病例的组间差异非常明显，但是个体间的差异还不能用于诊断。研究表明，由去甲肾上腺素和多巴胺介导的前额叶皮层功能障碍与病因有关。也有证据证实，5-羟色胺可以影响 ADHD 病例的过度活动和冲动特性。

ADHD 的诊断是否意味着要以医学方法对正常的、活跃的儿童进行处理？

应该说不是。上面所提到的不同组间的区别，提示了一种真正的医学情况，即使在不同的组中，症状的表现依环境的不同而有不同增减。但更为重要的是，如果给孩子下了这样的诊断，就可能使其处于一个学习成绩不佳、人际关系不好的高风险之中。适当的医学治疗可以减轻这种危险。

评估

ADHD 首次诊断的时机是何时？

虽然学校对孩童注意迟钝、分心程度、活跃过度以及冲动性是进行治疗安排的最常见的原因，但许多家长报告说，其实他们的孩子从丫丫学步的时候就有 ADHD 的症状。由于孩童在不同的场合其行为各有不同，因此就很有必要从多种渠道来获得信息来源，而不是仅仅依靠来自父母的报告或者仅靠一次访问就下或取消 ADHD 的诊断。

有无类似 ADHD 的医学情况？

有一些已知的医学情况，如脆性 X 染色体综合征、胎儿乙醇综合征、一种罕见的继发性的对甲状腺激素抵抗、6-磷酸葡萄糖脱氢酶缺乏症和苯丙酮尿症，可以与 ADHD 伴随出现。考虑到这种伴随发病的缺陷的发病率较低，故实验室检查并非必需，除非有物理检查或病史提示这一点。所有 ADHD 的孩童都应有发音或运动方面的特点。病情发展成为 Tourette 综合征的孩童，可能在发病前呈现出 ADHD 的症状，持续时间从数月到数年不等。

何种药物可引发 ADHD 的症状？

药物治疗不会引发 ADHD。具有中枢活性的药物能引起行为毒性。行为毒性的表现包括易怒、挫折耐受力降低、注意力不集中以及冲动控制力减低。当对孩童或青少年进行评估时，有必要获得一个完整的治疗史，了解副作用的情况。行为毒性是暂时性的，当施以药物治疗或调整药物计量时，行为毒性呈现明显的剂量相关性反应。

在儿童中是否有其他类似 ADHD 的精神障碍？

有。焦虑障碍和情绪障碍，特别是躁狂和轻度躁狂的情况下，包括坐卧不安、活跃过度、注意力障碍。在有情绪障碍时，会呈现出与正常儿童的发展和行为相背离的症状，其他症状如睡眠过度、失眠、烦躁不安以及躯体症状均有助于将儿童的情绪障碍与 ADHD 相区别。患有 ADHD 的儿童通常具有明显的学习功能障碍，人们也注意到 ADHD 与学习障碍间的密切联系（表 35-2）。

第35章 儿童与青少年精神障碍

表 35-2

注意力缺陷/过度与活跃障碍的共同致病率

社区样本	初级看护机构
对立违抗性障碍（33%）	对立违抗性障碍（38%）
焦虑障碍（38%）	焦虑障碍（25%）
行为障碍（25%）	行为障碍（25%）
抑郁障碍（20%）	抑郁障碍（20%）
学习障碍（12%~22%）	

血液学或影像学检查是否有助于 ADHD 的诊断？

ADHD 是临床诊断，没有适于 ADHD 的辅助检查方法。然而，具有标准的 ADHD 特点的父母和教师行为等级量表有助于将正常注意力、冲动以及活跃性的变异与 ADHD 相区别，这些量表也可作为治疗反应的评价基准。

评估 ADHD 时应获得的信息是什么？

ADHD 的关键症状是冲动控制、持续注意、注意力分散、运动不安或过度活跃方面的问题。这会导致患者在学业、同伴交往上的困难，从而需要治疗。其实，这些行为方面的问题可能已经在家庭中出现很多年了。考虑到这些问题的并存情况，评估必须努力除外这些并存状况。并存疾病的类型和发生频率见表 35-2。

治疗

如何治疗 ADHD 患者？

兴奋剂（哌甲酯、利他林）、安非他明可以用于 ADHD 的治疗。以低剂量开始，逐渐增加剂量，同时监测副作用，直到每次看患者时，按照父母和教师行为等级量表评估无法再继续增加为止。常见的副作用是短暂的食欲下降和困感增加。尽管也有对潜在的兴奋剂滥用可能性的担心，但现有证据显示ADHD的药理治疗作用会降低继续滥用的危险性。

应该如何选择兴奋剂呢？

兴奋剂间没有明显的区别。通常来说，儿童如果对一种兴奋剂没有反应，就不会对另一种有反应。最明显的临床问题是，1天服用2～3次兴奋剂的依从性，以及1天中最后1次服药后的反跳效应（好似原来的症状加重）消失。一些长效作用的哌甲酯（利他林）（如Concertal）和安非他明（如Adderall XR）需要1天服用1次，这样就可以减少反跳的问题，许多人认为应该用于一线治疗。

还使用其他的药物治疗吗？

是的。如果兴奋剂无效，去甲肾上腺素部分激动剂（可乐宁和盐酸胍法辛）可以单独用于治疗ADHD。有时，它们也可以与兴奋剂结合使用，以加强治疗反应。抗抑郁制剂安非他酮有时用于治疗ADHD，但是它不是一线药物。美国FDA要求，当给儿童和青少年使用抗抑郁剂时，要提醒其可能的自杀危险性增加。如确实使用，一定要审慎地权衡二者的利弊。在拟订治疗计划时，一定要对并存疾病情况给予关注（表35-2）。

心理治疗是否对ADHD有价值？

MTA研究（一项多国参与的研究，纳入了样本量最大的具有明确ADHD诊断的儿童）认为，对于控制ADHD的症状来说，小心使用兴奋剂的滴定法，伴以在孩童与其父母看医生前，每个月从教师处收集反馈，这种方式优于行为治疗和常规的社区照料（包括社区的药物治疗）。行为治疗与药物治疗相结合，并不明显优于单独使用药物治疗主要的ADHD症状，但会适度改善非ADHD的症状和远期结局。尽管尚缺乏心理治疗的明确证据，但ADHD的治疗通常包括环境的适应（包括父母训练）以改善行为问题，帮助其克服在学习和社会技能方面的困难。

针对患者、父母以及教师的心理辅导仍是 ADHD 的基本治疗模式,尽管这种办法还没有被系统评估过。支持组织,如 CHADD(注意力障碍儿童与成人)有助于减轻其问题,并为父母提供针对儿童的有利资源。联邦政府要求,要为诊断为 ADHD 的人群提供教育和检测机构。

如果 ADHD 不加以治疗会怎样?

随着年龄增长,过度活跃性会增加。ADHD 并不会随着青春期的来临而消失。很大比例的儿童(30%~50%)仍然符合成人 ADHD 的诊断标准。社会的多样性和在情感方面的困难导致其在社会联系方面的问题(婚姻受挫感增加、为人父母后技能有缺陷)、在接受更高程度的教育上的问题(学术成就下降)和在工作上的问题(职业的不稳定性)。

对立违抗性障碍

流行病学

对立违抗性障碍发病情况如何?

多数父母认为,在儿童和青少年时期,偶尔的对立性行为比较普遍。但是,持久性的对立违抗性障碍(ODD),其不合作和违抗特性比例在儿童中是比较少的,介于 2%~16% 之间。具体数字的大小取决于测量的方法和样本量的大小。ODD 在步入青春期前的男孩中更为普遍,在青春期后,男女比例相似。

什么导致了 ODD?

尚不清楚。儿童,特别是男孩,如果具有一些问题,如逃避新环境,对变化的适应比较慢,易生气、易怒,其发展成为行为障碍的危险性较高。这是孩子天生的气质，还是由于孩子无法满足其父母和周围其他人的期待而造成的，原因尚不清楚。如果在家庭中，父母中至少有一人曾经有情感障碍、ODD、行为障碍、ADHD、对抗社会性障碍或物质滥用相关障碍，则更易产生 ODD。生物学因素和家庭环境因素分别所起的作用尚不清楚。

评估

ODD 是何时以及怎样出现的？

对抗性行为通常是在学龄前，在家庭中出现。许多父母会说，他们的孩子好像总是只有 2 岁似的，喜好日常生活方式也要以斗争方式来解决，如穿衣、洗澡、吃饭、睡觉。而青少年具有类似的情况，由于他们建立了很强的自我意识，也会使其对抗性行为的表现不断增长。ODD 的表现也许只在家中显现，在学校没有明显的症状。然而，大多数病例总是会表现出与教师和家长的冲突。

应该如何诊断 ODD？

ODD 只有在以下情况才能考虑 ODD 的诊断：其行为的发生明显超出同龄段的孩子，并且导致了明显在社会、学习或职业功能上的缺陷。这类孩子对权威人物呈现一种抗拒、挑衅、不服从、充满敌意的行为，通常从其父母开始，至少持续 6 个月，在就诊前通常已延续数年。这类孩童好争辩，拒绝服从或者违拗成人的要求，故意激怒他人。他们也容易被其他人激惹，易怒，爱报复。其敌意不包括对人或动物的躯体攻击、对财物的破坏、行窃以及盗窃和欺诈。

ODD 是否也发生在其他精神障碍？

最常见的情况是在 ADHD。其他情况见于学习障碍、交往障碍。这些同时存在的问题加重了孩子的受挫感，使其预后变差。ODD可成为行为障碍的前驱表现。

有无貌似ODD的医学情况？

父母和家长都知道，孩子如果累了或者睡不了觉，其状态就好像要"崩溃"一样。同样，住院的孩子易怒，因为他们害怕疼痛与分离。这种暂时性的行为困难不能下ODD的诊断。接受类固醇治疗的孩子有时会表现为烦躁不安（忧伤或易怒），类似于抗拒性行为，不易与ODD相区别。

治疗

ODD可以治疗吗？

可以，但家庭的参与至关重要。要对父母进行心理教育，指出其目标是重塑期待和要求，提高父母与子女间的"和谐指数"。如果父母能学习一些有效的和始终如一的技巧，如以适当的奖赏手段以减少违拗行为，提高顺应度，这样，学龄前儿童是可以获益的。对于那些有根深蒂固的行为问题的儿童，需要特别的方法和计划进行行为管理，并辅以前面提到的策略。对于冲突严重的、已经妨碍家庭安排治疗的情况，有必要进行家庭治疗。如果行为问题导致了孩子堕落、自卑，应该对其进行个体治疗。一些孩子的症状已经使其不容易与他人进行交往，社会技巧学习组织会对他们有帮助。同样，一旦学习障碍或社交障碍的诊断确定，就应进行教育性的治疗。

药物治疗是否有价值？

药物治疗不仅针对ODD本身，对于合并的障碍问题如ADHD进行药物治疗可以改善治疗的结局。

行为障碍

什么是行为障碍?

不同于 ODD, 行为障碍 (CD) 的诊断是表示儿童和青少年持续性地触犯其他人的权利或社会规范, 包括攻击他人、虐待动物、放火和离家出走。

流行病学

行为障碍的发病情况如何?

在儿童和青少年精神病学中, CD 是最为常见的障碍问题。一般人群的发病率介于 1.5%～3.4% 之间。发病率与地域(城市多于农村)、性别(男性与女性的比率是 5:1)、年龄(青少年中男孩与女孩的差别不大)以及诊断方法明显相关。贫困和社会经济学与 CD 相关。

引起行为障碍的原因是什么?

CD 是一种在发展和原因方面涉及多重危险因素异源性障碍。尽管 CD 有家庭聚集, 但基因和环境的影响状况尚不知晓。大约 60% 的 CD 儿童并不会继续发展成为反社会的病态人格(证据支持在后者中遗传因素的作用)。存在 CD 的儿童和青少年或许原先就存在脑部障碍, 或者置其自身于脑部损伤不断持续的状态中, 从而造成它们的认知缺陷恶化, 挫折耐受力降低。他们更易卷入酗酒、滥用毒品, 这些都会使他们更加放纵, 更易卷入反社会的事件中。与 CD 相关的危险因素列于表 35-3 中。

表 35-3
与 CD 相关的危险因素

躯体因素	家庭危险因素	环境危险因素
困难性气质	婚姻障碍	不好的同伴关系
认知、言谈和语言缺陷	缺乏或无效的父母关爱（反复无常地屈从于孩子的胁迫行为）	消极的角色模式
慢性疾病和残疾	家庭药物滥用	
注意力缺陷/多动症	家庭的精神疾病	
早期侵略性	儿童虐待和忽视	

行为障碍的最初表现是什么？

有证据显示，在早期或儿童期的发病（10 岁前，大约占 15%）与晚期或者青少年的发病（10 岁后，大约占 85%）是有年龄界限的。早期发病的儿童亚组以下情况发病更多：其神经精神障碍、ADHD、低 IQ、攻击性、家庭聚集性障碍。这些孩子在多种场合都会更多涉及反社会的活动，如打架、旷课、休学和被开除，还有早期滥用毒品、偷窃、户外活动多不能成功以及更多公然的攻击。多数 CD 病例发生在青春期以后，深受同辈人的影响。青少年发病的 CD 多是暂时性的，并不像早期发病那种类型问题严重而持久。早期发病的 CD 更有可能导致成人的反社会的人格障碍。

评估

如何对一名儿童进行行为异常的评估？

鉴于儿童总是尽量摆脱自己的问题，因此对儿童和青少年的评估就要努力去获得多维度的、多样性的信息。CD 患儿可能会对检查者表现出愤怒、拒绝检查或努力去欺骗检查者。尽管如此，不要轻易放弃。要坚持对患儿给予充分的理解，这是很重要的。

有时，患CD的儿童在没有什么压力的情况下，在表现出正常性的同时，也会有一些零星的精神症状。此时，你应对妄想情况与听幻觉加以评估。考虑到对危险因素的暴露状况，如躯体虐待或性虐待，获取全面的创伤史是极有必要的。

治疗

如果对行为异常不加治疗会发生什么情况？

如果不加治疗，CD患者通常会在青少年期以及成人早期变得更加严重，但之后其发作频率会减少。尽管如此，仍然会产生一些影响终生的负面效应，如在人际交往方面，在保持健康生活方式方面，在取得学术上的成就方面，在经济上自食其力方面，在保持一种始终如一的、不对孩子施加高压的教育方式方面。

行为异常能被治愈吗？

目前的研究表明，最有效的干预在于早期的预防，而不是在行为异常已经充分固化后再开始治疗。要培训父母学会与孩子互动，塑造孩子有适应力的行为，并以持续的、非高压的方式处理学龄前儿童的坏脾气和不合作的行为，这样可以防止形成受挫感、好斗性以及破坏性行为的恶性循环。已上学的儿童也可以从对他们父母的技巧训练中获益，但是，还是需要对他们自身进行训练，如解决问题的能力和愤怒管理，以提高学习能力和社会交往能力。是进行家庭治疗还是父母的个体治疗取决于功能的受损程度。

可以使用药物来治疗行为障碍吗？

精神药理学治疗的范畴包括治疗并发疾病，特别是

ADHD、抑郁和物质滥用。但是，如果没有合并存在的疾病，而目标症状（如好斗性、情绪的不稳定性和强迫性）很严重，并且对心理干预没有反应，那么就应该进行治疗了。非典型抗精神病药物被认为是对CD患者的好斗性和情绪的不稳定性进行治疗的一线药物。剂量的使用原则是"以低剂量开始，缓慢增量"。有时碳酸锂、抗惊厥药物、普萘洛尔以及α受体部分激动剂（可乐宁、胍法辛）可用于治疗好斗性与情绪不稳定性的症状。

情绪障碍

流行病学

情绪障碍在儿童中和成人那样常见吗？

很可能不是。抑郁的影响情况在儿童中介于0.4%～2.5%之间，在青少年介于0.4%～8.3%之间。在青春期前，情绪障碍并没有显示出性别差别，但在青春期后还是女性居多（女性与男性之比是2:1）。双相情感障碍在儿童中的发病情况尚不清楚。情感障碍与抑郁的流行情况相同。

评估

儿童中的情绪障碍与成人中的表现相同吗？

可能相同，但其表现可能更具有不典型性。青春期前的抑郁儿童可能呈现分离焦虑、恐惧症、易怒、躯体并发症（头疼、胃痛）以及行为障碍。具有精神病学表现的儿童可能更会出现幻听，而不是像精神病性抑郁的成人那样妄想更为常见。年幼抑郁儿童的自主生命症候包括未能获得预期的体重增加。但是在青少年中，食欲增加，特别是对甜食和含糖类食品兴趣增加是常见的。青少年的睡眠失调包括睡眠颠倒（整晚不睡、整个白天睡）和睡眠过度。易怒和情绪性反应是青少年抑郁的常见原因。

孩童与成人的双相情感障碍是否有区别？

青少年的躁狂性发作较之抑郁症发作来说，更多包含精神病性特点，并且与旷课、反社会性行为、课程不及格或物质滥用有关。极少数青少年在躁狂性发作前有着长期存在的行为问题。典型的躁狂性发作是突然开始，继以在数天内迅速的、不断增加的症状。症状持续数周到数月，此较多数抑郁发作时程短，并较后者结束迅速。小于9岁的双相情感障碍儿童会表现为易怒和情绪的不稳定性；年龄大一点的儿童与成人比较，更易表现为异常欣快、得意洋洋、偏执狂和夸大妄想，但在两类患者身上均可发现上述症状。

治疗

儿童期的行为障碍如何治疗？

可采用多种心理治疗。有一些经验治疗证据表明，认知行为和人际关系治疗可能是对具有轻到中度抑郁症门诊青少年患儿最有效的手段。

行为障碍的治疗药物儿童与成人是否相同？

当对儿童和青少年抑郁症患者考虑使用药物治疗时，选择性5-羟色胺再摄取抑制剂（SSRIs）被认为是一线药物。但是，美国FDA要求，当使用抗抑郁药物对儿童和青少年进行治疗时，要标以黑框警告，以提醒可能增加的自杀危险。任何人如需对儿童和青少年使用抗抑郁药，必须仔细权衡自杀危险与临床需要间的利弊。仍需要随机试验以评估在儿童和青少年中使用SSRIs药物的效果和风险。目前仍在进行有关抗抑郁药物效应与自杀间的关系研究。情绪稳定剂（锂剂、丙戊酸盐）被用于双相情感障碍患者，但尚没有在

分离焦虑障碍流行病学

分离焦虑障碍的发病情况如何？

分离性焦虑障碍（AD）在儿童和青少年中的发病率大约是4%，没有性别差异。

引起分离焦虑障碍的原因是什么？

在孩童时期，害怕相对来说是比较普遍的。婴儿在1岁末期害怕陌生人和新的东西。对黑暗、动物和想象的惧怕在学龄前儿童和年幼的学龄儿童是很常见的。儿童的害怕会随着年龄增大而变得更为现实。在青少年前，他们害怕身体的伤害、身体的危险、来自自然的威胁、失去所爱的人，关心在学校的成绩以及社会联系。分离焦虑（指不愿意母亲离开，由于母亲不在而造成的沮丧以及由于母亲不能参与而造成的担心）被认为是一种在婴儿中非常广泛存在的适应性现象，发挥保护婴儿避免独处危险的作用。进托儿所或幼儿园易引发这种焦虑。分离焦虑障碍中的焦虑的特征是不断增长的、不适当地对于会引起社会与学习失败事情的过度担心。在第一次经历一种明显的压力（如家庭成员的死亡，搬到一个新的社区）的情况下，SAD通常不易显现。

分离焦虑障碍最初出现的时间是何时？

通常发生在适学龄期儿童。当在6岁前出现时（早期发病），通过症状的频度、范畴以及持续时间即可确诊。通常来说，是在学校的早期发生，在儿童换至新学校时会达高峰。通常是由于孩子不能坚持上学（学校恐惧）而就医。一些SAD的孩子可能是很优秀的、踏实的学生，他们由于产生躯体化主诉而不能上学，特别是在周末和假期以后。

评估

如何识别分离焦虑障碍？

通常是通过孩子在与所爱的人分离后所显现的极度痛苦来加以识别。其表现各有不同，可以是默默地"先下手为强"，把所爱的人"据为己有"，希望他们陪伴自己，不去参加学校的活动，而不是声嘶力竭地哭闹、黏着所爱的人，有可能是无可抑制的爆发，竭力挣脱任何企图分离他们的尝试。除非被直接问起，孩子们一般不会谈论他们的分离恐惧和担心（比如对他们爱的人或对他们自己所造成的伤害）。睡觉时害怕孤独，所以在晚上总是要和父母一起睡，拒绝自己一个人睡，怕再做噩梦。青少年也许不会承认其恐惧，但对其父母轻视他们的行为表示不满。年轻人一旦与家人分开就会表现出非常沮丧，一回家就有了安全感。青少年可能会表现出一种更为明显的沮丧情绪，也许需要归入另外一种情绪障碍的诊断。

治疗

如何对分离焦虑障碍进行治疗？

认知行为治疗是其选择。如果儿童的焦虑情绪很严重，影响到了接受治疗的能力，就要考虑使用药物治疗。SSRIs是治疗的一线药物，如果需要，可以与抗焦虑药物一起使用。厌学症需要学校与治疗师的相互配合以帮助孩子能逐渐返回校园。在家中上学是一种不当的处置，因为这会使情况更糟糕。严重的情况下，父母无法使孩子离开家，这时可能就需要住院治疗以使孩子稳定接受药物治疗。如果家庭方面有棘手的和冲突性的信息，妨碍了孩子能力的恢复，那么就需要家庭治疗了。

广泛性精神发育障碍

什么是自闭症?

自闭症是一种神经行为综合征,在3岁前发病,由于脑功能的失调引起,导致异常的(而不仅仅是延迟的)脑功能发育。它被分类为广泛性精神发育障碍中的一种(见框35-1)。广泛性精神发育障碍都体现为不同程度的三联征:交互型的社交互动的本质障碍,沟通形态上的本质障碍,局限的、固定不变的、重复的行为。

框 35-1

广泛性精神发育障碍

自闭症:Kanner 于 1943 年进行了经典的描述。
Asperger 综合征:语言和认知功能完整,通常见于 3 岁以上年龄的患儿。
Rett 症候群:罕见,已在 X 染色体上明确有基因缺失,主要影响女童,有严重的发育迟缓和歇斯底里。
儿童期崩解症:罕见的痴呆障碍,见于 2~10 岁儿童。

流行病学

自闭症的发病情况如何?

自闭症可能比原来认为的更为普遍,发病率介于 1~1.3/1000 个儿童。目前对于此类疾病是否有增长或者简易判别轻度病例的方法仍有争议。男孩与女孩的比率是 3~4:1,男孩多为轻症病例。

引起自闭症的原因是什么?

通常接受的观点是,自闭症具有生物学的基础,影响了中枢神经系统,尽管如此,已经进行过的大量研究还没有解剖学或神经化学方面的证据证实。单卵双生的双胞胎自闭症的谱群一致率是90%，而同胞间的一致率是7%。在两种情况下，病情严重程度的一致率都比较低，提示并无基因因素的作用。有低于20%的病例具有已知的病原学，如胚胎时期的感染（风疹病毒、巨细胞病毒、单纯疱疹病毒）、宫内毒物影响（如反应停）、遗传性综合征（如脆性X染色体）。

疫苗是否会引起自闭症？

不会。虽然有一些关于在儿童接种麻疹-腮腺炎-风疹的联合疫苗（MMR）后发生行为改变，胃肠道紊乱，并被诊断为自闭症的零散报道，但没有数据提示接种MMR会导致自闭症。

自闭症有什么表现？

尚没有用于自闭症在出生时进行诊断的标志物。由于孩子不能达到在社会型或语言方面的标志性的、里程碑式的成绩时，父母才逐渐意识到他们的孩子是有缺陷的。到3岁的时候，全部迹象和症状才充分表现出来。典型的临床症状见表35-4。

表35-4

自闭症的典型临床特点
Ⅰ. 在社会交往方面质的缺陷-缺乏互动性的社会交往：社会关联性的缺陷 　A. 早期：婴儿缺乏目光交流，拥抱时变得僵硬 　B. 中期：孩子不发起或不坚持游戏 　C. 青少年期：缺乏社会判断，不会领会社会暗示，不能识别其他人的感受
Ⅱ. 在社会沟通方面质的缺陷 　A. 在诊断时，大多数儿童不能使用语言进行功能性的沟通 　B. 不能使用或做姿势（晃手表达是/否）进行非语言性沟通 　C. 如果说话，语言特征性僵硬、重复

1. 模仿语言：重复最后听到的几个音节
2. 搞不清人称代词：分不清第一、第二或第三人称
3. 口头的持续言语：重复同一短句、话题、电视广告
4. 节律异常：说话的速度、节律、音调或音量异常

Ⅲ. 限制性的、重复性的、铅板样的行为、习惯、兴趣和活动模式
   A. 重复性的动作：拍手、敲头、摇摆、转圈、玩手
   B. 全神贯注于小的活动/排斥新鲜刺激（玩线、阅读地铁路线图）
   C. 强制性遵从规律，有微小的差异就会变得激动不安或想去控制

Ⅳ. 对感觉刺激不寻常的反应
   A. 当不同于既往的感觉刺激情况时，对一定的声音、视觉、味觉、味道、触觉敏感而烦恼

Ⅴ. 认知特点
   A. 多数智力迟钝
   B. 那些有着正常的或更高 IQ 的孩子可能表现出对抽象概念的困难
   C. 有些孩子有着"破裂的技巧"（在机械记忆或计算方面特殊的才能）
   D. 很少有"学者技巧"或"雨人样"（rain man-like）以执行复杂计算的能力

评估

是否有血液学和影像学检查可以用于帮助自闭症的诊断？

尚没有特殊医学检查手段可用于明确自闭症的诊断。应进行全面的健康评估，寻找与医学状况相联系的迹象，或者在自闭症患儿中更易出现的遗传性综合征。应当包括听觉和视觉的评估；神经学的评估要包括睡眠脑电图（有 1/4 的患儿在青少年时会发生癫痫）；皮肤检查（寻找结节性脑硬化

或神经纤维瘤病的征象);血铅水平;尿液检查以发现苯丙酮尿症(PKU);寻找医学情况,遗传性综合征,或其他有时与自闭症相关的进展性问题。在诊断证实和相关的医学情况明确以后,要进行一个全面的发育性评估,包括认知、沟通、行为、社会交往、适应技巧、感觉和运动能力,从而设计一个合适的计划。

病史以及精神病学评估中,何种线索有助于对自闭症的诊断?

对于父母对孩子成长的延迟或异常的担心,总是应当给予认真关切。孩子的异常包括缺乏眼神的沟通,不会主动拥抱,不会报以微笑,缺乏社会模仿,不会挥手表示再见,语言发展迟缓,不认知或对他人有反应,不会假扮游戏等。延迟的表达能力和语言退化或停滞提示应该询问自闭症的情况。同时要了解其他线索,如缺乏社会性游戏的启蒙,不会指示一个物体以让他人关注这个物体,不寻常的、重复性的手或手指的动作癖好,不寻常的对感觉刺激的反应。

治疗

自闭症如何治疗?

通常是采取行为和教育性的方法。在许多项目中采用了一种被称为"应用行为分析"(ABA)的方法。在这类项目中,推荐采用 ABA 技术进行个体化的行为干预,每周至少进行 20~25 小时,并以同样的时间对父母进行独立的干预。父母的训练是一个必备的组成部分。对家庭的支持内容方面,还应该考虑到提供必要的针对孩子的暂托服务,要有基于长远考虑的支持和帮助。

药物治疗对自闭症是否有用?

药物可用于治疗并发的问题,如焦虑、情绪障碍、抽搐，并可控制不适当的行为，如攻击性和自伤。激素治疗，如使用促肾上腺皮质激素、肠促胰激素；免疫治疗，如静脉输入免疫球蛋白；发酵抑制剂治疗；维生素和节食治疗由于缺乏科学证据支持，尚不推荐使用。

儿童患了自闭症后会如何发展？

对于大多数患了自闭症的儿童来说，由于被社会所排斥，职业适应不能，不能独立地发挥作用，故他们的预后很差。但是，如果能够早期进行积极的行为干预治疗，较轻的患儿也有可能恢复至接近正常的功能状态。建议给予早期的和积极的干预以获得更好的长远结局。

精神发育迟滞

什么是精神发育迟滞？

按照在 Axis Ⅱ 中的编码，精神发育迟滞（MR）定义为明显低于平均智力水平（IQ 为 70 或更低），在 18 岁前发病，并伴有适应行为的缺损（如果在 18 岁以后发病，则称为痴呆）。智力缺损的程度决定了精神发育迟滞的所归类型，见表 35-5。

表 35-5 智力迟钝的水平

	人口百分率(%)	IQ水平	成人智力年龄(岁)	学术潜能	沟通技巧	生活安排	支持需要的模式和密度(AAMR)
轻度	85	50~55至70	8~9至<12	小学六年级水平	几乎都有沟通技巧	生活在社区	间歇
中度	10	35~40至50~55	6至<9	小学二年级水平	大多数有沟通技巧	生活在有监管的社区	有限
重度	3~4	20~25至35~40	3至<6	学前水平	有限的语言技巧	只生活在有监管的社区	广泛
极重	1~2	<20 或 25	<3		很少的用语言技巧	生活在有防护的场所	普遍

AAMR：美国智力迟钝学院。

流行病学

精神发育迟滞的发病情况如何？

MR 影响 1% 的适学龄儿童，男童多于女童，比例是 1.5∶1。在发达国家，已知原因的病例大约只占所有病例的 30%～50%。

引起精神发育迟滞的原因是什么？

轻度的 MR 基本上是与社会和环境状况有关（心理社会剥夺），而严重的 MR 病例与潜在的生物学状况有关（遗传性代谢缺陷、染色体异常、脑损伤、中毒如铅中毒，源自父母的感染如风疹，产后感染如脑膜炎）。脆性 X 染色体综合征是最常见的引起发育迟缓的遗传性原因（图 35-1），它在 MR 个体中的发病率介于 0.5%～5.4% 之间。在美国，每 1000 个儿童就会有 2 个受到胎儿乙醇综合征的影响。这是引起发育迟滞和延迟的最常见的可预防的原因（图 35-2）。

精神发育迟滞在哪个时期出现？

最严重类型的 MR 是在婴儿期和学前期，这是因为孩子的伴随医学问题而来，或者由于严重的发育延迟，使孩童不能到达正常发育阶段。这些孩子需要终生的干预和支持。轻度病例可能会在到达发育阶段前稍晚时期出现（特别是语言方面），但也许直到孩子开始上学或学习缺陷比较明显时才被诊断出来。一些轻症的病例能够掌握一些非学术领域的职业技能，提高其适应能力，一直达到不再符合成人的 MR 诊断标准。

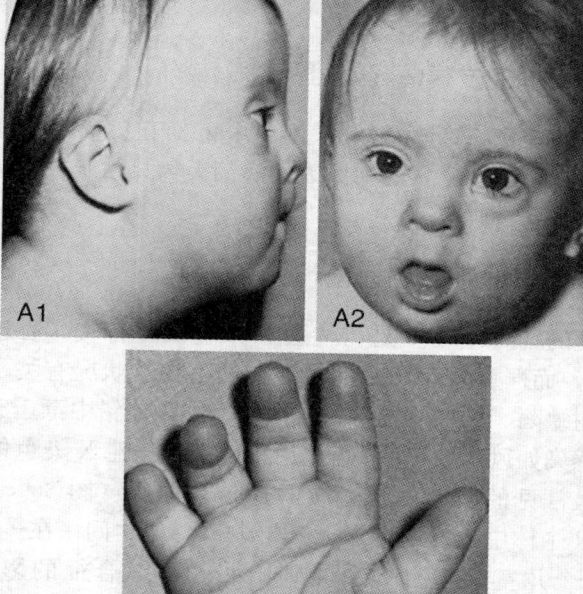

图 35-1 脆性 X 染色体综合征。A,年幼婴儿,脸平坦,头发直立,舌突出,内弯的第五指,单一的手掌折痕。

(From Smith DW. Recognizable Patterns of Human Malformation, 2nd ed. Philadelphia, WB Saunders, 1976.)

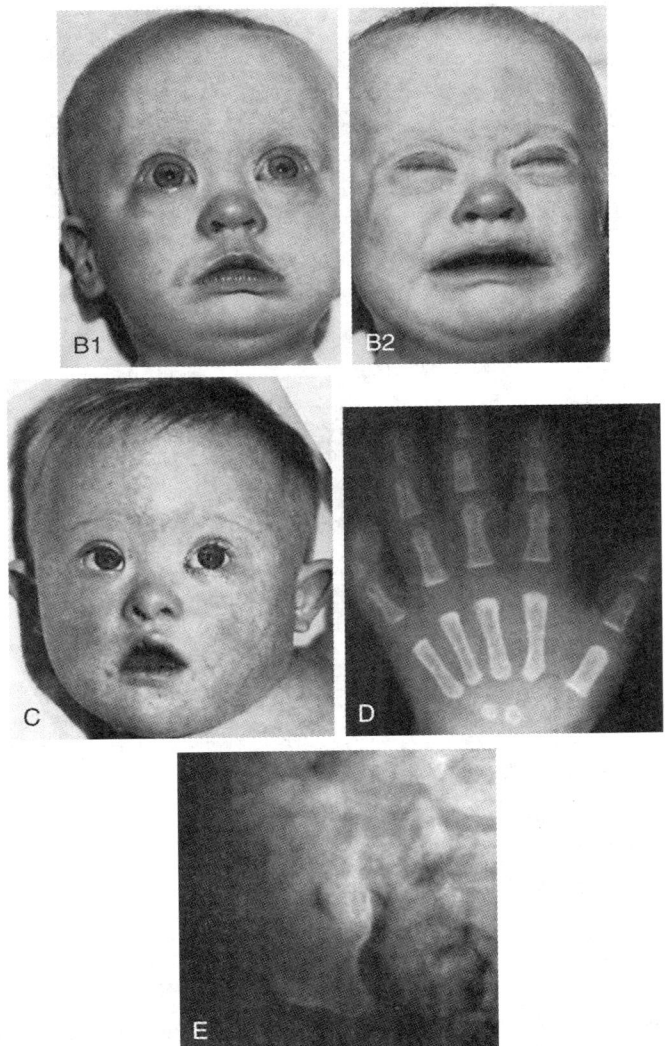

图 35-1 续。B 和 C，内眦折叠。虹膜斑点，外周纹理缺乏。小外耳突出于右侧。哭泣时出现撅嘴表情。(From Smith DW. Compendium on shortness of stature. J Pediatr 1967; 70: 463-519.) D, 第五指发育不全。E, 浅髋臼角伴小肠骨翼，状如大象耳朵。

(From Smith DW. Recognizable Patterns of Human Malformation, 2nd ed. Philadelphia, WB Saunders, 1976.)

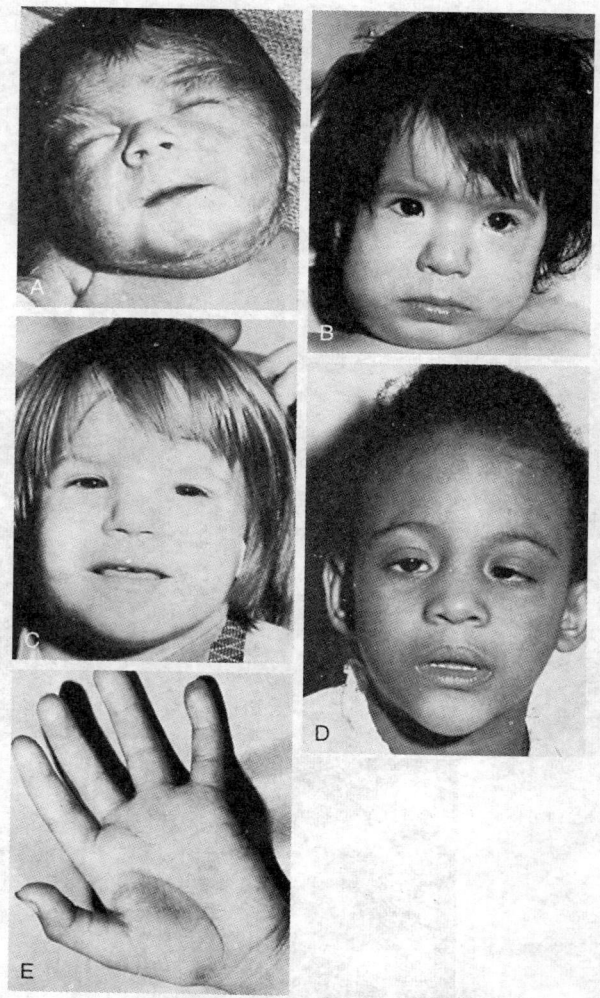

图 35-2 胎儿乙醇综合征。慢性酒精中毒妇女生产的受影响胎儿出生时 (A), 一岁 (B), 两岁半 (C), 三岁九个月 (D)。注意在所有孩子的短的眼睑裂,斜视 (BD), 眼皮下垂 (D)。出生时面部多毛 (A)。E, 手掌显示出轻微改变的上掌折痕。

(A from Jones KL, Smith DW. Recognition of the fetal alcohol syndrome in early infancy. Lancet 1973; 2: 999-1001; B through E from Jones KL, Smith DW, Ulleland CN, Streissguth P. Pattern of malformation in off-spring of chronic alcoholic mothers. Lancet 1973; 1: 1267-1271.)

评估

如何诊断精神发育迟滞？

MR 的诊断依靠智力测定和适应性功能评分的结果。尽管还没有用于诊断 MR 的实验室检查的研究，更深入的检查可以明确检出所伴随的医学状况。适应性功能缺损通常是 MR 患儿呈现的症状，其所包括的方面有：自我关怀、沟通、居家生活、社会技巧、健康以及安全。临床医生必须对精神发育迟缓患儿在遭受躯体和性虐待方面增高的危险方面保持警觉。

唐氏综合征与精神发育迟滞是否是同一个问题？

唐氏综合征是 MR 的病因之一，大约每 1000 个出生婴儿中会有一例。其特点是有多种躯体畸形和不同程度的 MR 表现。在 95% 的病例中，与在第 21 染色体上多余的遗传物质有关。发病危险性随产妇的年龄增高而增高。

唐氏综合征是在什么时期诊断出来的？

通常是在出生时，有面部的异性特点（内眦赘皮、鼻梁窄、虹膜边缘的苍白斑）、身材矮小、猿线（单一的掌中横皱）、先天性心脏病、十二指肠闭锁（图 35-3A、B）。唐氏综合征患儿罹患听觉和视觉缺损的危险性增加，并反过来影响其发育。唐氏综合征会造成加速老化；大多数病例会在 35 岁前显示出与阿尔茨海默病一致的神经病理，但一般直到 40~70 岁才会表现出痴呆的临床症状。

治疗

精神发育迟滞如何治疗？

治疗的目标是对认知缺陷进行管理，而不是试图去逆转

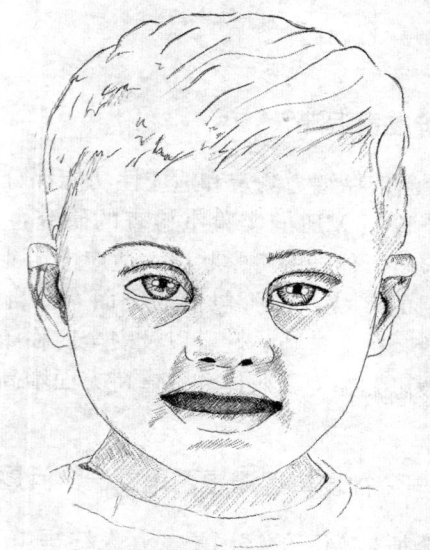

图 35-3A 唐氏综合征的典型面部特点。

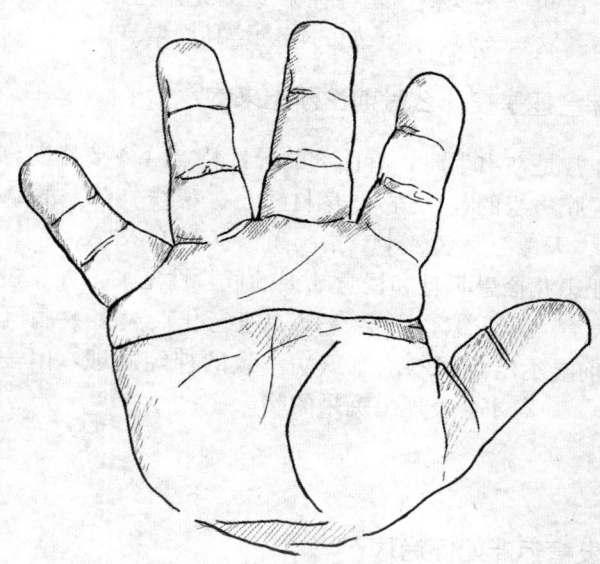

图 35-3B 唐氏综合征的横断掌中折痕。

它。发现越早,获益越大。家庭方面也需要接受培训,以适应各类系统(健康、教育、康复、资源,以助其为孩子在家的生活或找到合适的地方生活)。精神病学治疗通常应是针对行为问题或自伤行为的次选安排。治疗安排时,第一步首先应是确定行为管理策略。精神药物主要是用于治疗合并的障碍问题,但也用于控制攻击性或自伤行为。

关 键 点

注意缺陷障碍/多动障碍
- ▶ 增加对 ADHD 怀疑的症状:孩子表现出被一种经常性的、高度兴奋的动机所驱动(不能踏实地坐下来吃一顿饭,即使是边吃边看最喜欢看的电视节目)。
  孩子让人感觉很荒诞,同伴抱怨他总是抓不住关键点
- ▶ 考虑潜在的引发 ADHD 的医学或药物情况:
  是否有躯体信号
  是否发现异常的实验室检查
  是否发病患儿已超过 7 岁,并且先前没有症状表现
- ▶ 中枢神经兴奋剂是 ADHD 的治疗用药。

关 键 点

对立违抗性障碍
- ▶ 患有 ODD 的儿童并不是仅仅在"经历一个阶段"。
- ▶ 如果不加干预,违抗性所表现出的兴奋性和反应性特点将会保持下去。

关 键 点

行为异常
- ▶ 对规范、他人的权力以及法律违抗形成一种持续性的模式是 CD 的特点,但不是 OD 的特点。
- ▶ 危险因素有诸如早期的冲动性性行为、抽烟、物质滥用。
- ▶ 在 CD 的孩童中,自杀的想法和尝试比正常青少年要明显多,有时甚至高于抑郁的情况。

关 键 点

情感障碍
- ▶ 儿童与成年期发病的情感障碍,其间的基本区别在于前者更多表现为兴奋或偏执,而不是悲伤。
- ▶ 儿童抑郁障碍通常与其他精神障碍伴发。

关 键 点

分离性焦虑障碍
- ▶ 多表现为厌学。有躯体方面的主诉,造成无法上学,实际上是厌学的一个警告信号。
- ▶ 在青少年中多与抑郁伴发。

关 键 点

精神发育迟滞
- 精神发育迟滞的定义是在 18 周岁前开始的，在智力和适应性功能方面都有限制。
- 绝大多数患者生活在社区中。
- 脆性 X 染色体综合征是已知最常见的遗传性病因。
- 胎儿乙醇综合征是最主要的可预防病因。

病 例 35-1

Jimmy，8 岁，小学二年级。由于在学校中的问题，被老师转送过来。他被描述为好像一个游荡的幽灵，待不住，好像对什么都不感兴趣，不仅不完成安排的事情，最后还不知道跑到哪去了。同伴们很不满意他的指手画脚，如果大家一起做事，他总是需要别人不断地重复告诉他怎么去做。Jimmy 告诉他的妈妈学校里没人喜欢他。

A. 还需要对他进行什么样的检查？
B. 如果需要，应该进行什么样的治疗？

病 例 35－2

Johnny，9岁男孩，在针对他的特殊治疗过程中，在教室中就失去控制，被带至急诊室。他用剪刀刺同伴，被老师拉开，他就踢打老师。Johnny目前镇静，也不后悔他的举动，并为他的行为辩护："是他先打的我，他拽我的时候还抓我。我妈妈告诉我不能光挨打"。老师说他是班里好斗孩子里的小霸王。他经常迟到、旷课、不做家庭作业，学习上没有长进，但是他的妈妈对学校很不满意，因为"他们总是对他挑剔，他在孩子中间过得很艰难"。

A. 最可能的诊断是什么？
B. 如果需要，应该进行什么样的治疗？
C. 是否还可进行其他有价值的干预？

病 例 35－3

Brain，2岁，家中老大。很沉静，不爱哭。到1岁末，母亲发现他不会牙牙学语，情绪反应少，但她听说男孩说话比女孩晚。他用脚尖走路，爱在脸前弹手指，不爱玩玩具。他不关注其他孩子，想要什么玩具时就把其他孩子推开。他的父母想把他送去幼儿园，老师建议他们对孩子做个评估。

A. 还需要对他进行什么样的检查？
B. 如果需要，应该进行什么样的治疗？
C. 还可以对他的父母建议些什么？

参考答案

病例 35-1 A. 学习目标：**熟悉 ADHD 的诊断方法**。尽管 Jimmy 具有主要的症状，如在学校注意力分散、冲动性、活跃过度，但重要的是，仍要评估这些症状在不同场所的表现情况，使用标准的评分表来分析其严重程度，以评判是否与儿童的发育水平不一致。要先进行认知障碍的评估，Jimmy 认为被人看作懒惰、不聪明，从而造成他的低落情绪，自尊心正在受打击。

病例 35-1 B. 学习目标：**熟悉 ADHD 的基本治疗方法**。精神兴奋药很有可能帮助消除 Jimmy 的很多种症状，但是行为治疗在教会他组织、学习和社会技巧方面很重要。

病例 35-2 A. 学习目标：**熟悉儿童和青少年精神障碍的主要分类**。尽管信息提供得并不完全，但仍然强烈建议进行行为治疗。对立违抗性障碍并不包含对他人的躯体攻击。

病例 35-2 B. 学习目标：**首先治疗所有的合并障碍问题**。行为障碍的孩子治疗起来很困难，这是因为他们周围的社会心理环境对其治疗不利。最好的选项是治疗潜在的合并疾病，让孩子参与到适宜的社会和学习活动中去。

病例 35-2 C. 学习目标：**理解在对孩子的治疗过程中，父母和其他环境的重要性**。行为障碍并不是对贫困的、高犯罪率适应的结果。Johnny 的妈妈也许是想保护他，但他却被引导上了学习失败、违法的毒品使用、法律上的困境、人体伤害、工作适应力差、反复无常的人际关系这些方面上。随着年龄的增长，他的好斗性会反过来对其不利，因为行为障碍会造成自杀尝试和成功的危险性增高。最好的保护他的办法是与学校合作，通过课外活动、治疗专家帮助等多个方面，以多种模式引导他，不要以强硬的方式与人相处。

病例 35-3 A. 学习目标：**理解在评估年幼儿童时，关注发育的相应阶段的重要性**。语言发展差或延迟就已经意味着需要进行评估，而不要去和性别情况挂钩。虽然一般来说，女孩比男孩说话早些，但在孩子两岁以后还谈这个问题，就已经没有任何意义了。如果一个孩子在 1 岁前还不曾有过牙牙学语，或者在 18 个月的时候还不曾吐过什么字儿，那就说明最起码会有听觉上的问题。应进行对于认知障碍的评估（精神发育迟缓是语言延迟的常见原因）和全面的语言评估。

病例 35-3 B. 学习目标：**了解对儿童障碍问题基本的治疗方法。**如果最初的调查证实了自闭症的诊断，那就应该尽可能早地对 Brain 安排一个强化的应用行为分析。孩子能否在 5 岁前发展沟通性语言是一个重要的预后因子。

病例 35-3 C. 学习目标：**明白对孩子的治疗通常也涉及对整个家庭的治疗。**在对自闭症儿童关注时要对家庭给予足够的关注。充分的治疗要注意获得孩童看护人的支持，注意避免延迟。

（苑 杰译　李建明校）

第36章 药物引发的运动障碍

流行病学

药物可引起何种运动障碍?

精神病治疗药物可引起多种不同类型的运动障碍,可简单地分为早发型和迟发型。前者包括肌张力障碍、静坐不能、帕金森病样症状和神经阻滞剂恶性综合征。后者包括迟发性运动障碍和迟发型肌张力障碍,见表36-1。

表 36-1
主要的药物诱导的运动障碍

障碍	特点	治疗
早期发病		
帕金森综合征	僵硬、搓丸样震颤、运动迟缓	抗胆碱能药物
肌张力障碍	肌肉痉挛,特别是在头部和颈部	抗胆碱能药物
静坐不能	主观的烦躁不安、不能安静地坐着	β受体阻断剂
精神抑制恶性综合征	僵硬、发热、混乱、生命体征改变	停用精神抑制药物,支持性措施,丹曲林、溴隐亭
晚期发病		
迟发性运动障碍	咀嚼、舔唇、吐舌、手足移动	早期发现,停药,氯氮平

在早发型中，药物的副作用是如何表现的？

类帕金森病样副作用的表现与真正帕金森病的症状非常相似。后者的典型表现包括运动迟缓（运动缓慢、动作开始困难）、僵硬、搓丸样静止性震颤（每秒3～5次）、姿势不稳（包括佝偻姿势、行走缓慢）。

肌张力的反应主要是肌肉的痉挛发作，主要是头部和颈部，但也可能影响随意肌。这种痉挛有疼痛感，丧失活动能力。此副作用常为医学急症。

静坐不能是一种主观性的不能静止经历，造成被驱动性的行走或移动，感觉上令人很不愉快。静坐不能很容易与焦虑混淆，或误认为患者的精神疾病加重。伴随不能静止和移动，如在站立时两足不停地晃动。

神经阻滞剂恶性综合征的情况如何？

神经阻滞剂恶性综合征（NMS）是一种严重的急性状况，可危及生命，是锥体外系症状（EPSs）中最严重的情况。其他主要特征还有意识模糊、发热、生命体征不稳定（脉搏和血压）。NMS是由抗精神病药物引起的，发生在刚刚使用一种新的药物不久，或者是在增加用药剂量之后。如果患者已经长期以稳定剂量使用一种药物，NMS基本上是不可能发生的。

会涉及哪些医学状况？

EPSs主要由抗精神病药物引起。但可由选择性5-羟色胺再摄取抑制剂（SSRI）、5-羟色胺、去甲肾上腺素再摄取抑制剂引发。锂剂常会引起震颤。最大的危险来自于高效的经典抗精神病药物，如氟哌啶醇、氟丙嗪。非典型抗精神病药物不易引起运动障碍，但危险性还是存在的。在非典型抗精神病药物中，利培酮的危险性最高（阿立哌唑有导致静坐不能的危险）。同样，对于NMS来说，最大的危险性也来自高效的经典抗精神病药物，而不易来自低效的典型或非典型抗精神病药物。但尽管如此，服用后者的危险还是存在的。

抗精神病药物引发 EPSs 的情况怎样？

在使用典型抗精神病药物治疗的患者中，10%～15%会发生一次急性 EPSs。幸运的是，NMS 相对罕见。

迟发性运动障碍的表现如何？

迟发性运动障碍是非自主的、迅速的抽搐样（舞蹈病样）动作，通常累及舌、唇、脸和颈部。换句话说，在身体的一些部位，特别是末端，应观察到症状的存在，但也会涉及控制呼吸和身体姿势的肌肉。动作的形式似手足徐动般（缓慢的缠绕动作）变化多样，也会有张力障碍出现。撅嘴、眨眼、皱眉、咂舌是常见的动作。迟发性运动障碍（TD）是由于长期使用抗精神病药物引起的，类似于其他 EPSs，一般不会由非典型抗精神病药引发。

急性 EPSs 和 TD 的发生机制是否相同？

不同。急性 EPSs 是由于在黑质纹状体系统的多巴胺 D2 受体被直接阻滞所致（抗精神病药物是多巴胺激动剂）。TD 的原因尚不清楚，可能的机制是由于阻滞延长，使多巴胺受体发生了超敏性。由于两者的病因不同，故治疗也不同。

迟发性运动障碍常见吗？

常见。对于典型抗精神病药来说，在使用的最初几年，导致新发 TD 的危险性大约是 5%。危险性会不断增加；药物使用的时间越长，危险性越可能发生。总体的发生率是 15%～25%，也可能更高。对于非典型抗精神病药来说，发生率是很低的，大约是前者的 1/5～1/10。尽管 TD 发生在使用药物数年后，但有时它也可能发生于使用仅仅数个月后，特别是老年人。

导致迟发性运动障碍的危险因素是什么？

除了使用药物时间的长短以外，年龄也是一个重要因素，老年人的危险性高。其他一些危险因素简要列于表 36-2 中。

表 36-2

导致迟发性运动障碍的危险因素
药物使用时间的长短
药物剂量大
蓄积剂量高
高龄
女性
抑郁
脑损伤

评估

如何辨别由药物引发的异常运动？

可通过运动的类型以及与药物间的联系情况加以辨别。如果运动表现为一种典型的形式，始发于药物使用不久，可以推测与药物有关。如果停药后症状消失，则此推测就得以加强。

如何诊断神经阻滞剂恶性综合征？

如果药物使用后发生发热和僵硬，就应高度怀疑。体温如达到 40℃，则高度证实（非被动性）。僵硬的程度会很高以致很难被动性弯曲或延展患者的肢体。在精神状态检查时，患者会呈现从嗜睡、昏睡以至昏迷不同状态的功能缺损表现。除此之外，还会有自主功能神经系统如血压、脉搏不稳定的表现，表现为出汗和面色苍白。受累肌肉收缩导致肌肉组织损伤，血肌酸磷酸激酶（CPK）水平升高，多高于1000。肌肉溶解后，其产物可进入尿液形成肌红蛋白尿，造成肾衰竭。还可发生白细胞增多症。

如何早期发现迟发性运动障碍？

重要的是，要经常检查患者的运动系统状况。在给患者开抗精神病药物的处方前，务必要做此检查。包括开非典型抗精神病药时，尽管它们引起 TD 的危险性不高。要定期随访，不断检查。不自主运动评定量表（AIMS）是可用于系统观察运动状况并对严重性做出分级的指南标准，见表 36-3，它对于更好地识别 TD 很有实用价值。涌动的评估包括身体的 7 个方面：脸、唇、颌、舌、躯干、上肢和下肢。另外，有必要观察患者呼吸系统的活动情况。TD 患者在足和腿上的症状很易与静坐不能的情况相混淆。

表 36-3

异常不自主运动评分（AIMS）检查程序

在开始检查前后检查后，注意观察患者安静时的情况（如在候诊室时的情况）、椅子应当是硬的、牢固的，且没有扶手。

按照症状的严重性，对患者评分 0（无），1（很小），2（轻微），3（中度）或 4（重度）。

询问患者嘴里是否有东西（如糖果），是否要移除。

询问患者目前的牙齿情况，是否带有义齿以及是否影响患者。

询问患者是否注意到嘴部、面部、手、足部的异常运动情况。如果有，请患者描述以及对患者的影响情况。

0 1 2 3 4　请患者坐在椅子上，手放在膝盖上，双膝轻微分开，脚平放在地板上。（查看身体处于这个位置时的运动情况。）

0 1 2 3 4　请患者坐在椅子上，手平伸。（观察手和身体的其他部位。）

0 1 2 3 4　请患者张开嘴。（观察舌在口中静息时的情况。）做两次。

0 1 2 3 4　请患者伸出舌头。（观察舌头运动是否有异常。）做两次。

0 1 2 3 4	请患者用每个手指触及大拇指10~15秒，尽可能快；先用右手，再用左手。（观察面部和手腿的运动。）
0 1 2 3 4	弯曲、延展患者的左右臂。（一次做一边。）
0 1 2 3 4	请患者站立。（侧面观察，再次观察身体，包括臀部。）
0 1 2 3 4	*请患者伸出两胳膊，手掌向下。（观察躯干、腿和嘴。）
0 1 2 3 4	*请患者走几步，转身，走回来。（观察手和步态。）做两次。

*激活运动。

是否真有必要在意这些运动障碍？典型抗精神病药似乎已经不常用了

仍然有必要关注这些运动障碍问题。理由如下：第一，典型抗精神病药仍然在使用，而且在增长。近期研究证实，其效力等同于非典型药物。另外，非典型药物确实会引起EPSs，尽管比以往的抗精神病药要少一些。最后，很多药物都可引起运动障碍，而不仅仅是抗精神病药物。抗抑郁药物就可引起静坐不能。

治疗

药物引起的运动障碍了可以治疗吗？

可以。对于急性EPSs来说，适宜的治疗是可行的。依表现不同选择不同的治疗。对于帕金森病样症状和肌张力障碍，抗胆碱能药物有效。急性肌张力障碍的治疗多需要进行肌内注射。口服途径起效太慢而且不实际，因为肌肉痉挛可致吞咽困难。苯扎托品2mg或苯海拉明50mg通常足以奏效。当然，通常要停用导致问题的药物。这种方式不仅适用于帕金森病样症状的治疗。抗精神病药可以在伴随使用口服抗胆碱能药的情况下继续使用，如苯扎托品1mg，1天2

次。肌张力障碍最好使用β受体阻断剂治疗，如普萘洛尔10～40mg，1天2次。对于不能使用这些药物的患者，如哮喘患者，可使用抗胆碱能药物。

当首次使用抗精神病药时，是否应当使用抗胆碱能药？

虽然这样同时使用可以降低EPS的危险性，但也意味着对所有的患者都要使用另外一种药物（抗胆碱能药），实际上也只有15%的患者一次受益。因此，一般来说，应当只有到有明确需要时才会应用。是否使用的决定还取决于医生对患者情况的掌握，患者停药的可能性，或由于EPS的发生使患者退出治疗的可能性。

是否有必要提前告知患者这种可能难以治疗的副作用？

这个问题比较复杂。抗精神病药是用来治疗具有严重疾病的，通常是长期的和慢性的人群。对这种患者来说，产生TD的危险性是真实存在的。因此，应当告知患者这种治疗的利弊，以便患者同意或拒绝这种治疗。在像急诊室或医院病房这类的紧急场所，获得知情同意既不实际也不合理，患者很弱，容许的治疗时间很短。患者精神状态也许并不清醒，无法获得其知情同意。如果患者为门诊患者，也许其情况稳定，但其自知力不正常，也就不见得能获得知情同意。在使用典型抗精神病药物时，此类问题比使用非典型药物更加棘手，因为后者导致TD的情况要少一些。

如果患者发生TD，应如何处理？

有几种办法。停药是优先选择，但对于许多复发性精神障碍来说，如精神分裂症，这个办法就不见得切实可行。或许可以减少药物剂量，可能依然可以获得良好的治疗效果。还有的办法就是换用其他引发TD危险性小的药物，如非典型药物。氯氮平配合治疗也是一个选择。你需要保持与患者的沟通，因为如果停药或减药，在获得症状改善之前，运动障碍的问题可能有所恶化。如果增加原用药物的剂量，运动问题可能会暂时性减轻，但这是个不好的选择，因为从长远的角度来看，这将使问题长期化，使 TD 的问题更糟。

如果患者发生神经阻滞剂恶性综合征，应该如何处理？

即使症状轻微，也必须马上停药。有时有必要将患者转送至医疗机构或 ICU，以便使患者可以获得医学处理，如静脉输液、外部降温、生命体征的维持。治疗包括口服多巴胺受体激动药，溴隐亭 2.5mg，3 次/日，以及口服丹曲林，25～100mg，3 次/日。

关 键 点

- ▶ 典型抗精神病药物发生 EPS 的危险性大于非典型药物。
- ▶ 肌张力异常可能会发展为不可逆性，所以早期发现很重要。
- ▶ EPSs 是服用抗精神病药物依从性差的一个常见原因；通常是可以治疗的。

病例 36-1

一名23岁的男性来到当地一家急诊室进行评估，因为他自己拿脚测量他所住的那栋楼，他已在那里住了6个月。3个月前，他因为类似情况被带来过。那时，他被评估为原有的慢性精神障碍急性发作。他否认幻视或幻听，但表现得易怒，即使在急诊室评估时，还用脚丈量过道。他服用的氟哌啶醇从每晚15mg增加到每晚25mg。检查时，他表现出不安，不停地上上下下移动腿，连安静地待1~2分钟都不行。其想法有逻辑性，目的性强。无幻觉或妄想迹象。

A. 如何解释他的现状以及对第一次干预后的反应？
B. 目前合适的治疗是什么？

参考答案

病例36-1 A. 学习目标：**识别各种药物所致的运动障碍的表现**。当给患者增加抗精神病药物的剂量后，其症状未见改善，患者首次表现出更明显的症状，此时静坐不能不易识别。

病例36-1 B. 学习目标：**熟悉抗精神病药物所致运动障碍的治疗策略**。在这个病例中，要权衡加用一种药物以治疗静坐不能与改变抗精神病药物这两种办法的优劣。加用普萘洛尔对于大多数患者来说是一种有效的治疗办法。还有办法就是，减少氟哌啶醇的剂量，或改用另外一种药物，如非典型抗精神病药来替代。

（苑 杰译 李建明校）

第37章 妇女精神健康问题

概述

为什么在精神病学中要对妇女给予特殊的考虑?

有多个原因。首先,妇女要比男性更多利用健康服务,包括精神健康方面。其次,男性与女性在多个方面存在性别差异,如流行病学、症状、对各种精神病障碍(包括抑郁、精神分裂症、焦虑、饮食障碍)的治疗反应方面。最后,妇女的生育周期形成了精神障碍的一个独特分类,包括月经前障碍、怀孕产生的情绪障碍、产后障碍以及更年期相关的情绪改变。怀孕期的治疗尤其重要,因为怀孕妇女的精神病药物治疗相当复杂。

精神障碍的性别差异是什么?

在易损性、症状以及对治疗的反应方面,男性与女性有明显的差异。例如,妇女一生中抑郁的发病率是男性的2倍。还有,抑郁妇女的发病年龄要比男性早,更多有情绪障碍的家族史,更多具有"非典型性"的抑郁特点,如失眠、食欲增加。尽管精神分裂症的发病率两者相同,但女性发病年龄更晚,不如男性的阳性症状多,对治疗更有反应。双相情感障碍男女发病相同,但女性更易产生迅速的情感循环。最后,饮食障碍在女性要多于男性10倍。

在妇女中,都有哪些生物心理社会学因素与精神障碍有关?

在妇女中,有一些独特的生物学、心理学以及社会学因素，或者明显影响妇女的因素，见表37-1。

表 37-1

女性的精神疾病：临床的主要因素

生理学因素
自身免疫性疾病：妇女发病率上升；许多有精神方面的表现（如狼疮、纤维肌痛、甲状腺疾病）
性传播疾病影响性功能
经前情绪障碍和其他月经周期不规律
怀孕（怀孕的正常激素改变、产后障碍）

心理学因素
生活中抑郁，焦虑以及饮食障碍的危险性增加

社会学因素
遭受家庭和性暴力的机会增加
经济困难：妇女工资常较低，常担负起单亲家庭的重担
抚养孩子的压力，平衡作为母亲与职业关系的角色

经前烦躁症

流行病学

什么是经前烦躁症？

它被分类在"不符合任何其他特定分类的精神障碍"，在 DSM-IV 中属于还需要更多研究的领域。经前烦躁症（PMDD）是一种与情感和躯体症状均有关联的情感紊乱，可导致明显的学校、职业或社会功能的缺损状态。

PMDD 与月经前障碍有何不同？

月经前障碍（PMS）是一种多达 80% 的妇女经历过的轻度症状。通常具有的是躯体症状，有些也有情绪改变。二者的关键区别在于，在 PMS 来说，还没有什么症状会严重

到影响妇女的功能状态,而 PMDD 却会。只有 5%～15%的 PMS 妇女的症状会与 PMDD 的标准相类似。

PMDD 的病因是什么?

尚不完全清楚。研究证实,性激素的波动,如黄体生成素、卵泡刺激素、雌激素、黄体酮,都会产生精神刺激作用,从而容易导致情感紊乱。特别是雌激素,会对控制情感、行为和认知的神经递质产生重要影响。有越来越多的证据支持基因的作用,提示有些女性可能更易于罹患 PMDD,就是因为她们对脑中激素的变化更为敏感。

评估

病史中何种线索可提示 PMDD 的诊断?

要想诊断 PMDD,其症状必须介于黄体期的晚期(月经前 7 天),并延续到月经后 1～2 天。患者应记录超过两个原先月经周期的时段,以核证与 PMDD 相一致的循环模式。必须至少有 5 个症状与 PMDD 的诊断标准相符。PMDD 的一般症状列于表 37-2。

表 37-2

经前情绪障碍的常见症状
抑郁情绪、感到绝望、自贬
对不平常的活动兴趣降低
焦虑、紧张或处于边缘状态
明显易怒或情感的不稳定性
人际关系的冲突
困倦/疲劳
注意力困难
食欲改变或对每种食物的特别渴望
明显的睡眠过度或失眠
主观感觉被打乱或失去控制
躯体症状,如肿胀、乳腺增生、关节和肌肉疼痛

是否有与 PMDD 相关的物理或实验室检查?

尚没有。但是,获得病史和常规的实验室检查对于与其他一些障碍疾病相鉴别还是有帮助的,如甲状腺异常、子宫内膜异位症或纤维囊性乳房疾病。

治疗

如何治疗 PMDD?

轻度 PMDD 通常可通过非药物方法,如心理健康教育和支持性心理治疗。口服避孕药可能也有帮助,特别是在患者有躯体方面的症状的情况下。对于中度到重度患者,可选用选择性 5-羟色胺再摄取抑制剂(SSRI),后者要在月经周期持续服用。还可选用其他药物针对性地治疗一些症状,如阿普唑仑治疗焦虑、螺内酯治疗水肿和体重增加。

妊娠期障碍

病因学

妊娠对精神方面的影响是什么?

妊娠曾被认为对一些精神方面的障碍相对具有保护性作用,如抑郁或焦虑。然而,近年的研究显示,怀孕期间,女性确会经历一些问题,如果患者原已有疾病未加治疗,则情况会恶化。研究还表明,如果患者原已有抑郁或焦虑且未加治疗,那么怀孕后会有更高的孕期并发症,如先兆子痫、早产、低体重产儿,她们发生产后障碍的危险性更高,如抑郁、精神错乱,下面将要讨论。

评估

如何对一名处于孕期的精神障碍女性进行评估?

首先,在治疗一名处于育龄期的女性时,要想到她将来是要怀孕的。对这样的女性评估时,要询问关于性活动、避孕方法以及将来怀孕的计划。要考虑患者既往的精神学史,目前药物的使用情况,尼古丁或酒精使用的情况。其次,还要询问既往生育史以及任何产后抑郁或精神错乱史。

治疗

如何在孕期进行治疗?

治疗决定最好在孕前做出,应该包括非药物方案,如支持性的心理治疗。在选择药物时,一定要权衡益处与致畸危险,或对围产期胎儿的影响。同样重要的是,要解释不加治疗的危险,精神症状会降低产前护理的顺应性、增加围产期并发症以及增加产后潜在问题的出现。

孕期可使用哪些药物?

孕期精神病治疗药物的使用是一个复杂的问题,迄今在临床医生中还有很多争论。一些药物,如锂剂、丙戊酸,与认知缺陷有关。而一些新的药物,如奥氮平、阿立哌唑,在孕期使用的资料还很有限。在过去的二十多年里,研究得比较多的一类药物是 SSRIs,后者会使婴儿有轻度的"撤退"反应的危险,但通常是暂时性的,发生严重的情况罕见。表 37-3 列出了常用的、有潜在致畸性和围产期并发症的抗精神病药物。

表 37-3

治疗孕期精神病的药物：已知通常使用的药物的效应		
药物	致畸性	围产期效应
锂剂	轻度增加心脏畸形的危险性，多引起Ebstein异常	肌张力减退，喂养困难、发绀、血糖过低、新生儿甲状腺肿、尿崩症
丙戊酸	在头三个月有明显的神经管缺陷的危险性。亦有生长延迟、颅面缺陷、心血管系统、泌尿系统异常、手指发育不全	血糖过低和肝功能受损
卡马西平	与丙戊酸在神经管畸形和其他非特异性认知异常方面相似	血糖过低、肝功能受损、出血障碍
高效典型抗精神病药	无已知的认知方面异常	短暂性的围产期症状，如躁动不安、震颤、肌张力减退、腱反射亢进、易怒、胃口差
低效抗精神病药	许多增加非特异性认知异常	短暂性的围产期症状，如躁动不安、震颤、肌张力减退、腱反射亢进、易怒、胃口差
非典型抗精神病药	目前无数据	目前无数据
选择性5-HT重摄取抑制剂	无造成认知异常的数据	轻微增加围产期并发症，暂时性的，包括神经过敏、呼吸急促、呼吸窘迫、音调低、Apgar评分低

续表

药物	致畸性	围产期效应
安非他酮	初步数据显示增加自发流产的风险	目前无数据
苯二氮䓬类	轻度增加腭裂的风险	短暂性的围产期毒性,包括嗜睡、体温过低、肌张力降低,可能在常规使用时就发生

电休克治疗效果怎样?

电休克治疗(ECT)是孕期抑郁治疗的"金标准"。实践中该疗法用得较少,究其原因,部分是关于其安全性和有效性的误解。然而,目前 ECT 还没有已知的对胎儿或母亲的副作用。在所有生物性干预手段中,该疗法被认为是最安全的选择。

产后抑郁

病因学

产后忧郁与产后抑郁一样吗?

不同。产后忧郁是产后症状中最轻的,在严重程度、时间方面都不同于产后抑郁。产后忧郁是常见的、暂时性的,一般不需要医疗干预。产后抑郁是一种精神疾病,特点是抑郁严重,多数需要药物干预。

这些障碍的发病情况如何?

高达 85% 的妇女经历过产妇抑郁,但只有 10% 的女性经历过产后抑郁。

引起产后抑郁的原因是什么?

尚不清楚。但有一些因素明显增加了患者罹患的危险性,包括抑郁病史、先前的产后抑郁史、怀孕期间的抑郁症状、婚姻不和、社会支持不良。

引起产后精神错乱的原因是什么?

它可作为产后抑郁或狂躁症的并发症而发生,或者是慢性精神障碍的产后发作,危险因素包括双相情感障碍病史,复发性抑郁病史,或先前曾有产后精神病史。以前没有精神病史的女性依然是可以发生产后精神错乱的,尽管发生的情况并不多,可能是以前潜在的精神错乱或情感障碍的显露。

产后精神错乱的发生概率是多少?

每 1000 次生产可发生 1~2 次。

评估

产后忧郁与产后抑郁的主要症状是什么?

二者均表现为眼泪汪汪、情绪不稳、易怒、焦虑。但是,产后抑郁更主要表现为持续性的情绪抑郁,通常与负疚感、焦虑、担心婴儿受伤、强迫观念有关。一般不会产生精神病症状、自杀或者杀婴想法。

产后忧郁与产后抑郁的病程如何?

前者通常在产后 2~4 天出现,两周内充分缓解。后者发病稍晚,在产后 2~4 周发病,至少持续 2 周。

产后是否还有其他需要关注的精神障碍?

有。有小部分妇女可能发生产后焦虑障碍,如强迫性神经失调(OCD)和惊恐性障碍。具有双相情感障碍的患者可能会发生产后躁狂症,类似于产后抑郁,伴随精神错乱的征象。

治疗

如何控制产后抑郁患者的症状?

首先要记住,围产期很多激素会有戏剧性的变化,从而导致过度的易哭或压力。也就是说,如果症状2~4天后仍未缓解,则提示抑郁问题。产后抑郁问题是令人担心的,因为它会给患者的养育行为带来消极性的冲击,造成患者对孩子以及自身的忽略。以一种温暖的、不评头论足的方式,鼓励患者采取和蔼的态度,特别是当她们对自己的孩子有消极的感觉的时候。对精神症状的评估很重要,因为有10%产后的妇女会发生产后抑郁。

对于产后抑郁和精神错乱的患者如何治疗?

治疗方式与病情的严重程度以及症状有关。例如,如果患者抑郁严重或有明显的精神错乱,则应住院或做ECT检查,或者二者同时进行。可进行的治疗见表37-4。

表37-4

产后抑郁和精神病:治疗措施

障碍	治疗措施
产后忧郁	心理教育 支持性治疗(个体、团队)

续表

障碍	治疗措施
产后抑郁	心理教育（个体、团队） 社会支持（如家庭参与、特别的儿童照顾） 药物疗法（SSRls） 对有自杀倾向和强迫想法伤害婴儿或缺乏社会支持的患者收入院治疗 ECT 用于严重的或难治性症状
产后精神病	大多数必须收入院治疗 抗抑郁药物 抗精神病药物治疗 对恐慌症状或有双相情感障碍病史者稳定情绪 抗焦虑药物治疗 ECT

ECT：电休克治疗；SSRI：选择性 5-羟色胺再摄取抑制剂。

绝经期的精神问题

病因学

绝经期和围绝经期是指哪些时期？

绝经期开始于妇女的排卵停止，永久性地停止月经。自然的绝经期发生在 44~55 岁。围绝经期是指介于正常的排卵周期和完全的排卵停止之间的一段时期。通常是发生在绝经期前 5~7 年。

绝经期主要的躯体改变是什么？

在围绝经期，女性的月经周期越来越不规律，通常首先出现的标志是排卵和生育能力的下降。这个过程会出现躯体的变化，包括血管舒缩方面的反应（忽冷忽热），其次是睡眠失调、眩晕、头晕、性功能下降（泌尿生殖器萎缩、性交困难）和疲劳。

绝经期会对情绪有何影响？

尽管通常的理解是绝经期会对情绪产生纷扰，但长期的研究证实，绝经期并未增加女性患抑郁症的危险性。尽管如此，在围绝经期还是有易于发生抑郁症的可能，此期间会有短暂性的激素和躯体方面的变化。一些躯体症状，如忽冷忽热、睡眠错乱，尤其与变差的情绪相关联。其他危险因素还有先前的抑郁病史、PMS 或 PMDD 病史、躯体健康状况差。绝经期中可能导致抑郁的一些主要危险因素见表37-5。

表 37-5

更年期抑郁的危险因素
抑郁病史，包括产后抑郁和经前情绪障碍
睡眠失调
出现潮热
配偶的死亡、离婚或与配偶的分离
慢性疾病
教育水平低
失业
经济困难

评估

如何处理一名中年女性抑郁患者？

此时应回顾患者的精神病史以明确是新发的问题还是既往慢性精神障碍的一部分，如复发性的抑郁或双相情感障碍。对于这个年龄段女性的评估，特别是新发的抑郁患者，应该了解月经周期的情况、燥热情况以及其他躯体改变。患者症状的性质很重要，因为在围绝经期的一些躯体症状，如睡眠错乱、性方面的问题会与抑郁的症状相重叠。详细的医学病史可有助于摸清情绪改变的躯体性病因，如自身免疫性或内分泌方面的问题。最后，还要了解心理社会方面的压力因素，这是因为生活中的改变，如亲人的死亡或与亲人分开，都可以导致该人群的抑郁问题。

物理和实验室检查是否有帮助？

如果患者月经不规律，伴随情绪问题，就应安排她进行妇产科方面的评估，因为她可能会有功能失调性子宫出血，而丧失正常的月经周期。实验室检查包括甲状腺功能（该人群甲状腺疾病的危险性上升）、全血细胞计数以及代谢方面的检查，如果有必要，还要进行滤泡刺激素和雌二醇水平的检查。

治疗

绝经期和围绝经期女性如何治疗？

对于绝经期抑郁患者的治疗类似于其他抑郁患者，包括心理治疗或抗抑郁药物，或两者兼用。有趣的是，有研究显示，SSRIs和去甲肾上腺素再摄取抑制剂（SNRIs）如文拉法辛，都能有效控制抑郁症状，减少燥热。其他治疗办法还有个体的心理治疗和团体治疗。对中年妇女的独特问题（如生育能力的丧失、角色变换、应对医疗问题）给予关注的支持组织尤其有帮助。

激素替代治疗效果怎样？

此疗法尚有争议。短期治疗对于一些绝经期的躯体症状如燥热、泌尿生殖器萎缩等是有效的。长期治疗会增加患乳腺癌和心血管疾病的风险。其对抑郁患者的有效性尚不清楚，尽管已有初步的研究显示，其短期治疗可能对与绝经期相关的抑郁症状控制有帮助。

关 键 点

- ▶ 对于多数精神障碍来说，在流行病学、发病年龄、症状特点以及治疗反应方面都有性别差异。
- ▶ 女性发生抑郁障碍的几率是男性的两倍。
- ▶ 围绝经期精神障碍的症状特点是绝经期前发生抑郁或焦虑，或者二者均有，可导致明显的功能上的缺损。
- ▶ 产后抑郁通常是严重的，伴随精神症状。常见的危险因素包括抑郁病史或既往的产后抑郁发作、婚姻失调、社会支持不良。
- ▶ 围绝经期易发生抑郁。

病 例 37-1

一名37岁女性，既往有抑郁病史，就医前5周产下头胎，主诉是"我不配做妈妈"。她诉说，在过去的2周里，她不断哭泣、情绪低落、失眠、感到无助，有深深的自责感。通过进一步的询问，患者承认，她不断有伤害自己的孩子的强烈念头。患者既往曾有明确的精神病史，有过3次发作，舍曲林治疗有效。在怀孕后1个月内就停药了。

A. 初步诊断印象是什么？
B. 还需要其他什么信息？
C. 你推荐的治疗是什么？

参考答案

病例 37-1 A. 学习目标：**认识产后抑郁的临床特点。**产后抑郁的特点是在产后 4 周内发生，症状持续至少 2 周。患者的主要抑郁症状至少要有 5 点，有强烈的伤害婴儿的念头，这种情况并不罕见于此类患者。在其病情发展过程中，其危险因素有既往抑郁的发作史和怀孕期间的治疗中断。

病例 37-1 B. 学习目标：**理解询问产后抑郁患者精神病症状的重要性。**产后抑郁患者大约有 10％会出现精神病症状。对于这个患者来说，重要的是要对精神病症状进行评估，询问有关幻听、偏执、妄想的情况。尤其要了解其强迫性伤害婴儿的想法的状况。是否有什么声音要求她去伤害孩子，或者这种强制性的想法像强迫症那样显现？还有，要询问其自伤或自杀的意念。临床医生还应考虑其他可能的病因，包括使用违禁药物或躯体本身的原因。

病例 37-1 C. 学习目标：**理解产后抑郁的治疗方法。**首先，要评估患者的所有症状以药物的使用。一线药物一般是 SSRI 或非典型抗抑郁药，如文拉法辛或安非他酮。理解全面的精神病史很有必要，这样可以帮助选择一个原先有效的药物。对于这个病例，我们了解到她原先对舍曲林反应好，这是一个合理的选择。另外可选择一些药物以针对其他的症状，特别是针对精神错乱或强迫症状，如苯二氮䓬类针对焦虑，镇静催眠药物针对失眠。还有，要了解患者的心理社会支持和潜在的压力；换句话说，要了解她是否在看护婴儿方面能得到他人的帮助。要尽力帮助她获得为新妈妈提供支持的组织。最后，个体的心理治疗可能并不会有助于帮助患者来应对这种母亲身份的转换。

实习测试

以下 50 道题覆盖了临床精神病学关于诊断,管理和治疗方面的内容。这些题撰写的风格、形式以及难度与美国执业医生资格考试（USMLE）第二级相吻合。精神病学考试由美国国家医学考试委员会组织,通常被称为"隔板"考试,是实习期考试的最后一个。该考试共包含 100 道题,学生有 2 小时 10 分钟的完成时间。认真掌握这些问题可以帮助你了解自己准备得怎么样。如果你正准备通过这个考试,就应该在 1 小时 5 分钟内完成这 50 道题目。有必要记住下面这些要点：

1. DSM-IV-TR 的词汇、组织办法以及标准贯穿始终。
2. 只使用医学术语。
3. 所有的症状和体征都应认为是精确的。你没有必要、也不应当再猜测患者的报告（在现实生活中,患者可能说自己仅是中度饮酒者,但实际可能是重度饮酒者。在回答这里的问题时,如果患者说他是中度饮酒者,那你就认为他是）。
4. 注意事件的先后顺序；它会提供重要的诊断线索。
5. 参看 509 页的表 1,上面有实验室检查的正常值,考试时可以参考。

1. 1 名 19 岁的大学生被室友带至学校的急诊室,因为他近 3 天有怪异的行为。他拒绝出屋,不接电话,不看电邮。3 天没洗澡了,表现得发狂和吓人。4 个月前,他开始不上课,见朋友也少了,喜欢自己在屋里待着。物理检查：血压 125/75mmHg,心率 65 次/分。瞳孔直径 2mm,腱反射弥散。精神状态检查：情绪反应迟钝。他描述自己听到声音,说些吓人的和贬损的话。他相信有人正在跟踪他,试图杀了他。他能定位出入、地点和时间。对让记忆的3样东西,他5分钟后都能想起来。下列哪一个是最可能的诊断?

A. 妄想性障碍
B. 妄想狂样人格分裂
C. 源于一般医学问题的精神障碍
D. 精神分裂症
E. 物质产生的精神障碍
F. 精神分裂症样障碍

2. 一名56岁男性到内科诊所进行每年的例行医学检查。他诉说在过去的1个月中,他越来越感到疲劳。夜间睡眠困难,经常在晨间要醒4~5次,无法再入睡。食欲差,近4周体重减轻了10磅(1磅≈0.45kg,译者注)。他继续当保险工作者,但担心做得不好,因为他的注意力变差了。他否认感到沮丧,但补充好像对什么都不感兴趣了。大多数晚餐时,他会喝一杯葡萄酒。他没有使用什么毒品或药物。物理检查未见异常。精神检查:表现疲倦,烦心。无幻视或幻听。对人、地点、时间可定位。他对顺序减7算法有困难。5分钟后所能记忆的内容仅为1/3。下列哪一个是最可能的诊断?

A. 呼吸相关睡眠障碍
B. 慢性疲劳综合征
C. 阿尔茨海默痴呆
D. 情绪不良
E. 严重抑郁障碍
F. 原发性失眠
G. 物质产生的精神障碍

3. 一名25岁女性,用一把停车场的刀砍了自己的大拇指好几下,被带到急诊室。她否认想自杀,说这样做只是想减轻焦虑。她和她的男朋友已经吵了1周的架了,因为男朋友告诉她,他要出城出差一周。她对他喊叫、流泪,然后冲进卧室,就在那里砍伤了自己。过去1年里,她由于类似的原因已经到过急诊室4次了。她男朋友说,她难以描述,很情绪化,有时很温馨,充满感情,有时又对他人很暴躁。她1周吸大麻2~3次,午餐喝1~2杯葡萄酒。过去她曾经在偶然机会使用过3次可卡因,但最近6个月未曾使用。在她两条腿上和左胳膊上有旧刀伤。瞳孔正常,反应灵敏。腱反射未见活跃。她看起来很气愤,拒绝回答大多数问题。无幻视或幻听。很警觉,对人、地点、时间可定位。下列哪项是最适宜推荐的长期治疗方案?

A. 认知治疗
B. 安定治疗
C. 行为治疗
D. 戒酒硫治疗
E. 家庭治疗
F. 喹硫平治疗

4. 一名60岁男性,被警察从一个车站带至急诊室,他在那里对其他人大声喊叫。他无法提供相关病史。物理检查:血压150/100mmHg,心率95次/分,呼吸20次/分,体温39℃,汗多,颤抖。腱反射活跃,瞳孔扩大,颈软,有构音困难,有幻视和幻听,诉说有人想杀他。可认人,但对地点和时间定位差,不能做连续减7计算,5分钟记忆难以记住3样东西。实验室检查结果如下:

钠	140
钾	4.5
AST	50
GGTP	150
尿毒物	阴性

下列哪项是下一步最适宜的治疗？
A. 阿莫西林治疗
B. 胸部 X 线检查
C. 利眠宁治疗
D. 氟哌啶醇治疗
E. 头部 CT 扫描
F. 隔离

5. 一名 17 岁中学高年级学生被学校指导顾问介绍到他的家庭内科医生处，之前这个男生在课堂上 1 周睡着了 3 次。他告知医生，他晚上入睡无障碍，晚上醒 1 次小便，然后又能安稳入睡。近期，他每天 9 个小时的总的睡眠时间没有变化。他感觉白天有时会有难以控制的困意，不管是不是在周末。在早晨醒来后经常有 30 分钟的时间无法移动身体。在夜间睡着时，他会看见多彩的形状和人形。不饮酒，不使用成瘾性药物。无不良病史，目前未用任何药物。体格检查未见异常。5 英尺 9 英寸高（1 英尺≈0.30m，1 英寸＝2.54cm，译者注），重 150 磅，体质指数（BMI）为 22.1，无幻视或幻听。反应灵敏，对人、地点、时间可定位。注意力和记忆力未受损。下列哪项检查最有助于明确诊断？
A. 脑电图（EEG）检查
B. 头部 CT 扫描
C. Halstead-Reitan 神经心理成套测验
D. 多次小睡潜伏时间试验
E. 尿毒理学检查

6. 一名 35 岁男性患者到家庭医生那里寻求帮助，解决其性方面的问题。他在插入时或其后不久就高潮了。以前他曾断断续续有过这个问题，近 2 个月有了一个新朋友，这个问题更明显了。在手淫时，他可以延迟射精。没有明显的医学病史。每天晚上喝 1～2 杯啤酒，1 周吸烟

1~2根，不使用成瘾药物。体格检查未见异常。灵敏，定位、定向好，记忆力和注意力未受损。下列哪种是最适宜的治疗药物？

A. 阿托西汀
B. 安定
C. 苯海拉明
D. 帕罗西汀
E. 奥卡西平
F. 昔多芬

7. 一名30岁女性到她的家庭医生处就诊，希望治疗近1个月白天很严重的瞌睡。她描述，总感到疲倦，经常做错工作，现在一般每晚睡10~12个小时，以往她只睡7个小时。体重增加了5磅，情绪很低落，很多时候好像中了邪似的一天要哭1~2次，有自杀想法，但她否认曾经尝试或计划实行。5年前她曾有类似发作。那时未加治疗，4个月后所有症状就消失了。她亦叙述过去几年她曾有过精力旺盛的时候，一夜只睡4个小时。那时她的脑筋转得很快，能做很多事，对她那时的工作和社会生活没有产生什么负面影响，那种情况持续了4~6周。物理检查未见异常，患者表现得很疲惫，在谈话过程中经常泪眼汪汪，无幻视或幻听。下列哪项是最适宜的治疗？

A. 氯氮平治疗
B. 认知行为治疗
C. 连续气道正压通气（CPAP）
D. 氟西汀治疗
E. 拉莫三嗪治疗
F. 莫达非尼治疗

8. 一名40岁男性，由于在最近3个月里的怪异行为被其主管送至公司医生处。在过去的一个月里，他不断重写报告4~5次，他的效率降低，因为他不断重复检查结果。

另外，在驾车回家时，有时会担心撞到行人，尽管路上没有任何声音或移动物。在汽车开上去前，他要围着街区绕三圈来确认是否有交通事故。血压 135/85 mmHg，心率 75 次/分，体温 37℃。他轻度焦虑、烦心，自述自己情绪上很担心；但思路清晰，对人、地点、时间可定位。可用影响下列哪种神经递质的药物进行治疗？

A. 乙酰胆碱
B. γ-氨基丁酸（GABA）
C. 谷氨酸
D. 去甲肾上腺素
E. 5-羟色胺

9. 一名 25 岁男性，收住院后持续两天有越来越多的行为紊乱、幻听，他相信有一个微型芯片被植入他的脑内控制其思想。他被施以氟哌啶醇治疗。用药后第 3 天变得冷淡，不愿与人沟通；第 4 天，他清醒但没有反应，整天都很迟钝，身体僵硬，舒展费力。体温 40℃，血压 150/95mmHg，心率 90 次/分。实验室结果如下：

白细胞计数	14 000
肌酸激酶	1200
尿分析	肌红蛋白（＋）

下列哪项最适合作为下一步处理办法？

A. 继续使用氟哌啶醇和安坦
B. 降低氟哌啶醇剂量，加用苯托品
C. 不再继续使用氟哌啶醇，加用丹曲林
D. 不再继续使用氟哌啶醇，加用喹硫平
E. 不再继续使用氟哌啶醇，观察
F. 增加氟哌啶醇的剂量

10. 一名 45 岁女性，在过去的 4 周抑郁日益明显，求诊于其医生。她在一个国际知名的公司工作，是一名计算机程序员。2个月前她被告知将赴海外工作。患者自述持续情绪低落，经常哭，过分关注自己的缺点，入睡困难，一宿都睡不着。在过去3周，每天晚上要喝半瓶葡萄酒以助睡眠。食欲差，在近一个月内体重减轻了10磅。她常想到死，但否认有计划或意图自杀。先前无精神病史。患者5英尺7英寸高，120磅重，BMI为18.8。患者显得很疲乏，时常会泪眼汪汪。否认幻听或幻视。思路清晰。下列哪项是最可能的诊断？

A. 适应性障碍伴抑郁情感
B. 丧亲之哀
C. 情绪不良
D. 严重抑郁障碍
E. 源于一般医学情况的情绪障碍
F. 物质原因的情绪障碍

11. 一名45岁女性，由于在近2个月的怪异行为被送至工作单位的健康服务机构就诊。她变得越来越诡异，不参加会议，拒绝主管检查其工作，上个月没有任何医学证明就旷工5天。今晨，她试图在同事的电话上安装一个窃听器，她解释说，公司老板（她从来没有见过）想解雇她，原因是老板偷偷爱上了她，并且担心如果她继续出现，则会危害她的家庭和工作。其主管报告说，公司业务正在扩张，实际上正在扩充队伍，根本不会解雇人。该患者否认有睡眠或失语变化。没有在用药物或成瘾毒品。精神检查：具有防御性，否认幻视或幻听。思路清晰，灵敏，对人、地点、时间可定位。下列哪项是最可能的诊断？

A. 双相情感障碍
B. 边缘性人格障碍
C. 妄想症
D. 自恋型人格障碍

E. 偏执样的人格障碍
F. 精神分裂症

12. 一名22岁女性,由于近12小时以来有流感样的症状自己来到急诊室。主诉弥漫性肌肉疼痛、关节疼,感觉不清爽。患者表现得不安、易激惹。血压140/95 mmHg,心率95次/分,呼吸20次/分,瞳孔散大,流泪、流涕,双腿均有肌颤,不断打哈欠。否认幻视或幻听。灵敏,对人、地点、时间可定位。尿毒理学检查阴性。下列哪项是最可能的诊断?
   A. 酒精中毒
   B. 酒精戒断征
   C. 安非他明中毒
   D. 安非他明戒断征
   E. 阿片中毒
   F. 阿片戒断征
   G. 苯环己哌啶中毒
   H. 苯环己哌啶戒断征

13. 一名19岁大学新生就诊于她的家庭医生,希望获得减肥药。患者自述在近6个月难以控制自己的食欲。每周会有2~3次她吃得比平时多很多。昨天,她一顿饭就吃了整个巧克力饼、一大包薯条、一个面包、一品脱(1品脱=1.136L)冰激凌。她说自己一开始吃东西就停不下来,一直吃到吐了为止。患者学习受到了影响。否认自呕或使用泻剂。她定期禁食以减重,近期月经周期无改变,5英尺6英寸高,体重130磅,BMI为21。头发多、厚。患者否认想自杀,但承认对自己是如此失望,以至认为自己最好让车撞死。下列哪项是最可能的诊断?
   A. 神经性食欲缺乏
   B. 双相情感障碍

C. 神经性贪食症

D. 情绪不良

E. 病态肥胖

F. 正常青少年,无诊断

14. 一名23岁男性来找医生,希望拿点什么来帮助他保持清醒。他一直睡眠很多,一般一宿要睡12小时,偶尔下午还要再小睡1个小时。他入睡无困难,夜间如果起来小便,再重新入睡亦无障碍。患者早晨醒后,感觉精力充沛。在中学和大学,他学习、睡眠都很有规律,成绩也不错。1个月前,他开始上法律课,但发现除非睡得更少一些,否则就赶不上课程。在近2周,他强迫自己每天只睡8个小时,以后就感觉累、易怒、不易集中注意力。他平时的睡眠习惯和周末、假期没什么不同。该患者6英尺高,165磅重,BMI为22.4。他每周喝1~2杯葡萄酒,不用成瘾物质。下列哪项是最适合的治疗方案?

A. 阿托西汀治疗

B. 行为治疗

C. 连续气道正压通气

D. 劳拉西泮治疗

E. 莫达非尼治疗

F. 精神动力学心理治疗

G. 唑吡坦治疗

15. 一名45岁女性,由于长期的舞台恐惧而求助于家庭医生。她是一名职业歌剧演唱家,虽是小角色,但在当地的一家公司里也已成功演出多年。1年前,她受雇于一家著名的国际性大歌剧公司。她的演出将于1周后开始。她总会在演出前感到舞台恐惧,手会出汗,憋气。一旦开始演出,她的担心就都没了。她担心即将到来的演出不能控制好自己的状态,担心声音会发劈、打不开。下列针对哪个受体的药物最适合她？
A. α肾上腺素能药物
B. β肾上腺素能药物
C. D_2
D. $5-HT_2$
E. 毒蕈碱胆碱能药物

16. 一名50岁男子，其妻子发现他在自己的车房上吊，遂送至急诊室。他自述近2周日益明显的无助，感觉生活失败。该患者整晚睡眠困难，经常在早上四五点钟醒来，就再也不能睡着。没有食欲，感觉很累以至无法工作，经常哭。一个月以前，他开始听到有声音说他，最初他认为是由于工作太累所致，但是这个声音不断，而且越来越大。患者希望通过工作来分散注意力，但2个星期前，那个声音又出现了，所以他的情绪变得更差了。以前，他曾有过2次这样的发作，每次都得住院。他每天抽1包烟，很多晚上都要喝1杯苏格兰威士忌酒。血压150/90 mmHg，心率80次/分，呼吸15次/分。精神状态检查：眼泪汪汪，萎靡不振，说很失望没能自杀成。他说听到有声音谈论他，但不愿意说是什么，思绪经常中断，目标性不强。灵敏，对人、地点、时间可定位。下列哪项是最可能的诊断？
A. 适应障碍伴抑郁情绪
B. 抑郁障碍
C. 源于医学情况的情绪障碍
D. 情感分裂性精神障碍
E. 精神分裂症
F. 物质原因产生的情绪障碍

17. 一名56岁女性，找医生希望安排一个随访计划以处理她的抑郁问题。在近6个月里，她感觉无助，每天哭泣、疲惫，不能集中注意力，整晚睡不好。食欲差，这段时间体重减轻了15磅，近1个月来，她服用氟西汀，但效果不佳，诉失眠更厉害了。以前她曾试用过氟西汀、帕罗西汀、文拉法辛、米尔塔扎平，但这些药不是没效就是引发无法耐受的副作用。她没有使用其他药物或成瘾物。不喝酒，自述近一周听到她已去世的父亲叫她去他那里。患者5英尺6英寸高，115磅重，BMI为18.6。血压115/70 mmHg，心率76次/分。显得很累，爱打瞌睡，泪眼汪汪。否认想自杀，但说很累，没法再继续这么生活下去了。对人、地点、时间可定位。实验室检查均在正常范围内。下列哪项是最适合的治疗方案？

A. 继续安非他酮治疗

B. 认知行为治疗

C. 安非他酮停药，改用奥氮平治疗

D. 安非他酮停药，改用舍曲林治疗

E. 电休克治疗

F. 精神动力学心理治疗

18. 一名45岁女性，由于近4周无法控制其想法而就医。该妇女在一个有名的社团案件中做犯罪辩护律师。她说，她越来越无法集中精力，在法庭上，对那些令人憎恶的事情总想大声喊出来。因为总有这样的想法，她感到很尴尬。如果她在自己前面的东西上写点数字什么的，她会好点。但她知道案件已经到了关键时刻，必须全力以赴。她一直入睡困难，但睡着后还可以。食欲没什么变化。在法律学校的时候，她也有类似的情况，但没有和人说过，并且几个月以后就好了。每周她会喝3~4杯葡萄酒。目前未用药。物理检查均在正常范围内。她说话声调高，有压力感。否认幻听或幻视。思路清晰、明确。下列哪项是最可能的诊断？

A. 适应性障碍伴焦虑

B. 双相情感障碍
C. 边缘型人格异常
D. 强迫症
E. 分裂病型人格障碍
F. 物质诱发性焦虑障碍

19. 一名70岁女性，由于行为古怪，不合作，被警察带至急诊室。她是在火车站上一个废弃的车厢里被发现的。警察询问时，未问出任何有价值的信息。她未携带身份证，手里拿着一个空酒瓶。体格检查：身发恶臭，蓬乱不堪。血压145/90mmHg，心率72次/分。体温37℃。深反射两侧对称，均在正常范围内。精神愉快，合作。偶尔笑，言语清晰，音量适中，答非所问。否认幻听或幻视。能够正确识别打印的文字。对简单的命令能够正确地反应。5分钟回忆可以想起3个中的2个。实验室检查：

红细胞计数	4.5
白细胞计数	7000
AST	60
ALT	45
GGTP	65

下列哪项是最可能的诊断？
A. 酒精撤退谵妄
B. 阿尔茨海默病
C. 心血管意外
D. 精神分裂症
E. 物质原因的遗忘障碍
F. 物质原因的情绪障碍

20. 一名22岁女性，由于2小时前突然右手瘫痪，由其丈夫带至急诊室。当时，她正在厨房切菜，她丈夫在接电话，她对她丈夫接电话时声音很小感到很可疑。他挂了电话后就问他原因，他承认和她的一个女性朋友有了外遇。她抓伤了他，开始哭泣。几乎与此同时，她发现右手动不了了。该女性既往没有医学或精神病学病史。她吸食大麻，1周1～2次。大多数晚餐的时候会喝1杯葡萄酒。物理检查：右手肌张力正常，对于从腕部至手指间的轻触或针刺没有感觉或反应。精神检查：放松，合作，眼泪不多，但表现得对丈夫很失望。语言有逻辑，明确。否认幻听或幻视。下列哪项是最可能的诊断？

A. 适应障碍伴有行为紊乱
B. 短期精神发作
C. 转化障碍
D. 癔病
E. 躯体化障碍
F. 物质原因的情绪障碍

21. 一名22岁女性，由于近3周自觉有点不对劲，就诊于其内科医生。患者自述感觉现实好像不是真的，好像是从电影里观看着自己。这些扭曲的感觉很令她困扰。患者是一名美术设计员，发现自己在工作中越来越难集中注意力。睡眠与食欲没有改变。晚上常饮1～2杯啤酒。她抽大麻，但近半年未抽。没有其他明显的精神或医学病史。物理检查未见异常。精神检查：稍显心烦意乱，态度尚可。思维灵敏。否认幻视或幻听。反应灵敏。对人、地点、时间可定位。不能做连续减7计算，下列哪项是最可能的诊断？

A. 逃避型人格障碍
B. 自我感丧失症
C. 广泛焦虑症
D. 重度抑郁症
E. 偏执型人格障碍

F. 创伤后应激障碍
G. 精神分裂样人格障碍
H. 精神分裂症
I. 物质诱导的焦虑障碍

22. 一名7岁男孩,由于在课堂上捣乱被学校送来做医学评估。他的老师说,这个孩子是继子,平时目中无人,注意力不集中。他的妈妈说,孩子在家里就没有安静的时候,总是在跑呀,跳呀,动来动去,百无聊赖。别人干什么时他总是要去干扰或捣乱。在评估期间,这个孩子大部分时间都是在诊室里走来走去,要么就是把椅子放歪,背靠着椅子,忽前忽后。他自己知道在学校里有了麻烦,但认为是别的孩子挑剔他。在高度和体重方面在班里他排名40。其拥有的词汇量与其年龄相适应。下列哪项是最可能的诊断?
A. 儿童焦虑障碍
B. 注意力缺陷/多动症
C. 行为障碍
D. 轻度智障
E. 对立违抗性障碍

23. 一名40岁女性,患有未分化型精神分裂症,由于持续2周的幻听、幻视以及错乱行为被收住院。在过去的20年里,她已经住过15次院,经常由于不遵从医嘱服药而造成症状复发。患者被给予奥氮平治疗。10天后所有症状消失。每个月她回来门诊做随访。到第六个月时,她体重增加了40磅,自诉感觉到过度的镇静。检查:生命体征在正常范围。精神状态显示思路、言谈清晰。无幻听或幻视。实验室检查结果如下:

血糖	165
血胆固醇	250

AST	35
ALT	50

下列哪项是下一步最适合的治疗?
A. 继续奥氮平治疗,加用奋乃静
B. 继续奥氮平治疗,加用托吡酯
C. 停用奥氮平,改用氯氮平
D. 停用奥氮平,改用奋乃静
E. 停用奥氮平,观察停药情况
F. 增加奥氮平剂量

24. 一名35岁女性,到其产科医生处做产前随访。在经过多次体外受精的努力后怀孕,现已10周。她患有双相情感障碍,由于极度的自杀尝试经历被两次送入院治疗。患者已服用锂剂数年,但在开始进行体外受精后停止治疗。患者诉已经3天未睡觉。说话很快,让人跟不上。有幻视和幻听,自述是上帝在召唤她。她说自己怀的孩子是圣洁的。患者警觉,可定向,未显疲倦。下列哪项是下一步最适合的治疗?
A. 开始卡马西平治疗
B. 开始认知行为治疗
C. 开始安定治疗
D. 开始电休克治疗(ECT)
E. 进行产前诊断
F. 开始丙戊酸治疗

25. 一名35岁女性,由于近3个月性生活困难就诊于妇科。该患者是一名律师,6个月前产下其第二个孩子。怀孕及生产过程均无并发症。产后3个月就已恢复工作。自述仍有正常的性欲,但是由于阴道壁极紧导致性交无法进行。可以通过手淫达到高潮。既往没有类似问题。否认疼痛或异常的子宫出血。下列哪项是最可能的诊断?

A. 适应障碍
B. 转化障碍
C. 性交困难
D. 性苏醒障碍
E. 性高潮障碍
F. 阴道痉挛

26. 一名25岁男性就诊于急诊室,诉24小时来很激动。患者两天前曾来过急诊室,那时主诉有4天的幻视和幻听。当时给予氟哌啶醇,并要求其次日早上再来急诊科。他未如约前来,但还是在服用处方的氟哌啶醇。目前他感觉好像要脱离自己的皮肤,一刻也安静不下来,但是在晚上还是能够睡觉。检查过程中,他不断地在房间里走来走去,当他在椅子上坐下来的时候,不断地上下轻晃双腿。当问他的时候,他只能控制几秒钟,然后就想移动全身。患者步态正常,无震颤。深反射弥散正常。表现沮丧,表示"我承受不了了"。患者思路清晰。无幻视或幻听。使用具有下述哪种作用的药物最合适?
A. 阻断乙酰胆碱受体
B. 阻断β肾上腺素素能受体
C. 阻断多巴胺-D_2受体
D. 阻断GABA受体
E. 阻断突触前去甲肾上腺素再摄取
F. 阻断突触前血清素再摄取
G. 阻断血5-HT受体

27. 一名10岁男孩,由于在过去1个月中行为改变,由老师送来做评估。该患儿在操场上和别的孩子打架,欺负别的孩子,在黑板上写脏话。原来他是个安静的、表现良好的孩子,他的父母说在家里发生越来越多的睡觉和看电视方面的争吵。2个月前,他的母亲到了一个新的岗位,需要经常出差,1周要离家3~4天。该患儿有季节性过敏，有轻度哮喘，偶尔要使用异丙肾上腺素吸入剂。在班里同龄男孩中，其身高和体重排在第40。物理检查无明显异常。精神检查表现尚可，言语多是单音节词。表现得不安，不舒服，避免目光接触。否认幻视或幻听。下列哪项是最可能的诊断？

A. 适应障碍伴品行障碍
B. 注意力缺陷/多动症
C. 品行障碍
D. 恶劣心境
E. 一般医学状况的情感障碍
F. 对立违抗性障碍
G. 物质原因的情感障碍

28. 一名65岁男性被急救人员送至急诊室，之前他被人发现坐在他的汽车前座里，但没有反应，汽车引擎没有熄灭，车库门是锁着的。他的家庭健康护理员放假正好经过他家发现了他。据护理员说，患者最近被诊断肺癌。尽管从没有见到他醉酒，但护理员怀疑他饮酒很厉害，因为她经常可以看到空的酒瓶。该男子的妻子于2年前因卒中去世。之前他并没有精神病方面的问题或治疗，从没有自杀过。送到急诊室时，他已完全清醒，想走。血压135/85 mmHg，心率75次/分，体温37.1℃。他说自己状态很好，坚持说他正在修理汽车引擎而不是在自杀。在整个问话过程中患者总在笑，反应灵敏，对人、地点和时间可定向。下列哪项是下一步最适合的治疗？

A. 收入上锁的精神病病房
B. 收入ICU
C. 开始阿米替林治疗
D. 开始锂盐治疗
E. 开始喹硫平治疗

F. 交由家庭健康护理员照料
G. 安排在门诊随访就诊

29. 一名20岁男性，犹豫近半年来日益严重的焦虑和失眠就诊。他在入睡和维持睡眠方面都存在困难，他经常做噩梦，回忆起两年前乘坐的那架私人飞机发生事故的事情。在那场事故中，他有2个同伴遇难，而他幸存了下来。白天，他会很紧张，喜怒无常，易怒。易被大声惊吓，特别是发动机的声音，会吓得他出一身冷汗。注意力不易集中。最近他从大学退学，因为感觉跟不上课程。物理检查未见明显异常。他自述其情绪"疲惫且垂头丧气"。对让记忆的3样东西，5分钟后能想起来2个。下列哪项是最可能的诊断？
    A. 急性应激障碍
    B. 营养不良
    C. 广泛性焦虑障碍
    D. 严重抑郁障碍
    E. 惊恐障碍
    F. 创伤后应激障碍
    G. 原发性失眠

30. 一名3岁女孩被幼儿园老师要求来见儿科医生，因为自从两个月前她来幼儿园后就出现了很怪异的行为。这个孩子从不和其他孩子一起玩，旁若无人，行无定规，喜自己到个角落里，踽着腿，玩一个玩具熊。她上下翻动熊的眼皮，但她好像不是很爱看动画片。她父亲说，孩子小时候好像从来不喜欢抱着。孩子1岁时开始能走路，34个月大的时候开始说一些单音节的词，爱重复别人对她说过的话。不爱主动说话，想要什么东西也不爱说；睡眠好。下列哪项是最可能的诊断？
    A. Asperger障碍
    B. 孤独障碍

C. 唐氏综合征
D. 表达性语言障碍
E. 严重抑郁障碍
F. 对立违抗性障碍
G. 精神分裂症
H. 刻板性运动障碍

31. 一名15岁男孩来找家庭医生，问是否可以做面孔移植。他从13岁起脸上就有了粉刺，曾治疗过，效果还不错。他认为自己会永远找不到女朋友，也会因为这个粉刺而被大学拒绝接收。他学习上大部分科目的成绩是B。这些年学习上倒还是跟得上。他曾和一名女孩约会2个月，经双方同意，半年前两人分手。他从来没有发生过性关系，不喝酒，也未用过其他成瘾性药品。既往没有精神病史。在前额部有些大部分已经结痂愈合的粉刺。其他物理检查未见异常。他感觉很沮丧，情绪上尚不过度。否认幻视或幻听。对人、地点和时间可定向。下列哪项是最可能的诊断？
    A. 并有多样特征的适应障碍
    B. 躯体形式障碍
    C. 妄想性精神障碍
    D. 癔病
    E. 严重抑郁障碍
    F. 社会焦虑障碍
    G. 躯体化障碍

32. 一名45岁男性第一次就诊于内科医生，寻求有关保险方面的健康评估。他否认任何躯体或精神方面的症状。他已经独身生活了20年，在一家数据处理公司上夜班；他没有朋友，喜欢独享一个人的自我世界；从没有恋爱过，也没有过性行为；每天晚上睡7个小时；体重稳定，10年没有变化了；空闲时喜欢阅读，看电视；睡觉前会喝1～2杯葡萄酒。2个月前,他的主管给他的操行评价仅是"合格"。他说自己并不想改变目前的工作方式,也不在意别人怎么看待他。自我认为情绪还不错。他的感情是多样性,也是适度的。思路灵敏。否认幻视或幻听。对人、地点和时间可定向。下列哪项是最可能的诊断?

A. 反社会性人格障碍
B. 逃避型人格障碍
C. 心境恶劣
D. 精神分裂样人格障碍
E. 精神分裂症
F. 社会焦虑障碍

33. 一名35岁男性就诊,因为近2个月其性生活方面发生了问题。半年前,该男子结婚,他与妻子已经相识4年。近2个月在过性生活时,他只几秒钟就会射精。尽管以前偶然也发生过类似情况,但现在每次性生活都会发生。手淫时不会发生这种情况。射精时没有发现问题。除妻子外,他没有其他性伴侣。他的妻子能够理解他,但他自己感到很沮丧。每周他会喝1～2次啤酒,目前没有用什么药物。近2年睡眠和食欲没有什么变化。血压130/80mmHg,心率76次/分。物理检查均在正常范围。全血细胞计数及全面的代谢指标检查未见异常。下列哪项是最适宜的治疗方案?

A. 阿普唑仑治疗
B. 认知行为治疗
C. 辩证行为心理治疗
D. 精神动力疗法
E. 西地那非治疗
F. 支持性心理治疗
G. 睾酮治疗

34. 一名40岁女性，为进行美沙酮排毒被收入病房，她在路边买美沙酮并使用已经5年了。住院后第3天，患者诉扩散性的肌肉疼痛。物理检查：血压150/95mmHg，心率90次/分，体温37℃。眼流泪，鼻流涕，双腿有肌肉束颤。表现得很不安，自我感觉苦恼和焦虑。除劳拉西泮外，下列哪项是最适合的治疗？
   A. 阿米替林
   B. 可乐宁
   C. 氟西汀
   D. 苯乙肼
   E. 纳曲酮
   F. 利培酮
   G. 文拉法辛

35. 一名35岁男性由于很强烈的对狗的恐惧而就诊。如果他在街上便道上遇到一条狗，他会感到焦虑、气短、头晕眼花。这样造成他绕道以避免遇上狗。他不会再走曾经遇到狗的地方，商场里如果有宠物店就不会到那里购物。离开了狗，他就不会再感到焦虑或不舒服。他的睡眠和食欲未受影响。这半年来，他的双胞胎女儿一直在向他要一个小狗。物理检查未见异常。精神状态检查：友好，和善。自我感觉情绪尚好。无幻视或幻听。对人、地点和时间可定向。下列哪项是最适合的治疗？
   A. 行为治疗
   B. 丁螺环酮治疗
   C. 卡马西平治疗
   D. 团体心理治疗
   E. 奥氮平治疗
   F. 帕罗西汀治疗
   G. 精神动力疗法
   H. 支持性心理治疗

36. 一名30岁男性由其妻子陪同就诊于家庭医生。他妻子认为,自从他们6个月前结婚后,她的丈夫就有了异常行为,因此需要进行评估。他总是很忙,还没做完一件事就忙着去做另外一件事。看电视时,他要控制着遥控器,每30秒就要从一个台换到另外一个台。他的朋友对他很反感,因为他总是在别人忙的时候干扰别人。当大家一起吃饭的时候,他总是要接电话,离开桌子走来走去。患者说,他总是感到精力充沛,为他自己的思路敏捷而感到钦佩。因为开车太快,他已经收到了好几张罚单,但还没有陷入法律方面的困扰。否认近期食欲方面有改变,晚上大多都能睡7~8小时。晚餐时会喝1~2杯葡萄酒,每2个月抽1次大麻。先前没有精神病史。医学检查发现多处伤痕,是由于近5年来的几次事故造成的。物理检查未见明显异常。友好,易相处。说话速度、音量正常,但是不断打断医生的话。他认为自己的情绪还不错,显得很平稳。从后向前拼写单词"World"时有困难,做连续减7计算有困难。实验室检查如下:

AST	20
ALT	35
GGTP	20
BUN	15
Cre	0.8
TSH	1.2

下列哪项是最适合的治疗?
A. 阿普唑仑
B. 阿托莫西汀
C. 可乐宁
D. 双硫仑
E. 碳酸锂

F. 利培酮

G. 丙戊酸

对下面每个具有睡眠问题的患者，选择一个最可能的诊断。

A. 躁郁症

B. 睡眠日夜节律失调

C. 广泛性焦虑障碍

D. 严重抑郁障碍

E. 深睡状态

F. 原发性失眠

G. 缘于一般医学状况的睡眠障碍

H. 物质原因的睡眠障碍

37. 一名45岁男性就诊，希望医生给他开一些药物帮助睡眠。他说，自己睡眠不规律已经很多年了，但是近半年日益严重。每天要1～2个小时才能睡着，睡眠过程中还会经常醒来。白天他易怒，易疲劳。该男子在一个房地产代理处工作，他发现自己日益难以应对那些文件工作。他总是担心销售量会下降，收入会减少。他很担心是否能够偿还他房子的贷款，担心不能攒足足够的钱供退休之用及供女儿上大学。这些担心总是在困扰着他，使其不能享受通常的娱乐，如看电影。晚餐时他会喝1～2杯葡萄酒，不用成瘾性药物，不用处方药物。物理检查：血压145/90mmHg，心率80次/分。

38. 一名55岁女性就诊于其公司医生以做年度保险医学评估。她否认近期有何健康变化，但谈及近两年来有入睡方面的困难。晚上到很晚也不觉得累，到半夜一两点也睡不着。早上6点钟她会醒来按时上班，但白天会感到很累。午餐后会感到困倦，如果工作安排许可，下午她会小睡45分钟。在周末和假期，她会从凌晨3点睡到第二天中午，然后就会感到精神焕发，精力充沛。她曾试过唑吡坦来帮助早点入睡，但效果不佳，或者是睡 2 个小时就醒来，然后就难以再睡着。他没有使用其他的药物，不喝酒。物理检查均在正常范围。

对下列具有疼痛的患者，选择一个最有可能的诊断。

A. 躯体变形障碍

B. 妄想症

C. 广泛性焦虑障碍

D. 疑病症

E. 严重抑郁障碍

F. 阿片戒断

G. 苯环哌啶中毒

H. 原发性失眠

I. 躯体化障碍

J. 躯体化疼痛障碍

39. 一名 60 岁男性就诊，诉说发生疼痛 1 个月了，疼痛的部位和程度总是在变。曾尝试服用一些氢可酮，但只是有一些间断的、短期的效果。近 10 天没有用过氢可酮。自述入睡困难，易醒，食欲减低，近一个月来体重减轻了 10 磅。1 年前他的妻子死于乳腺癌，之后独身。他的长大成人的儿子住在几百里之外的地方。尽管他爱好高尔夫和网球，但已经几周没有玩过了，并且他也不再去见他的朋友。物理检查未见异常。精神检查：自觉情绪还好，否认自杀想法或计划，否认幻视或幻听。对人、地点和时间可定向。做连续减 7 计算有困难。从后向前拼写单词"World"时有困难。

40. 一名 30 岁女性因腹部疼痛 2 周就诊。患者下腹部疼痛，钝痛，部位固定。其发生与食物或制酸剂无关。另外，患者提及近 4 周在性生活方面不能达到高潮，偶尔手指发麻。睡眠、食欲、体重均无变化。曾经在工作中症状发作而去看医生。她曾有5年的多种躯体症状史，包括头痛、心悸、背痛、恶心、疲劳、消化不良。先前的物理检查均未见异常。腹部、胸部、脊柱的放射学检查未见病理改变。2年前的CT扫描未见异常。曾做过3次心电图，均未见异常。既往曾服用过帕罗西汀和阿普唑仑，但服用几天后就因为副作用而停药。血压125/85mmHg，心率72次/分，体温37℃。5英尺6英寸高，体重135磅，BMI为21.8。物理检查未见异常。自述感觉心烦意乱，但表现得还算放松、愉悦。无幻视或幻听。对人、地点和时间可定向。

对下列有幻觉的患者，选出一个最可能的诊断。

    A. 酒精戒断错乱

    B. Ⅰ型躁郁症

    C. 严重抑郁障碍

    D. 创伤后应激障碍

    E. 一般医学情况的精神失常

    F. 精神分裂症样障碍

    G. 精神分裂症

    H. 物质原因的精神障碍

41. 一名50岁男性前来就诊，缘于近2周听到有声音贬损他。这个声音很轻，断断续续，出现了许多天。该患者是一家公司的行政人员，6个月前卷入了一个被公开的业内丑闻。他入睡困难，体重减轻了10磅。否认性欲方面有改变。他一直每周工作大概60个小时，并保持社会关系。10年前，他曾因失眠服用阿普唑仑5周，从那以后就没有再服用处方药物。每天晚上他喝3～4杯苏格兰酒，已经20年了。但这4周听从医生的建议没有喝酒。体格检查：血压135/85mmHg，心率72次/分，体温37℃。精神检查：他自己形容其情绪好像是"挂在半空"。情感反应的范围和程度尚显正常。灵敏，对人、地点和时间可定向。

42. 一名 17 岁男性,被其父亲带至家庭医生处就诊,因为近半年来该男子出现了怪异的行为。尽管先前他是一个不错的学生,还爱好运动,但现在所有课程的成绩都直线下降,也不再与朋友们相处。半年前他与女朋友分手。目前,每周他都要离开学校并在家里待上 2~3 天,把时间放在玩电脑上。他把房间搞得很暗,窗帘也拉着,担心别人会看到他。他说在房间角落里看到过魔鬼,还问他的父母是否也看到了。患者食欲与睡眠无改变。近一年来抽过 4 次大麻。血压 115/70mmHg,心率 60 次/分,体温 37℃。物理检查均在正常范围。自觉情绪还好,但显现的是情感迟钝。说话频繁间以停顿,有时还会忘记自己在说什么。否认幻视或幻听。反应灵敏,对人、地点和时间可定向。

对下列记忆力丧失的患者,选择一个最可能的诊断。
   A. 阿尔茨海默病
   B. 缘于一般医学情况的遗忘障碍
   C. 分离性漫游障碍
   D. 做作性精神障碍
   E. 严重抑郁障碍
   F. 精神分裂症
   G. 社交焦虑障碍
   H. 物质原因的做作性精神障碍

43. 一名 65 岁女性,犹豫近 3 个月来的记忆问题,和她的丈夫一起到其家庭医生处寻求评估。她经常找不到自己住的地方,情况日益严重,经常找不到东西,如钥匙、钱包、支票本。她的丈夫说,她连几天之前的事情也想不起来。有两次,她开着炉子就去睡觉了。近一个月来,她每天睡 10 个小时,但她还总抱怨困倦,常感觉到冷。以前患者有双相情感障碍病史 20 年，一直用锂剂控制得不错。未使用其他药物，不喝酒，未使用成瘾性药物。血压 110/70mmHg，心率 60 次/分。5 英尺 5 英寸高，体重 175 磅，BMI 为 29.1，瞳孔直径 2mm，光反应存在。头发薄而干燥。深反射广泛降低。对让记忆的 3 样东西，5 分钟后能想起来 1 个。做不了连续减 7 计算。实验室检查结果如下：

锂盐	0.9
WBC	11 000
BUN	16
CRE	1.0
TSH	20

44. 一名 35 岁女性，被警察带至急诊室，之前她由于在商店偷窃被抓住，之后就出现了很怪异的行为。在商店中，这名女性先试了试一些昂贵的围巾，然后就戴着其中一个，未付款就走了。当她被警察询问时，她说她叫 Antoinette DuPlessis，但警察核实后发现，这是另外一个妇女的名字。在患者的钱包中，警察发现了她的带照片的驾驶证，写的名字是 Madge Midley，居住地址是离此 500 英里（1 英里≈1.61 公里，译者注）的一个城市。患者认不出驾驶证是谁的，也记不起是在哪个城市生活。当她打那个地址的电话后，接电话的人证实是她的丈夫，叫 Madge Midley。自她离家去买东西，她已经走失 3 个月了。家人曾经仔细找过，但也没有找到。患者表现得很愉悦，有礼貌，自认为情绪还不错，反应灵敏。否认幻视、幻听。对地点和时间可定位，管她自己叫 Duplessis 小姐。对让记忆的 3 样东西，5 分钟后都能想起来。可以顺着、倒着拼写"World"这个单词。她记不起来 4 个月前她在哪里或做了些什么；也不能确定在哪里长大，在哪里上的学。

对下列具有情绪症状的患者，选择一个最适合的诊断。
   A. 伴有抑郁情绪的适应障碍
   B. 双相情感障碍
   C. 心境恶劣
   D. 严重抑郁障碍
   E. 缘于一般医学情况的情绪障碍
   F. 分裂情感性障碍
   G. 物质原因的情绪障碍

45. 一名65岁男性，与妻子一起来到急诊室，缘于之前他妻子发现患者在家里的车库用绳子准备悬梁自尽。患者妻子说，患者近2个月好像变了个人，吃得很少，经常整宿不睡觉。一个月前，他不再去见朋友，不参加社交活动，大多数时间就坐在椅子上学习。经常看到他泪流满面，最近总在说他活不下去了。上周第一次听他说有声音诅咒和威胁他。半年前，他从一家会计公司退休，他在那里已经工作了40年。患者先前没有精神病史。患中度高血压6年，一直用阿替洛尔治疗，剂量保持稳定。患者6英尺高，155磅重，BMI为21。血压110/70mmHg，心率60次/分。物理检查均在正常范围。在就诊过程中，患者多是静静地哭泣，表示很遗憾没有自杀成功。说自己的生活没有意义，看不到未来的希望。他认为听到有声音告诉他要杀死自己。

46. 一名40岁女性就诊于医生，做安排好的随访检查。3年前她被诊断出患有丙型肝炎，2月前开始使用α干扰素治疗。她说近1个月来感到极度的疲惫，对正常的活动都不感兴趣了，情绪很低落，经常喊些咒语什么的。她患有肌痛和关节炎。不饮酒，从未使用成瘾性药物。15年前生儿子时曾输过血。两年前，她的丈夫闹出绯闻后，他们离了婚。她是一名自由职业的平面艺术家，但最近一个月来她没能干什么活。精神检查：疲惫，退缩。自己形容情绪很灰暗，在就诊过程中眼泪汪汪。声音低柔、清晰。否认幻视或幻听。反应灵敏，对人、地点和时间可定向。实验室检查结果如下：

AST	65
ALT	75
总胆红素	0.5
GGTP	120
白细胞计数	9.0
血球容积	39

对下列焦虑的患者，选择一个最适合的诊断。

    A. 缘于一般医学情况的焦虑障碍

    B. 妄想症

    C. 广泛性焦虑障碍

    D. 严重抑郁障碍

    E. 惊恐障碍

    F. 精神分裂症

    G. 分离性焦虑障碍

    H. 社交焦虑障碍

    I. 物质原因的焦虑障碍

47. 一名45岁女性，由于近2周的焦虑和失眠就诊。她感觉急躁、气短，并有日益强烈的恐慌和不舒服的感觉。这些感觉总是存在。入睡困难，晚上会醒来数次。食欲降低，但体重未减轻。她在一家房地产发展商公司上班，任项目经理，由于中午过后她无法集中注意力，一周前失去了工作。她患2型糖尿病10年，服用甲苯磺丁脲，血糖控制得很好，并且剂量稳定。5年前她的父亲去世后，她开始使用氯硝西泮，直到1个月之前停药。这是因为她认为没有必要再用了。体格检查：血压160/90mmHg，心率96次/分。她表现得战战兢兢。深反射弥散增高。瞳孔直径 2mm，光反射存在。表现得很不安，焦虑。否认幻视或幻听。对人、地点和时间可定向。

48. 一名 10 岁女孩被其父母带到儿科医生处就诊，自从 1 个月前开始上学后，这个孩子就表现出学业上的困难。经常说胃痛或头疼，坚持自己应该待在家里。如果真这样了，她就没事了，情绪也很好；如果父母坚持让她上学，她就拒绝，哭闹，说自己的身体不行。老师说，孩子在学校显得担惊受怕，心烦意乱。女孩经常让给家里打电话，确认她的妈妈没事。去年夏天，他的妈妈因为乳腺癌做了手术，并随后做了放疗，目前癌症已得到缓解。这个孩子已经服用苯海拉明 1 个月了，用以帮助她睡觉。体格检查均在正常范围。精神检查时，她避免目光接触。回答问题多是用一两个单词。自己认为情绪还不错。否认幻视或幻听。

对下列具有自杀倾向的患者，选择一个最适合的诊断。

　　A. 伴有抑郁情绪的适应障碍

　　B. 反社会性人格障碍

　　C. 双相情感障碍

　　D. 边缘性人格障碍

　　E. 妄想症

　　F. 孤僻型人格障碍

　　G. 分离性焦虑障碍

　　H. 缘于一般医学状况的情绪障碍

　　I. 惊恐障碍

　　J. 精神分裂症

　　K. 躯体形式障碍

　　L. 物质原因的情绪障碍

49. 一名孕 1 产 1 的 30 岁女性带着她 1 个月大的孩子来她的家庭医生处就诊，进行安排好的婴儿体检。医生告诉母亲孩子生长得不错,她却不认为如此。医生问为何有这样的感觉,她承认这两周来感觉不好。她睡不着,没胃口,自从生产后体重减轻了10磅。她觉得自己不会是一个好妈妈,觉得对不起孩子。这位母亲有着严重的头痛,大约1个月发作1次,在服用氢可酮。上次头痛发生在生产前的头1个月。物理检查均在正常范围。患者泪眼汪汪。患者说近一周她听到有声音说让她用自己的生命来对孩子做弥补。她承认自己想过自杀,但否认已有计划。

50. 一名15岁男孩被他母亲带至急诊室,因为之前母亲发现这个孩子试图把自己吊在卧室的灯管上。自从半年前开学后,她就发现孩子有行为上的异常。多数时间他自己独处,学业变差。一个月前在夹克口袋中发现了大麻,但他自己说不知道怎么回事。近两周,他说听到有声音在谈论他。他觉得有人通过计算机在试图控制他。体格检查:血压110/75mmHg,心率60次/分。瞳孔直径2mm,光反射存在。巩膜白色,结膜清晰。视网膜无出血。颈周有磨损。自己说感觉"空空荡荡",情绪极差。说话时经常停顿,常忘了要说什么。有幻视和幻听。

表1

实验室检查值	
检验指标	参考值
血浆、血清	
谷丙转氨酶(ALT)	8~20U/L
淀粉酶	25~125U/L
谷草转氨酶(AST)	8~20U/L
总胆红素	0.1~1.0mg/dl
钙	8.4~10.2 mg/dl
胆固醇	200 mg/dl
肌酸激酶:女性	10~70U/L

续表

检验指标	参考值
男性	25~90U/L
肌酐	0.6~1.2mg/dl
电解质	
钠	136~145mEq/L
氯化物	95~105mEq/L
钾	3.5~5.0 mEq/L
重碳酸盐	22~28mEq/L
γ-谷氨酰转移酶（GGTP）	0~50U/L
葡萄糖（快速法）	70~110 mg/dl
乳酸盐脱氢酶（LDH）	45~90U/L
促甲状腺激素（TSH）	0.5~5.0μU/ml
甲状腺素（T_4）	5~12μg/dl
尿素氮（BUN）	7~18mg/dl
血液学	
红细胞计数	
男性	$(4.3~5.9)\times 10^7/mm$
女性	$(3.5~5.5)\times 10^7/mm$
血红胞容积	
男性	41%~53%
女性	36%~46%
白细胞（WBC）	4500~11 000/mm
血小板	150 000~400 000/mm
体质指数（BMI）	
体重过低	18.5
正常体重	18.5~24.9
超重	25~29.9
肥胖	30

实习测试答案与解释

1. 答案是 F：精神分裂症样障碍。 尽管情感迟钝，社会退缩，幻视、幻听均是精神分裂症的特点，但患者的症状并未持续 6 个月，而后者是诊断精神分裂症所必需的。因此结果只能是（至少目前是）精神分裂症样障碍。明显的幻视、幻听对于妄想症和偏执型人格障碍来说应该是不连续的。阴性的物理检查、有效的定位、记忆未受损，这些线索都提示不像医学或药物引致的障碍问题。

2. **答案是 E：该男性病史符合严重抑郁的诊断标准**。该标准要求或者有抑郁的情绪，或者有快感缺乏，"好像对什么都不感兴趣了"。患者疲劳、睡眠上的困扰、注意力和记忆力方面的问题均可以抑郁解释，而没必要考虑其他诊断，如慢性疲劳、原发性失眠、呼吸相关睡眠以及阿尔茨海默型痴呆。这些诊断都不足以解释患者目前的症状。心境恶劣的诊断要求症状需有 2 年的时间。多数晚餐时的 1 杯葡萄酒不足以诊断严重情绪障碍。

3. **答案是 C：行为治疗**。冲动性、自我堕落行为、情感缺陷、使用毒品、暴风骤雨式的罗曼蒂克关系都提示边缘性人格障碍，而行为治疗尤其是专门用于针对边缘性人格障碍患者的治疗，并有着大量的经验性总结证明着它的有效性。患者极度的情感性会使得单独的认知治疗效果欠佳。这个病例也提示患者没有从家庭治疗中受益。对于已经在滥用毒品的患者，安定并不是一个好的选择。还有，由于苯丙二嗪毒性而导致的脱抑制会抑制情感缺陷以及冲动行为。戒酒硫只能用于动机性饮酒者去自我戒酒。喹硫平也许会被证明是一个有用的结合点，但现在还没有数据证实这种办法在用于边缘性人格障碍的单独治疗有什么长期效果。

4. **答案是 C：利眠宁治疗**。意识、感知异常和定向障碍的改变水平都描述了妄想症的情况。结合实验室数据和体格检查的情况，应考虑妄想症。因为震颤性谵妄是急症，有潜在的致命危险，据此推断，应给予紧急治疗，即使还需要继续明确诊断。苯二氮䓬类药物利眠宁可耐受酒精，可以很快阻止症状的发展。病史方面并没有提示需要限制身体（他对抽血和体格检查的耐受度尚可）。隔离是用于对个体的限制，以迅速解决相关医学问题。

5. **答案是 D：多次小睡潜伏时间试验**。对于一名从医学角度来说算是健康的人，如果该个体没有滥用毒品，如果其有突发的睡意，伴随睡眠麻痹和入睡前的幻觉（入睡时发生幻觉），很可能是发作性睡病。在所列出的检查中，只有多次小睡潜伏时间试验有助于诊断（发生睡眠时的 REM），但所列出的反应并不如做清醒 EEG 对诊断的价值。

6. **答案是 D：帕罗西汀**。像帕罗西汀这类 SSRIs 制剂，其副作用是延长到达性高潮的时间，就像这名男子的情况一样，在治疗早泄时发生。没有其他的药物有类似的作用（西地那非有助于完成和维持性交，但不会产生像这个病例这种情况）。

7. **答案是 E：拉莫三嗪治疗**。这名女性白天时的嗜睡看起来是源自于她的精神状况，因此，有必要在治疗前明确诊断。她描述了周期性的、与躯体症状相伴的抑郁情况，自杀的想法，周期性的精力差，不想睡觉，创造力旺盛。由于创造力旺盛并不影响其生活，没有精神方面的症状，因此只是轻度躁狂症（轻狂躁）发作。严重抑郁与轻度躁狂症发作结合，呈现一个慢性的、复发性的临床过程，都指示着 Ⅱ 型双相情感障碍。其治疗就是拉莫三嗪。

8. **答案是 E：5-羟色胺**。患者表现出来的行为影响了其创造力，引发了抑郁，这些都具有强制性。强迫观念与行为障碍是指有强迫观念或行为，或者二者均发生。该病的合适治疗是给予 SSRI 制剂，该类药物可阻断 5-羟色胺的突触前再摄取（注意：强迫性行为对治疗的反应似乎要比强迫性观念要好，特别是如果与认知行为治疗一起使用的情况下）。

9. **答案是 C：不再继续使用氟哌啶醇，加用丹曲林。** 僵硬、迟钝、典型的抗精神病药物引致的高烧，都提示了神经恶性综合征（NMS）。白细胞计数和肌酸激酶升高都支持该诊断。NMS 是一个医疗急症。所有药物都应停用，尤其是有严重不良反应的药物——抗精神病药物。丹曲林是一种强力的外周性肌肉松弛剂，可缓解肌肉僵硬，降低肌酸激酶与肌红蛋白尿，因而也降低发生肾脏疾病的可能性。抗胆碱能药在治疗 NMS 方面无效。由氟哌啶醇转用一种非典型药物如喹硫平也许有用，但也只有在 NMS 控制以后才有价值（所有的非典型药物均有潜在的导致 NMS 的可能性）。

10. **答案是 D：严重抑郁障碍。** 该女性符合严重抑郁障碍发作的诊断。尽管其病史反映其抑郁是源自于工作中的重大改变，但如果患者符合另外一种一类疾病如严重抑郁障碍的诊断，就不能做出适应障碍的诊断。同样，如果患者症状非常严重，符合了严重抑郁障碍的诊断，也就不能做出丧失的诊断。体重减轻是由于抑郁产生，而不是由于潜在的医学疾病。患者晚上喝半瓶葡萄酒，这种情况发生在情绪症状之后，因此就不适宜作出物质原因的情绪障碍的诊断。

11. **答案是 C：妄想症。** 患者单独的、持续的特征表现是幻觉，并且明显影响了患者的功能活动。任何人格障碍都不会有丰富的、持续 2 个月的幻觉（妄想狂样人格障碍患者会有病态的多疑，但不是幻觉）。如果没有其他的症状，如幻觉，言语混乱，或者是隐性症状，也不能做出精神分裂症的诊断。尽管双向情感障碍包含幻觉，但缺乏情绪障碍以佐证该诊断。该患者的幻觉妄想是"非稀奇古怪的"，换句话说，也可能发生在现实中，但实际状况应该是不会的（如果一个人有"稀奇古怪"的幻觉，是不能诊断为幻觉障碍的）。

12. **答案是 F：苯环己哌啶撤退征**。患者的症状很典型，与苯环己哌啶撤退有关：出现了肌痛和关节痛，瞳孔扩大，鼻漏，流泪，不伴功能障碍的外周肌束颤动，感觉无障碍。没有其他的物质诱导的状况可产生这种情况。在撤退状态下的毒理学检查应该是阴性的。

13. **答案是 C：神经性贪食症**。该女性所经历的饮食障碍已影响她的学业和自我认知。神经性贪食症诊断的关键是患者会有不连续的过度饮食，自己会感觉无法控制。自我诱导的呕吐对于诊断来说不是必须的。该病有两个亚组：催泄型和非催泄型。尽管她经常暴饮暴食，但她还是能够通过定期禁食来维持正常的体重。因此，该患者不能下厌食症或病态肥胖的诊断，这二者都需要有异常体重的情况。也没有情绪方面的症状提示诊断双向情感障碍或营养不良性萎缩。

14. **答案是 E：莫达非尼治疗**。该男子需要睡眠的时间是每晚12小时，这样他才能感到是休息了，这是他睡眠方面的唯一异常。他入睡和保持睡眠方面均无困难。如果他能够做到每天睡12~13个小时，他就不会在白天感到瞌睡。没有迹象表明他对睡眠的需要是潜在的医学状况、精神病学状况或者是药物引致的。最可能的诊断是原发性睡眠过度。在所列出的治疗选项中，只有抗发作性睡病药物莫达非尼可以提升清醒状态。阿托西汀主要用于提升注意力，是针对ADHD的，但它不是兴奋剂，无法用于使想睡觉的人保持清醒。连续气道正压通气对于没有呼吸相关的睡眠障碍（如呼吸暂停）的患者是无效的。呼吸相关的睡眠障碍会导致患者感觉很疲乏，无论他睡了多久。没有证据显示单用心理疗法会对原发性睡眠过度有效。

15. **答案是 B：β 肾上腺素能药物**。β 受体阻断剂控制多种状况时的焦虑，其所具有的外周表现是非常有效的。如怯场、某种形式的社会恐惧（CBT 也许有用，但在选项中并未列出，况且这里需要快速控制症状，所以未必有用）。β 受体阻断剂的一个优点是它不会引起镇静作用，或者使使用者的注意力受损。这和苯二氮䓬类不同（苯二氮䓬类是 GABA 激动剂；GABA 并未列于选项中）。抗精神病药和抗组胺剂药（D_A 与 5-HT）都会有镇静作用，不是好的选择。抗胆碱能药物是用于控制异常的、有抗精神病药物引起的异常运动，但与此病例无关。

16. **答案是 D：情感分裂样精神障碍**。情感分裂样精神障碍与精神分裂症不同，前者包括持续的情绪障碍。严重抑郁障碍包括精神病方面的症状，与此不同，情感分裂性精神障碍的发作周期至少有 2 周，期间有精神方面的症状，没有情绪障碍。在病史中，体格检查、精神检查均无迹象显示物质原因的障碍问题，或者缘于一般医学状况的情况。如果患者符合另外一种 I 类障碍的诊断，就不能做出适应障碍的诊断。

17. **答案是 E：电休克治疗（ECT）**。没有证据显示，经过 4 周的治疗，从安非他酮的治疗中获益。也许持续使用最终受益，但并不确定，临床状况是可怕的。换用奥氮平应该会减少精神症状，但对其抑郁状况并不会有价值。换用舍曲林也许会有帮助，但是患者在原来的 2 次 SSRI 制剂的试验治疗中并未获益，而且需要数周的时间才能看出效果。患者严重抑郁，并且有自我伤害的危险。行为认知治疗和精神动力学心理治疗不用于伴有精神症状的患者。还有，这两种治疗都需要时间才能有效果，即使是在非精神病患者（CBT 对于轻-中度抑郁非常有效）。ECT 是安全的，相对来说也比较快，用于治疗合并有精神病症状的严重抑郁。

18. **答案是 D：强迫症**。该患者既有强迫观念，又有强迫行为。数年前她曾有类似发作。个性障碍是非发作性的，并且也不能解释她的症状。她的说话声音大，有压力感，但没有其他情况能提示双向情感障碍。如果患者符合另外一种Ⅰ类障碍的诊断，就不能做出适应障碍的诊断。就如该患者的这种情况。

19. **答案是 D：精神分裂症**。尽管患者被发现时拿着酒瓶，并且肝功能检查指标轻度升高，但精神病学状况的诊断仅是基于症状方面和临床经过（并不清楚该患者的症状继续时间，但考虑到患者的生活环境和个人卫生状况，似乎是长期的）。鉴别上的主要考虑在于思维障碍和认知障碍，如妄想或痴呆。由于意识和定向力水平的改变未见描述，因此不大会做出妄想的诊断。她对 3 个物品，5 分钟后只能回忆起 2 个，但和功能缺损情况相比较，还是相当轻的。她的阅读能力很好，听力好且遵从指令，发音清晰，这些都不符合神经学方面的问题。能考虑到的功能丧失原因很可能是思维障碍的结果。言语混乱及功能受损，不伴医学或神经病学方面的缺损情况是精神分裂症的表现，很可能是未分类的一种亚型（没有幻觉也还是可能诊断为精神分裂症的）。

20. **答案是 C：转化障碍**。对于转化障碍的患者来说，其所具有的症状会提示有神经病学或医学状况的发作，如瘫痪。如果症状没有器质性病因解释，并且也不是患者的有意而为，就可以做出这个诊断。转化症状通常呈急性发作，通常会随以一个发作性或者压力性时间事件。一次短暂的精神病发作会涉及形形色色的错觉、幻觉、混乱的思维，但在本例中并不明显。精神分裂症障碍的特征是多样的神经病方面的、性功能的、胃肠的以及疼痛方面的症状。先前可能会有癔症或害怕得病，时间至少半年。尽管患者使用大麻和酒精会加重潜在的情绪混乱，但在这里并不能解释其症状。

21. **答案是 B：自我感丧失症。** 自我感丧失症的特点是患者有"虚幻"的感觉，或者是脱离了自我。经常发生在压力情况下，就像这个病例，或成为原发性精神疾病或情绪障碍的一部分。患者不具有严重抑郁或精神分裂症的核心症状，因此无法做出这些疾病的诊断。该患者呈现的问题是急性的而不是长期的，呈现不连续的特点，并伴有个性障碍。她的物质使用情况并不能解释自我感丧失症。

22. **答案是 B：注意力缺陷/多动症。** 该患者具有的症状与ADHD 的核心症状相一致，后者的特点是注意力差、多动。ADHD 患者的症状通常在 7 岁前明显，会在多种场合发生，就像这个患者那样。对立违抗性障碍和行为障碍都可以与 ADHD 同时存在，有时会使诊断难以做出。然而，当患者有破坏性行为、破坏规则、蔑视权威时，就可做出对立违抗性障碍的诊断。对于行为障碍来说，破坏行为会更加极端，通常会涉及对他人权利的侵犯（具有行为障碍的儿童未来具有很高的暴力或犯罪的危险性）。

23. **答案是 D：停用奥氮平，改用奋乃静。** 应当说中断奥氮平的使用，因为该患者显现出代谢方面的征象，这样会使患者具有很高的发生心血管疾病和糖尿病的危险性。

代谢方面的病征包括中心性肥胖、血糖升高、甘油三酯升高、高血压。多数抗精神病药物会引起此类问题。然而，奥氮平和氯氮平在这方面的危险性最高。奋乃静是一种中效的抗精神病药物，对于这个患者是一个好的选择。这个药物引起患者体重增加和代谢改变的可能性更小。托吡酯（topiramate）是一种抗惊厥药物，具有一些情绪稳定的特性，会导致体重减轻。该药不会逆转由奥氮平引起的代谢症状。

24. **答案是 D：开始电休克治疗（ECT）。**尽管对于这个患者来说，既往用锂剂控制双相情感障碍很好，但目前不应用于治疗，理由有二：如果该患者在怀孕的头 3 个月服用锂剂，则可能有致畸性，使胎儿产生心脏和大血管异常的危险性（实际上这种危险性相当小，大约为一百万分之一。必须仔细权衡是否治疗的利弊）。另外，锂剂也不会立即起效。在症状平息前，她需要服用数周。ECT 既安全又迅速。卡马西平、安定、丙戊酸都比锂剂有着更高的致畸性。认知行为治疗不会改善精神病学症状。产前咨询也许有必要，但对于患者的紧急精神病学状况没有任何价值。

25. **答案是 F：阴道痉挛。**阴道痉挛是由于阴道壁肌肉的不自主收缩。以抵抗性交时插入的一种状态。常与性虐待或性创伤经历有关，与强奸相关的压力有关。性感不快只是指性交中的疼痛。由于这个患者可以通过手淫达到高潮，其症状不应考虑为高潮障碍或唤醒问题。对于转化障碍，症状影响的是自主肌肉或感觉缺失。对于阴道痉挛来说，阴道收缩是非自主的。如果患者符合另外一种 I 类障碍的诊断，就不能做出适应障碍的诊断。

26. **答案是：B：阻断 β 肾上腺素能受体。**患者对很想跳出自己皮肤这种感觉的描述，称为静坐不能，是高效的典型抗精神病药物的一种常见 EPS 副作用。静坐不能的特点是一种不安的主观感觉，通常在开始抗精神病药物治疗后要经历数天。静坐不能的治疗药物是 β 受体阻断剂。苯二氮䓬类结合但不阻断 GABA，亦可用于缓解静坐不能的症状。抗胆碱能药物被用于由于抗精神病药物所引起的其他 EPSs，但是对于静坐不能效果欠佳。

27. **答案是 A：适应障碍伴品行障碍。** 该男孩行为上的突然变化发生于其母亲工作日程变化后不久，提示是对于其母亲经常不在家的反应。没有证据表明，该男孩涉及注意力涣散或冲动性方面的问题，这可见于 ADHD。没有证据显示他有持续性的行为模式，如破坏规则或行为异常，这都是 ODD 或行为异常的特征。如果儿童诊断静坐不能，至少要有 1 年的抑郁或易怒情绪。

28. **答案是 A：收入上锁的精神病病房。** 自杀行为是精神病的急症。多需要收入院治疗。从精神病学的和医学角度，这种情况适宜入院治疗，尽管该男子极力表示这没有意义。还有，该患者具有很高的自杀危险性：既往的尝试、增大的年龄、寡居、频繁使用酒精、近期严重疾病的诊断。患者入院后，阿米替林或锂剂可考虑使用。对于缺乏专业训练和缺乏后援支持的病房，不应该负担起对严重自杀患者治疗的责任。

29. **答案是 F：创伤后应激障碍。** 当患者经历或者目击了可导致实际的，或者威胁性的死亡或严重的伤害时，创伤后应激障碍即可发生。该患者描述的症状且符合 PTSD 的特点，包括创伤（噩梦）的重新闯入和过度反应，其过度惊吓的反应都说明了这一点。PTSD 亦与不稳定性、注意力受损以及忧郁有关，就像这个患者表现的那样。急性压力障碍亦与创伤事件有关，但其症状是暂时性的，发生于创伤后的 1 个月。心境恶劣、广泛性焦虑障碍可描述患者的一部分症状,但并不能反映全部。当有其他的精神障碍考虑为睡眠错乱的原因时,不考虑诊断为原发性失眠。

30. **答案是 B:孤独障碍。**孤独症与 Asperger 障碍的主要区别是后者的正常语言能力是保留的。该患者不具有 34 个月大的孩子的语言能力。她只能说 2 个单词的句子,重复其他人说过的短语(模仿语言),不能主动会话。她不同于其他人的表征,不是典型的唐氏综合征或表达性语言障碍的表现。在刻板样运动障碍的患者中不会有社交性和语言方面的缺陷。情绪,思维和行为异常,这些可证实为严重抑郁障碍,对立违抗性障碍或精神分裂症的表现,在这个患者中并没有出现。儿童精神分裂症像成人那样,多少会在病程中出现精神病学方面的表现。

31. **答案是 B:躯体形式障碍。**他在学校的情况其实还很不错,社会适应也还可以。仅有的症状实际上是对臆测的身体方面的缺陷的过度忧虑,并扭曲了对其生活可能造成的影响。他的想法并不是妄想,因为这是有现实的基础,尽管其结论已被极度夸大。他并没有认为自己患上了严重的、尚未检测出来的疾病,在另外类型的患者中可以见到这种情况,如癔病,或者像在躯体化障碍患者那样,有着多种多样、变化多端的躯体方面的主诉,并且随时间的变化而变化。与其女朋友的分手——"经过了双方的协商同意"——并未显示有什么特别的创伤。他并没有出现自主神经症状,而后者会使考虑严重抑郁的可能性增加。患者要求"面部移植"的想法尽管很怪异,但对于一个 15 岁的男孩来说还不能说是精神病症状,他是在关注自己的外貌。

32. **答案是 D:精神分裂样人格障碍。**该诊断描述了这样一种人，没什么朋友或社会上的熟人，不想和其他人相处，对别人的意见不在意。回避型人格障碍的患者需要他人的陪伴，但是会回避使其感到害怕，拒绝或窘迫的社会情况。有社交焦虑障碍的人也希望他人的陪伴，但是在社交场景下会感到很焦虑。反社会型人格障碍的人会侵犯他人的权益。这名患者并未显示出像心境恶劣患者那样不快，也没有像精神分裂症那样的精神病学症状。应当注意：对于任何人格障碍的诊断来说——其实也是对于任何精神病学的障碍来说——都需要有沮丧或无能的表现。就这个病例来说，患者的漠然影响了其工作以及评估。如果他是感到快乐的，并且没有工作上的困难，就只能给他下精神分裂症样人格障碍的诊断。

33. **答案是 B：认知行为治疗。** 对于早泄的治疗应该选用认知行为治疗。在所有的性功能障碍中，这是最容易治疗的疾病之一。他有性欲，射精无障碍，因此，不需使用西地那非或睾酮。阿普唑仑也许会使他更放松，但并不见得会对他性问题提供持续的或者说可预测的帮助。辩证行为治疗是特别用于边缘性人格障碍。尚未有数据显示精神动力疗法会对早泄有效。

34. **答案是 B：可乐宁。** 可乐宁是一种 α_2 受体激动剂。在所列出的可减轻阿片剂撤退后引致的症状方面，它是唯一可用的药物。纳曲酮是一类阿片激动剂，可阻断阿片药物的欣快效果，对患者没有帮助，还可能使症状恶化。

35. **答案是 A：行为治疗。** 一般性的恐惧，如怕狗，在所有的精神病学状况中，是可治疗的问题之一。应选用行为治疗。通过暴露于恐怖的刺激因素，可中和焦虑。应用于其他焦虑障碍的治疗方法（丁螺环酮用于普遍性焦虑障碍，团体治疗用于 PTSD，帕罗西汀用于广泛性社交焦虑障碍）无法仅靠自身就可用于恐惧的治疗。精神动力疗法和支持性精神治疗对于从总体上减轻症状性焦虑也许会有效,但不会对治疗恐惧有效果。

36. **答案是 B:阿托莫西汀。** 基于诊断,治疗应可被预见。患者的症状和精神状态检查发现与注意力缺陷障碍的诊断甚为一致。患者良好的情绪、正常的睡眠和食欲,这些情况难以做出情绪障碍的诊断。中度的酒精饮用并不会引致这里所描述的种种行为表现。他仅是偶尔使用大麻,也不与症状的发作有关。没有相关的精神病学症状提示需使用抗精神病学药物,如利培酮。阿托莫西汀是一种非兴奋性药物,用以治疗 ADHD。它具有潜在的肝毒性,对于既往有肝病的人应限制使用。该男子的肝功能检验在正常范围之内。

37. **答案是 C:广泛性焦虑障碍。** 抑郁和焦虑均可影响睡眠。在临床上,对于区分严重抑郁障碍与广泛性焦虑障碍也许会比较困难。在这个病例中,符合广泛性焦虑障碍的诊断标准,并不符合抑郁障碍的诊断标准(须记住,如果有快感缺乏,在没有明显的情绪问题的情况下,可以做出严重抑郁障碍的诊断)。对于双相情感障碍来说,可以明确导致睡意减少而没有疲劳。没有迹象表明,如果患者改变睡眠的时间,或者他恢复至正常睡眠的生理节律,他就可以休息充分,精力充沛。深眠状态是指异常的睡眠现象,如梦游或在正常睡眠中磨牙。酒精会引起反跳性失眠,但仅仅晚餐时饮 1~2 杯葡萄酒,还不至于引发这种问题。只有在没有证据显示睡眠混乱是由精神病或医学状况所引起的时候,才可以做出原发性失眠的诊断。

38. **答案是 B:睡眠日夜节律失调。** 与案例 37 不同,本例患者及时改变睡眠的时间,也不能获得好的睡眠(到中午才起床,而不是早上 6 点半)。没有证据显示是由于医学的、药物原因的或者精神方面的问题引发了她的睡眠问题。她使用唑吡坦,是典型的发生睡眠日夜节律失调问题的情况。从本质上来说,药物应该可以帮助她入睡,但通常不足以使其维持整宿的睡眠。

39. **答案是 E:严重抑郁障碍。**该患者的疼痛是其更大的症状组合的一部分(包括失眠、疲劳、食欲降低、体重下降以及社会退缩),是大多数严重抑郁的特点。躯体化障碍和身体症状性疼痛疾病会呈现躯体上的症状,但没有这里所看到的有关症状。疼痛不是由于阿片撤退引起的,因为在他开始服用氢可酮之前就有了疼痛。他并没有先入为主地认为自己有严重疾病,就好像患有癔病那样。"缘于一般医学情况的情绪障碍"并没有包含在可供选项中,但是如果对这个病例进行仔细的医学排查,肯定会查出潜在的躯体疾病。

40. **答案是 I:躯体化障碍。**多种多样、变化多端的躯体主诉,经历较长阶段,没有器质性基础,这些表现可以用精神分裂症进行完好的解释。对于躯体形式疼痛障碍,仅有的主诉就是疼痛。对于一个患有躯体形式障碍的患者,会先入为主地想象自己有,或者是过度夸大性的躯体疾病,但这些主诉不会不断地、以不同形式的躯体问题出现。癔病患者会描述一系列的医学疾病,不会有一系列的、可以由某种原因可以解释的躯体症状。

41. **答案是 H:物质原因的精神障碍。**酒精戒断可以导致两种精神病学方面的症状。主要的是震颤性谵妄,典型病例发生在最后一次饮酒后数天。总是会包括意识水平的改变,伴有其他精神状态的异常,如定向障碍;体格检查会发现自主神经系统症状:体温升高、血压升高、心率加快、出汗、深反射亢进、发抖。还有一些长期饮酒的患者,在最后一次饮酒后可出现幻视、幻听,持续数天到数周,感觉无碍,没有其他相应的躯体或精神状态方面的发现。有时,这种情况被称作"酒精幻觉",被分类于 DSM-IV-TR 中的物质原因的精神障碍。该男子持续增加的创造力(每周 60 个小时)、没有情绪障碍,这种情况不大会诊断为严重抑郁障碍。他没有再做噩梦或白天中经历创伤事件,没有过度反应的症状,而在 PTSD 是会观察到过度反应的。

42. **答案是 G:精神分裂症。**一名 17 岁男性,在经历 6 个月的社会回避,学习下降后出现幻觉、情感迟钝、言语混乱的情况,要高度怀疑精神分裂症。也要调查是否与药物相关,或者是否有一般性的医学情况,但这里并没有提供相关信息(大麻可以引起精神症状,但要使用量很大,而不会在一年内使用 4 次就可以导致)。6 个月的临床病史中,有过一次短暂的精神症状的发作(症状最长持续了一个月)。患者未见情绪障碍,这都使做出严重抑郁障碍以及精神分裂症样障碍的诊断不大可能。

43. **答案是 B:缘于一般医学情况的遗忘障碍。**不是所有发生在老年人中的记忆缺损都是阿尔茨海默病。该患者患有甲状腺功能低下,升高的 TSH 水平以及体检发现都可以证实这一点(头发稀少、干燥;深反射减弱)。如果使用甲状腺激素,甲状腺功能低下引起的缺损状况是可以逆转的(患者长期使用锂剂治疗她的双向情感障碍的情况,就增加了对锂剂引起甲状腺损伤的考虑)。

44. **答案是 C:分离性漫游障碍。**精神状态检查未发现患者目前有记忆力方面的受损。该患者失去的是在某个特定日期之前的所有的属于个人生活的记忆。另外,患者突然的、意想不到的离家出走,也证实了分离性漫游障碍的诊断。尽管患者也对对其做了某种身份的新的假想,但实际上这个情况在分离性漫游障碍的患者中并不常见。做作性精神障碍的诊断要求有伪装性假象的迹象症状，但这里并没有显现。社交焦虑障碍会有一些社会场景惧怕的情况，但不会有广泛的记忆力缺失。

45. **答案是 D：严重抑郁障碍。**2 个月的自主神经系统的症状，严重的情绪症状，自杀性，近期的幻听、幻视，都可以用严重抑郁障碍来很好地解释。精神分裂症样障碍的患者，幻觉应当至少持续 2 周，没有情绪障碍。心境恶劣的诊断要求症状至少持续 2 年。阿替洛尔可以引起抑郁（尽管不会像这个病例这样严重），但该患者的剂量已经 6 年没有变化了，因此不可能做出物质相关抑郁的诊断。体检正常，这不支持缘于一般医学情况的抑郁的诊断。但不管怎样，就像前面我们曾经见到过的情况一样，应做彻底的评估，并且包括可能的、潜在的躯体疾病的评估。

46. **答案是 G：物质原因的情绪障碍。**干扰素作为抗病毒药物，其一个严重的、潜在的副作用就是抑郁，严重者可以引起自杀。如果在开始干扰素治疗后的抑郁伴有疲劳、关节炎，其原因很可能就是来自于药物。肝炎可以引起抑郁，但该患者的这个诊断是 3 年前作出的，而情绪方面的症状恰恰出现于她使用干扰素治疗后的 1 个月，突然产生的。这里不适宜做出适应障碍的诊断，因为患者符合另外一个 I 类精神障碍的诊断。

47. **答案是 I：物质原因的焦虑障碍。**精神症状伴有明显的躯体疾病迹象，总是应当考虑有潜在的医学状况，或者是药物相关性原因。关于其医学状况，我们得到的唯一信息是，患者有 2 型糖尿病，已经良好控制多年，不大可能是她目前焦虑和失眠的原因。另一方面，在 1 个月前停用苯二氮䓬类药物氯硝西泮前，她已使用了 5 年。氯硝安定有较长的半衰期，可达 4 天。因此，在停药后几天出现撤退症状是很常见的。患者的血压、心率、升高的腱反射以及震颤,这些都与苯二氮䓬类撤退表现相一致,只是这个患者的表现比通常的还要更重一些。

48. **答案是 G:分离性焦虑障碍。** 对于适龄学童来说,不愿意去上学是分离性障碍的一种常见表现。患者的躯体症状主诉、在学校的时候担心妈妈的健康状况、女孩的健康状况良好、她在家里的时候情绪良好,这都符合这个诊断。儿童社交焦虑障碍的诊断,需要症状持续6个月(而这位患者只有1个月)。更重要的是,社交焦虑障碍是着眼于由他人引起的焦虑,而不是担心父母的安全。广泛性焦虑障碍会导致过度的、在各种场合的担心,而不仅仅在学校。

49. **答案是 G:分离性焦虑障碍。** 在 DSM-IV-TR 中,是把创伤后抑郁分类为伴随创伤发生的严重抑郁障碍,即使先前没有抑郁的发作。并不认为生产是一种一般医学情况。如果患者的情况符合 I 类精神病的诊断标准,也不能做出适应障碍的诊断。上次服用氢可酮 (hydrocodone) 的时间是在2个月之前,并不会导致患者目前的情况。患者同时有幻听的症状与严重抑郁障碍的诊断相一致。如果患者的精神症状只发生在严重情绪症状发作期间,也不能做出精神分裂症的诊断。

50. **答案是 J:精神分裂症。** 如果一名先前健康的15岁男孩发生精神症状,总是应该考虑可能的物质使用或者潜在的医学状况。尽管其母亲在4个月前在孩子的衣服口袋里发现了大麻,但是体格检查并没有发现大麻的毒性迹象,所以无法用大麻来解释他这6个月来的临床经过。同样,也没有症状或体检发现支持医学状况的诊断。尽管不能做出自杀的诊断,但还是有必要记住,精神分裂症患者的危险性是一般人群的15倍。

附录 I 精神科常用药物列表

抗精神病药

药物分类/药理学	作用	适应证/禁忌证	副作用与毒性
典型抗精神病药 作用机制: • 拮抗多巴胺 D_2 受体 • 治疗阳性症状的效能在于阻断中脑的多巴胺 D_2 受体 阻断其他区域的 D_2 受体可引起"典型的"副作用: • 黑质纹状体阻断产生 EPSs • 结节漏斗阻滞产生高泌乳素血症 • 中脑皮层阻滞产生恶化的阴性症状(失语,无动机)与认知症状(注意力和警觉性欠佳)	**高效** 氟哌啶醇,口服,肌注,皮下注射 盐酸氟奋乃静,口服,肌注,皮下注射 匹莫齐特 替沃噻吨 三氟拉嗪 **中效** 奋乃静,口服,肌注 吗茚酮 克塞平	√ 精神障碍,包括: • 精神分裂症 • 情感性精神分裂症 • 短暂性精神障碍 • 物质与医学原因的精神疾病 √ 情绪障碍的精神症状: • 伴有精神症状的严重抑郁障碍 • 双相情感障碍的急性躁狂、抑郁及混合性躁狂状态 √ Tourette病 √ Huntington病	**副作用** EPSs包括: • 静坐不能、强烈的不安、焦虑,可用β受体阻断剂治疗,或苯二氮䓬类治疗 • 变态反应、肌肉痉挛伴有疼痛,通常涉及肢体、颈部、眼部,可口服或肌注抗胆碱能制剂 • 帕金森病、包括震颤、运动迟缓、面具脸、慌张步态、齿轮样肌张力增高,可给予类胆碱能样药物或β受体阻断剂治疗 高泌乳素血症,男性可出现男性女乳、阴痿;女性可出现闭经、镇静 体重增加 抗胆碱能样副作用包括口干、持

√ = 适应证(包括 FDA 认可的以及基于证据的非标签用法)
X = 禁忌证(包括绝对和相对禁忌证)

续表

抗精神病药(续)

药物分类/药理学	作用	适应证/禁忌证	副作用与毒性
典型抗精神病药也阻断毒蕈碱样、α受体以及组胺1型受体。各类型制剂的效能不同,按照效能分组,也可预测其副作用: 高效制剂 导致锥体外系反应恶化 低效制剂 导致更多的抗胆碱样作用、抗组胺样作用	低效 氯丙嗪 高度镇静作用 明显的血压过低以及抗胆碱能影响,但是EPSs较低 美索达嗪(mesoridazine) 硫利达嗪 在所有的典型药物中最小的EPSs		久的视物模糊、尿潴留、意识模糊、心电图改变 直立性低血压 癫痫发作阈值降低 性功能障碍 皮肤改变,包括皮炎和光敏感 **严重的副作用** 迟缓性运动障碍、舞蹈手足徐动症,包括脸、颈部、躯干、四肢,持续性、极度虚弱 恶性综合征,危及生命的高烧、自主神经系统的不稳定性、肌肉强直、谵妄 尽管不常见,但可能会发生在所有的抗精神病使用者

√=适应证(包括FDA认可的以及基于证据的非标签用法)
X=禁忌证(包括绝对和相对禁忌证)

续表

抗精神病药(续)

药物分类/药理学	作用	适应证/禁忌证	副作用与毒性
中效制剂 效能平衡	明显的QT间期延长；如剂量>800 mg/d，会发生色素性视网膜炎		
非典型抗精神病药 作用机制： 拮抗多巴胺D₂受体及5-HT₂ₐ受体	氯氮平 对5-HT₂ₐ、D₁、D₂、D₄、H₁、毒蕈碱性以及α₁受体的广泛拮抗作用多数有效	√典型的抗精神病适应证 √治疗难治性精神分裂症 √与迟发性运动障碍同时发生的精神分裂症	镇静 抗胆碱能的副作用，包括口干、便秘、视物模糊、尿潴留和意识模糊 心电图改变 直立性低血压 明显的体重增加 多涎、癫痫发作，特别是在高剂量或快速静点情况 代谢性问题，包括糖尿病、高脂血症 严重副作用 粒细胞缺乏症，必须持续对白细胞进行监测
治疗阳性症状(妄想、幻觉)的效能在于阻断中脑的多巴胺D₂途径	抗精神病治疗	×粒细胞减少 ×糖尿病/高脂血症	
正常情况下，多巴胺的转运是被在中脑皮层、黑质纹状体和结节漏斗径路的血清素转运所抑制。因			

√=适应证(包括FDA认可的以及基于证据的非标签用法)
X=禁忌证(包括绝对和相对禁忌证)

续表

抗精神病药（续）

药物分类/药理学	作用	适应证/禁忌证	副作用与毒性
此，对血清素 2A 的阻滞可加强多巴胺的转运，减轻"典型的"副作用。	利培酮 拮抗 5-HT$_{2A}$、D$_2$ 以及 α$_1$ 受体 口服，可溶解片剂，皮下注射	√典型抗精神病适应证 √急性狂躁	直立性低血压、心悸、眩晕 失眠 兴奋 体重增加 高泌乳素血症 高剂量（>6 mg/d），EPSs 可能 发展为代谢问题

√=适应证（包括 FDA 认可的以及基于证据的非标签用法）

X=禁忌证（包括绝对和相对禁忌证）

续表

抗精神病药（续）

药物分类/药理学	作用	适应证/禁忌证	副作用与毒性
非典型抗精神病药亦不同程度阻断毒蕈碱性作用，α受体和 H_1 受体。	奥氮平 与氯氮平类似，广泛拮抗 5-HT_{2A}、D_1、D_2、D_4、H_1、毒蕈碱性作用以及 α 受体，可溶解片剂	√典型抗精神病药的适应证 √急性躁狂	抗胆碱能副作用，包括口干、便秘、视物模糊、尿潴留、混乱 ECG 改变
与典型抗精神病药比较，引起更高比率的代谢问题——高血糖、2型糖尿病、高脂血症，但发生迟缓性运动障碍、精神抑制、恶性综合征以及 EPSs（除利培酮）的几率较低。奥氮平与氯氮平出现代谢综合征的危险性最大。	在非典型药物中，有效性仅次于氯氮平	√双极状态维持治疗 ×糖尿病/高脂血症	直立性低血压、眩晕 镇静 明显的体重增加 高血糖、2型糖尿病、糖尿病酮症 酸中毒 高脂血症

√＝适应证（包括 FDA 认可的以及基于证据的非标签用法）

X＝禁忌证（包括绝对和相对禁忌证）

续表

抗精神病药（续）

药物分类/药理学	作用	适应证/禁忌证	副作用与毒性
	喹硫平 拮抗 5-HT$_{2A}$、D$_2$、α_1、α_2 以及 H$_1$ 受体	√典型抗精神病药的适应证 √急性躁狂	直立性低血压，眩晕 镇静 体重增加 代谢问题
	齐拉西酮 拮抗 5-HT$_{1A}$、5-HT$_{2A}$、D$_2$、D$_3$ 受体以及单胺物（NE、5-HT、DA）的重吸收通道 口服、快速起效的皮下注射剂型	√典型抗精神病药的适应证 √急性狂躁症	镇静 体重增加，程度次于氯氮平、奥氮平、利培酮 代谢问题，包括糖尿病、高脂血症的发生率可能较奥氮平和氯氮平为低 可能增加 QT 间期延长的危险性
所有的非典型药物（除外氯氮平）最近都取得急性躁狂症的适应证；氯氮平与阿立哌唑可用于躁狂症的复发或双相情感障碍的维持治疗。	阿立哌唑 拮抗 5-HT$_{2A}$，部分拮抗 D$_2$ 和 5-HT$_{1A}$	√典型抗精神病药的适应证 √急性狂躁症 √双相维持	镇静 体重增加，程度较氯氮平、奥氮平、利培酮程度为轻 代谢问题

√＝适应证（包括 FDA 认可的以及基于证据的非标签用法）
X＝禁忌证（包括绝对和相对禁忌证）

附录 I 精神科常用药物列表

续表

抗抑郁药

药物分类/药理学	作用	适应证/禁忌证	副作用与毒性
三环类抗抑郁药 (TCAs) 可能的作用机制: 拮抗 DA、5-HT、NE 突触前再摄取径路	叔胺类(tertiary amines) 阿米替林 广泛用于疼痛、头痛、失眠	√严重抑郁障碍 √双相情感障碍 √心境恶劣 √惊恐障碍 √广泛社交恐怖症	副作用 抗胆碱能副作用，包括口干、便秘、视物模糊、尿潴留、意识模糊，ECG 改变 镇静 体重增加 直立性低血压 性功能障碍-勃起障碍，射精延迟，女性性快感消失 双相情感障碍患者出现躁狂性发作(罕见)
机制尚不十分清楚。据推测涉及受体和下游第二信使以及基因的转运改变	氯丙咪嗪 高度激活血清素，适用于 OCD	√广泛焦虑障碍 √(OCD) √疼痛障碍(偏头痛/神经痛)	严重的副作用 心血管毒性作用: TCAs 制剂可延缓心脏传导，潜在导致 ECG 改变，心律不齐以及 A√阻断 神经毒性: 震颤，激动，共济失调; 服药过量，激动，谵妄，昏迷，死亡
三环类抗抑郁药物亦阻滞糖毒蕈碱性作用，α 受体以及组胺-1 受体	多虑平 用于疼痛、失眠、焦虑 三甲丙咪嗪	×心脏传导延迟 ×心律不齐	

√=适应证（包括 FDA 认可的以及基于证据的非标签用法）
×=禁忌证（包括绝对和相对禁忌证）

续表

抗抑郁药（续）

药物分类/药理学	作用	适应证/禁忌证	副作用与毒性
在服用后 3~4 周发挥作用	丙咪嗪		
针对多种情绪与焦虑障碍有不同的效果	可用于紧张性遗尿		
三环抗抑郁药的分类是依据氨基的组成，可预计副作用发生的情况：	第二位的氨基 去甲丙咪嗪 抗胆碱能作用最小		
• 第三位氨基对 α、组胺-1 受体以及蕈毒碱性作用的组织效果更强	去甲替林 最小的体位性低血压可能		
• 新的、第二位氨基副作用更小，即使过量也是比较安全的。			

√ = 适应证（包括 FDA 认可的以及基于证据的非标签用法）

X = 禁忌证（包括绝对和相对禁忌证）

附录Ⅰ 精神科常用药物列表

续表

抗抑郁药（续）

药物分类/药理学	作用	适应证/禁忌证	副作用与毒性
三环抗抑郁药如果过量可以使致命的，导致严重的副作用。必须对治疗情况做血液学监测	普罗替林（protriptyline）		
单胺氧化酶抑制剂（MAOIs）可能的作用机制： 这些药物是不可逆的MAOIs。单胺氧化酶可使单胺类（5-HT、DA、NE）在突触前神经元产生代谢变化；单胺氧化酶抑制剂可使代谢降解失效 所有的MAOIs均可阻断MAO$_A$和MAO$_B$，尽管只有阻断MAO$_A$才是抗抑郁所必需的 MAOIs亦阻断α$_1$-肾上腺素受体与组织胺-1受体	苯乙肼 反苯环丙胺	√严重抑郁障碍 √非典型性抑郁 √惊恐障碍 √社交恐惧症 √OCD ×抗原及TLR刺激物：哌替啶 另外一种抗抑郁药，（特别是SSRIs） 拟交感神经药 饮食中的酪胺	直立性低血压可能会是严重的，需用束身袜，水合，增加盐的摄入 体重增加 性功能障碍 失眠 肌阵挛，肌肉疼痛，感觉异常，躁狂严重的副作用 酪胺引起的高血压危象 服用MAOIs的患者必须服用低酪胺饮食。一般来源的酪胺：乳酪，蚕豆，肝。正常情况下酪胺是由MAO$_A$在GI期降解。对于MAO患者，它可不经消化而进入血液，从而无效转运肾上腺素

√＝适应证（包括FDA认可的以及基于证据的非标签用法）
×＝禁忌证（包括绝对和相对禁忌证）

续表

抗抑郁药（续）

药物分类/药理学	作用	适应证/禁忌证	副作用与毒性
选择性 5-HT 再摄取抑制剂（SSRIs） 可能的作用机制： 选择性抑制 5-HT 突触前的重摄取。 作用部位可能是在突触前。 与 TCAs 类似，在服用后的 3~4 周才开始产生治疗作用。	氟西汀，每周 1 次 暴食症会使半衰期延长到最大 帕罗西汀 比氟西汀舍曲林具有更强的镇静作用	√严重抑郁障碍 √PMDD √PTSD √暴食症 √惊恐障碍 √社交恐怖症 √OCD ×具有 MAOIs 作用的抗原及 TLR 刺激物	它可导致突然的、灾难性的血压增高。许多感冒药和止咳药都会导致类似的危险状况 注意，尽力减少抗胆碱能的副作用 血清素激活的副作用，缘于对广泛分布的身体各部分的各类 5-HT 受体的过度刺激作用。受体方面，通过： • 5-HT$_3$ - GI 系统；过度刺激可导致腹泻、恶心、呕吐 • 5-HT$_{2C}$ - 中枢神经系统（CNS）；过度刺激导致焦虑、精神兴奋 • 5-HT$_{2A}$ - CNS、脊髓；过度刺激导致焦虑、精神兴奋、静坐不能、失眠、肌阵挛、性功能障碍

√ = 适应证（包括 FDA 认可的以及基于证据的非标签用法）
× = 禁忌证（包括绝对和相对禁忌证）

抗抑郁药（续）

药物分类学	药理学	作用	适应证/禁忌证	副作用与毒性
	安全、耐受性好、适应证广泛，SSRIs 的出现宣告抗精神病药物治疗情绪和焦虑障碍的一个新纪元	氟伏沙明，适用于 OCD 西酞普兰 依地普仑		体重增加 躁狂 血清素撤出综合征，突然出现持续的头痛、眩晕、易怒、疲劳 **严重的副作用** 血清素综合征，伴有高热、肌阵挛、自主神经系统的不稳定性、肌强直、昏迷、死亡；如果需与 SSRI 抗原及 TLR 刺激物和 MAOI 合用，在 SSRI 治疗前需经两周的清洗期
SNRIs 可能的作用机制： 选择性抑制 NE 和 5-HT 突触前再摄取 没有阻断 α、组胺-1 或毒蕈碱性的		文拉法辛 在所有新的抗抑郁药物中效果最好 度洛西汀（duloxetine） 常见恶心	√严重抑郁障碍 √广泛焦虑障碍 √惊恐障碍 √广泛社交恐怖症	震颤 兴奋 心悸 高血压 腹泻、恶心、呕吐

√ = 适应证（包括 FDA 认可的以及基于证据的非标签用法）
X = 禁忌证（包括绝对和相对禁忌证）

续表

抗抑郁药(续)

药物分类/药理学	作用	适应证/禁忌证	副作用与毒性
	作用，因此避免了许多TCAs的典型副作用亦用于糖尿病患者的神经损害	×抗原及TLR刺激物与MAOIs合用	焦虑和精神兴奋静坐不能失眠肌阵挛性功能障碍癫痫发作(罕见)躁狂
	在较高剂量下，会有另外的多巴胺重摄取抑制作用，呈现曲线形的剂量反应		撤退综合征，突然撤药后发生持续的头痛、眩晕、易怒、疲劳
NaSSAs 可能的双相作用机制: 1. 拮抗中枢性的 α 自身受体(随后产生对NE和5-HT释放的抑制性解除) 2. 对血清素神经元的 α₂细胞体树状突起受体刺激产生5-HT的释放	米氮平亦阻滞 5-HT₂ₐ、5-HT₂c、5-HT₃ 和 H₁ 受体	√严重抑郁障碍 ×抗原及TLR刺激物与MAOIs合用	副作用镇静(明显，常用于睡眠辅助)食欲和体重增加严重副作用粒细胞缺乏症、恶病质

√=适应证(包括FDA认可的以及基于证据的非标签用法)
X=禁忌证(包括绝对和相对禁忌证)

续表

抗精神病药物（续）

药物分类/药理学	作用	适应证/禁忌证	副作用与毒性
SARIS 可能的作用机制： 选择性抑制5-HT突触前重摄取，同时阻滞5-HT$_{2A}$	曲唑酮 奈法唑酮	√严重抑郁障碍 √心境恶劣 ×抗原及TLR刺激物 与MAOIs合用	镇静 恶心 眩晕 躁狂 严重副作用 曲唑酮：阴茎异常勃起（罕见） 奈法唑酮：肝毒性（药盒标注黑框警告） *注意，由于阻断了5-HT$_{2A}$，可避免性功能障碍
去甲肾上腺素与多巴胺再摄取抑制剂 可能的作用机制： 抑制突触前的去甲肾上腺素与多巴胺再摄取	安非他酮	√严重抑郁障碍 √心境恶劣 √双相情感障碍 √ADHD √戒烟 ×抗原及TLR刺激物 与MAOIs合用 ×神经性厌食 ×神经性贪食 ×癫痫综合征	激动 失眠 恶心 震颤 严重副作用 高剂量时发生癫痫发作

√ = 适应证（包括FDA认可的以及基于证据的非标签用法）
X = 禁忌证（包括绝对和相对禁忌证）

续表

镇静催眠药

药物分类/药理学	作用	适应证/禁忌证	副作用与毒性
苯二氮䓬类 作用机制：充分阻滞苯二氮䓬类与GABA$_A$受体的结合部位。结合可通过使更多的Cl通道的开放，加强GABA的作用。 按照以下方面分类： 1. 效能（效能越高，效果越好，成瘾性越强） 2. 半衰期（半衰期越短，起效越快，成瘾性越快） 苯二氮䓬类可耐受酒精、巴比妥酸，可用于短期镇静作用的去毒和酒精成瘾	短半衰期（以使效能降低） 阿普唑仑 成瘾性高，但对恐惧效果很好 劳拉西泮 有口服、肌注与静点剂型 奥沙西泮 替马西泮 用于短期睡眠辅助	√广泛焦虑障碍 √情境性焦虑/恐惧 √惊恐异常 √癫痫症 √肌痉挛 √静坐不能 √酒精戒断 √兴奋 √焦虑伴其他精神异常 ×物质依赖	睡意 眩晕与共济失调 认知障碍和健忘症 耐药 依赖性 撤退综合征，常见，包括焦虑、失眠、静坐不能、兴奋、肌紧张；与酒精合用，苯二氮䓬类撤退可有潜在的生命威胁性。剂量相关性镇静，可促进催眠、昏迷 由于较高的治疗指数，苯二氮䓬类一般不具有致命性。对于既往有心肺血管疾病或与其他镇静药物或酒精合用时，个别病例可出现过量生命危险。苯二氮䓬类过量可用氟马西尼（苯二氮䓬类拮抗剂）

√＝适应证（包括FDA认可的以及基于证据的非标签用法）
×＝禁忌证（包括绝对和相对禁忌证）

附录 I 精神科常用药物列表

续表

镇静催眠药（续）

药物分类/药理学	作用	适应证/禁忌证	副作用与毒性
从19世纪60年代开始就治疗各类焦虑障碍的主要药物，其原因是安全性高，耐受性好，较先前的镇静剂引发成瘾的可能性更小。	长半衰期（以使效能降低） 氯硝西泮 地西泮 起效快、代谢迅速		
*注意，劳拉西泮、去甲轻安定、羟基安定不在肝代谢，但在体内可葡糖醛酸化，因此对肝病患者的安全性较高	利眠宁 酒精脱毒		
非苯二氮䓬类镇静药 尽管形式和作用机制不同，但一般都是非成瘾性。 典型的选择性作用如下所列。	丁螺环酮 5-HT$_{1A}$拮抗剂，对焦虑有效，机制不清，至少需2周才起效	√广泛焦虑障碍 √配合严重抑郁障碍使用	头晕 头痛 疲劳 GI 缺乏 *注意，没有苯二氮䓬类的镇静或成瘾性

√ = 适应证（包括 FDA 认可的以及基于证据的非标签用法）
X = 禁忌证（包括绝对和相对禁忌证）

镇静催眠药（续）

药物分类/药理学	作用	适应证/禁忌证	副作用与毒性
	羟嗪	√情境性焦患	镇静和体重增加
	静坐不能		抗胆碱能副作用
	抗组胺		
非苯二氮䓬类催眠药	唑吡坦	√失眠	眩晕
尽管不是苯二氮䓬类，除苯海拉	GABA效能		恶心
明、雷美替胺，都有GABA作			呕吐
用。唑吡坦和扎来普隆会产生进			GI缺乏
展性的耐受性和依赖性。			眩晕
原发性失眠较继发性失眠为少。对	扎来普隆	√失眠	消化不良
失眠的治疗应注意潜在的引发医	GABA效能		
学或精神问题的可能性，应使用	半夜给药，起效迅速		
睡眠卫生技巧。	佐匹克隆	√失眠	头痛
	GABA效能		
	建议不要产生耐药性		

√=适应证（包括FDA认可的以及基于证据的非标签用法）

X=禁忌证（包括绝对和相对禁忌证）

续表

镇静催眠药（续）

药物分类/药理学	作用	适应证/禁忌证	副作用与毒性
	苯海拉明	√失眠	镇静
	镇静，抗组胺		体重增加
			抗胆碱能副作用
	雷美替胺（ramelteon）	√失眠	眩晕
	通过使生理节奏正常化		疲劳
	普萘洛尔	√作业焦虑	眩晕
	β受体阻断剂	×哮喘	疲劳
			心动过缓与低血压

心境稳定剂

	作用	适应证/禁忌证	副作用与毒性
心境稳定剂——锂	锂剂	√Ⅰ型双相情感障碍，特别是轻狂躁	副作用
作用机制：		√Ⅱ型双相情感障碍	GI 刺激
不清；理论认为在于调整第二信使系统，下游激素或基因表达，导致信号传送改变		√双相情感障碍维持用药	多尿、烦渴、尿崩症
		√间歇暴露障碍	震颤、轻微协调欠佳、认知迟钝
锂不在肝代谢，几乎完全被肾清除			良性白细胞增多症
			体重增加

√=适应证（包括 FDA 认可的以及基于证据的非标签用法）

×=禁忌证（包括绝对和相对禁忌症）

续表

心境稳定剂（续）

药物分类/药理学	作用	适应证/禁忌证	副作用与毒性
		√抗抑郁药用药的合并用药 X怀孕妇女可引起胎儿Ebstein异常，大血管的异常 X与噻嗪类利尿剂合用需警惕ACEI与NSAIDs，均可升高锂剂水平	**严重副作用** 锂剂中毒，由于锂剂较低的治疗指数，需特别关注，可引致恶心，腹泻，呕吐，少尿，共济差，粗大震颤，DTRs增加，迟钝，癫痫发作，死亡 甲状腺功能亢进 长期的肾毒性 心律失常以及T波平坦 锂剂的毒性要求必须周期性监测血液指标，甲状腺和肾指标

√=适应证（包括FDA认可的以及基于证据的非标签用法）

X=禁忌证（包括绝对和相对禁忌证）

附录Ⅰ 精神科常用药物列表

续表

心境稳定剂（续）

药物分类/药理学	作用	适应证/禁忌证	副作用与毒性
心境稳定剂—抗惊厥药 作用机制：不清；治疗机制依成分不同而不同。 在所有抗惊厥药中，卡巴咪嗪与丙戊酸在躁狂症的治疗中证据最多以后，许多其他抗惊厥药用于未标志用途的外的治疗、用于躁狂症治疗，都获得不同的成功。	酰胺咪嗪 影响 Na/K 通道，可能会加强 GABA	√Ⅰ型双相情感障碍，尤其是伴有躁狂与快速的循环 √癫痫发作与神经痛 √酒精戒断 ×怀孕妇女可引起胎儿颜面异常，如兔唇、上腭、神经管缺失、学习障碍	副作用 恶心、呕吐、腹泻 镇静、头晕眼花、震颤 认知迟钝 电解质异常，包括低钠 抗胆碱能副作用 皮疹，可在 Steven-Johnson 综合征患者中发生 体重增加 严重副作用 恶病质（再生障碍性贫血，粒性白细胞缺乏症，血小板减少） 肝毒性 过量可导致粗震颤、昏迷、死亡 卡马西平的毒性作用要求必须同

√ = 适应证（包括 FDA 认可的以及基于证据的非标签用法）
X = 禁忌证（包括绝对和相对禁忌证）

心境稳定剂（续）

药物分类/药理学	作用	适应证/禁忌证	副作用与毒性
	丙戊酸 抑制 Na/Ca 通道提高 GABA，降低谷氨酸（尚不清楚这是否就是情绪稳定的作用机制），可迅速给药，快速发挥作用	√ I型双相情感障碍，尤其是伴有躁狂与较快的循环 √ II型双相情感障碍 √ 癫痫发作与神经痛 √ 酒精戒断 ×怀孕妇女可引起胎儿神经管缺陷，比卡马西平严重 ×分娩期妇女可引起多囊卵巢	期性监测血液指标、肝功能、代谢功能 **副作用** 恶心、呕吐、腹泻 镇静、轻度头痛、震颤 认知迟钝 体重增加 头发减少 **严重副作用** 血小板减少 出血性胰腺炎 肝毒性 多囊性卵巢 过量可引起粗震颤、昏迷、死亡。

√ = 适应证（包括 FDA 认可的以及基于证据的非标签用法）
× = 禁忌证（包括绝对和相对禁忌证）

心境稳定剂（续）

续表

药物分类/药理学	作用	适应证/禁忌证	副作用与毒性
			丙戊酸的毒性要求必须周期性血液监测，如血细胞计数、肝功能、胰腺功能。
	奥卡西平 作用于 Na/K/Ca 通道，可能提高GABA水平 结构上与卡马西平相关	√I型双相情感障碍，配合治疗 √癫痫发作与神经痛	恶心、呕吐、腹泻 镇静、头晕眼花、震颤 认知迟钝 皮疹 与卡马西平比较，奥卡西平引起血液学、皮肤和肝毒性反应的可能性更小。 治疗中的血液学监测不是必需的。
	拉莫三嗪 作用于 Na 通道，可能抑制含氨酸盐	√双抑郁 √双相情感障碍维持治疗	恶心、呕吐、头晕眼花、震颤 镇静、眩晕 认知迟钝

√＝适应证（包括FDA认可的以及基于证据的非标签用法）
X＝禁忌证（包括绝对和相对禁忌证）

心境稳定剂（续）

药物分类/药理学	作用	适应证/禁忌证	副作用与毒性
	对双相抑郁的独特作用	√癫痫发作和神经痛 ×与丙戊酸合用时须警惕（血液水平升高）	体重增加 严重的副作用 皮疹（常见），可发生于Steven-Johnson综合征
	加巴喷丁 GABA样作用，肾排泄单用于躁狂治疗无效 亦用于标签适应证外的治疗，如GAD和社交焦虑	√Ⅰ型双相情感障碍，辅助治疗 √癫痫发作和神经痛 ×肾病患者须警惕	镇静、头晕眼花、晨颤 恶心、呕吐、眩晕
	托吡酯 单独用于躁狂治疗无效	√Ⅰ型双相情感障碍，辅助治疗 √癫痫发作和神经痛	镇静、头晕眼花、认知迟钝 恶心 肾结石 厌食症和体重减轻

√＝适应证（包括FDA认可的以及基于证据的非标签用法）
X＝禁忌证（包括绝对和相对禁忌证）

提高注意力及促觉醒药

药物分类/药理学	作用	适应证/禁忌证	副作用与毒性
中枢神经系统刺激剂 作用机制： 刺激α和β受体，触发多巴胺和去甲肾上腺素自突触前终端的释放	哌甲酯；有规律和持久释放 哌甲酯扩展性释放剂 盐酸右旋哌甲酯，有规律和延展性释放 右旋安非他命 右旋安非他命有规律和延展性释放 匹莫林 (pemoline)	√ 注意力缺损症 √ 发作性睡病 × 抗原及TLR刺激物 与MAOIs合用 × 窄角性青光眼	副作用 焦虑 失眠 厌食症 心动过速 严重副作用 药物依赖 高血压 心律失常 心力衰竭（罕见）

√ = 适应证（包括FDA认可的以及基于证据的非标签用法）

X = 禁忌证（包括绝对和相对禁忌证）

提高注意力及促觉醒药（续）

药物分类/药理学	作用	适应证/禁忌证	副作用与毒性
新的中枢神经系统刺激剂 作用机制不清；非肾上腺素能激动剂	莫达非尼（modafinil）	√发作性睡（眠）病 √注意力缺损症 √原发性和继发性嗜睡 ×抗原及TLR刺激物与MAOIs合用	头痛 恶心 鼻炎 焦虑 失眠
作用机制不清。可能与选择性抑制突触前去甲肾上腺素的重摄取有关	阿托莫西汀	√注意力缺损症 ×抗原及TLR刺激物与MAOIs合用 ×窄角性青光眼	副作用 消化不良 恶心、呕吐 厌食症 头晕 失眠 性功能障碍 严重副作用 自杀倾向（药盒标注黑框警告） 严重肝损害

√=适应证（包括FDA认可的以及基于证据的非标签用法）

X=禁忌证（包括绝对和相对禁忌证）

附录Ⅱ 阴性症状评估量表（SANS）*

0＝无；1＝可疑；2＝轻度；3＝中度；4＝重度；5＝极重

情感平淡或迟钝

1. 面部表情很少变化　　　　　　　0　1　2　3　4　5
   面部表情呆板、机械、冷漠、情绪不随谈话内容而变化或变化少。
2. 自发动作减少　　　　　　　　　0　1　2　3　4　5
   在整个交谈过程中都静坐着，很少或完全没有自发动作，坐位、姿势或手足都很少变动。
3. 姿势表情贫乏　　　　　　　　　0　1　2　3　4　5
   在表达自己的思想时不借助手或躯体的位置变换，例如谈及主要话题时身体不向前倾，在松弛时也不向后靠。
4. 眼神接触差　　　　　　　　　　0　1　2　3　4　5
   避免与他人目光接触，也不用眼神以辅助表情。即使在讲话时眼睛也茫然凝神前方。
5. 无情感反应　　　　　　　　　　0　1　2　3　4　5
   在说笑话或开玩笑时都不能引出笑容。
6. 语调缺乏波动　　　　　　　　　0　1　2　3　4　5
   语音常很单调，缺乏正常的抑扬顿挫，不用音调或音量的变化来强调重要的词汇，在谈到私事时也不减低音量，几乎所有言语都用单一语调。

---

*Available from Nancy C. Andreasen, MD, PhD, Department of Psychiatry, College of Medicine, The University of Iowa, Iowa City, IA 52242. Copyright 1984 Nancy C. Andreasen. Reprinted with permission.

7. 情感平淡总评　　　　　　　0　1　2　3　4　5
全面评定症状的严重性。重点在于无反应、不适以及情感强度的全面减低。

思维贫乏

8. 语量贫乏　　　　　　　　　0　1　2　3　4　5
自发言语的语量有限，因而在回答问题时往往很简单，很肤浅，没有发挥，很少有自发的补充说明。
9. 言语内容贫乏　　　　　　　0　1　2　3　4　5
对问题回答的语言虽然不少，但不能提供充分的信息，其内容含糊，过于抽象或过于具体、重复或刻板。
10. 言语中断　　　　　　　　　0　1　2　3　4　5
在持续数秒至数分钟的沉默期之后，患者表示她/他不能回忆起他讲了些什么或打算讲什么。
11. 应答迟缓　　　　　　　　　0　1　2　3　4　5
患者要比平常花费更多时间来回答问题。迅速指出患者实际上知道是什么问题。
12. 言语障碍总评　　　　　　　0　1　2　3　4　5
核心症状是语量贫乏和言语内容贫乏。

意志缺乏

13. 衣着及个人卫生差　　　　　0　1　2　3　4　5
患者外观不整洁或脏乱不堪，甚至不注意大小便卫生。
14. 工作或学习不能持久　　　　0　1　2　3　4　5
患者难以找到或维持一个与其年龄、性别相适应的职业（或学业）。学生不做家庭作业，打扫房间等。如果是在住院治疗，甚至不能坚持病房活动，如专业治疗、玩牌。
15. 躯体少动　　　　　　　　　0　1　2　3　4　5
患者懒于动弹，可能坐在椅子上一连几个小时而没有任何自发活动。
16. 意志缺乏总评　　　　　　　0　1　2　3　4　5

重点可放在1~2个特别引人注意的症状。

兴趣/社交缺乏

17. 娱乐的兴致和活动　　　　　　0　1　2　3　4　5
 患者极少或没有任何兴趣或爱好。评定时对娱乐兴趣的质和量均要考虑。

18. 性活动　　　　　　　　　　　0　1　2　3　4　5
 患者的性兴趣和性活动减少，对性生活没有兴趣。

19. 亲密感缺乏　　　　　　　　　0　1　2　3　4　5
 感到难以与他人建立起亲密的感情，尤其是与异性。

20. 交友兴趣下降　　　　　　　　0　1　2　3　4　5
 患者很少或没有朋友，几乎所有时间都独自一人。

21. 兴趣/社交缺乏总评　　　　　　0　1　2　3　4　5
 应全面评定兴致缺乏/社交缺乏的严重度。并考虑患者的年龄、性别和家庭状况。

注意障碍

22. 不注意社交　　　　　　　　　0　1　2　3　4　5
 患者不注意社会工作或活动，看起来有一种"隔阂感"或是"局外人"。

23. 心理测试时注意力不集中　　　　0　1　2　3　4　5
 100减7来评定，连续减5次，拼写"world"这个单词。
 反向评分：2＝一个错误；3＝两个错误；4＝三个错误。

24. 注意障碍总评　　　　　　　　0　1　2　3　4　5
 此项评分应评定患者在临床和测试中总的注意力。

附录Ⅲ 阳性症状评估量表（SAPS）*

0＝无；1＝可疑；2＝轻度；3＝中度；4＝重度；5＝极重

幻觉

1. 听幻觉　　　　　　　　　　0　1　2　3　4　5
   患者声称听到语声、杂音或其他声音。
2. 评论性幻听　　　　　　　　0　1　2　3　4　5
   指患者听到一种语声对其当时的行为或思想进行实况评述。
3. 对话性幻听　　　　　　　　0　1　2　3　4　5
   指患者听到两人或更多人的声音在对话。
4. 躯体或触幻觉　　　　　　　0　1　2　3　4　5
   患者体验到特殊的躯体感觉。
5. 嗅幻觉　　　　　　　　　　0　1　2　3　4　5
   患者体验到令其极不愉快的气味，但是没有他人感觉到。
6. 视幻觉　　　　　　　　　　0　1　2　3　4　5
   患者看见实际上并不存在的人或事物。
7. 幻觉总评　　　　　　　　　0　1　2　3　4　5
   评分应依据幻觉的持续时间和严重程度，沉湎于幻觉和相信程度，以及对其行为影响进行评定。

---

*Available from Nancy C. Andreasen, MD, PhD, Department of Psychiatry, College of Medicine, The University of Iowa, Iowa City, IA 52242. Copyright 1984 Nancy C. Andreasen. Reprinted with permission.

妄想

8. 被害妄想　　　　　　　　　　0　1　2　3　4　5
   患者认为他人正以某种方式在阴谋迫害他。
9. 嫉妒妄想　　　　　　　　　　0　1　2　3　4　5
   患者认为其配偶与某人有不正当的男女关系。
10. 罪恶或过失妄想　　　　　　　0　1　2　3　4　5
    患者自认犯有某些可怕的罪行或做了一些不可饶恕的事情。
11. 夸大妄想　　　　　　　　　　0　1　2　3　4　5
    患者认为他自己有特殊的权力或能力。
12. 宗教妄想　　　　　　　　　　0　1　2　3　4　5
    患者沉湎于带宗教色彩的错误信念中。
13. 躯体妄想　　　　　　　　　　0　1　2　3　4　5
    患者认为其躯体有病、不正常或有变化。
14. 关系观念和关系妄想　　　　　0　1　2　3　4　5
    患者认为那些无关紧要的谈话、评述或事件都与他有关，或者对他有特殊意义。
15. 被控制妄想　　　　　　　　　0　1　2　3　4　5
    患者主观体验到他的感情或行动被某种外界力量所控制。
16. 读心症　　　　　　　　　　　0　1　2　3　4　5
    患者认为人们能读出他的心理或知道他的思想（被洞悉感）。
17. 思想被广播　　　　　　　　　0　1　2　3　4　5
    患者相信其思想被电台广播，因而他自己或其他人都能听到。
18. 思维插入　　　　　　　　　　0　1　2　3　4　5
    患者相信有一种并不属于他自己的思想插进他的脑中。
19. 思维被夺　　　　　　　　　　0　1　2　3　4　5
    患者相信其思想被夺走。
20. 妄想总评　　　　　　　　　　0　1　2　3　4　5

此项评分应根据妄想持续的时间,是否沉湎于妄想、相信的程度以及妄想对患者行动的影响来进行评分。

怪异行为

21. 衣着和外表　　　　　　　　　0　1　2　3　4　5
    患者衣着奇特或以其他稀奇古怪的方式来改变其外观。
22. 社会行为和性行为　　　　　　0　1　2　3　4　5
    患者可能做出一些与社会一般规范不相称的事。
23. 攻击性和激越性行为　　　　　0　1　2　3　4　5
    患者的行为方式具有攻击性和激越性,常常难以预料。
24. 重复或刻板行为　　　　　　　0　1　2　3　4　5
    患者搞出一套重复性或仪式性的动作,反复地做个不停。
25. 怪异行为总评　　　　　　　　0　1　2　3　4　5
    评定时应考虑怪异行为的类型、偏离社会规范的程度、患者对其行为偏离正常的认识,以及行为明显怪异的程度。

阳性思维形式障碍

26. 出轨　　　　　　　　　　　　0　1　2　3　4　5
    自发性言语从一个主体脱离原先的轨道滑到另一个间接有关或完全无关的主题上去。
27. 言语不切题　　　　　　　　　0　1　2　3　4　5
    对问题的回答显得含糊、不切题,甚至无关,可能与所问的内容有一段距离或完全无关。
28. 言语不连贯　　　　　　　　　0　1　2　3　4　5
    这种言语常使人根本无法理解。言语不连贯常伴有出轨。
29. 逻辑障碍　　　　　　　　　　0　1　2　3　4　5
    这种言语的推理结论明显不合逻辑,在上句与下句之间没有逻辑关系。
30. 赘述　　　　　　　　　　　　0　1　2　3　4　5

患者表达主题时极其迂回曲折，迟迟才能表达清楚。

31. 言语云集　　　　　　　　　0　1　2　3　4　5
    与日常习惯相比，自发性的语量明显较多，患者讲得很快，并难以打断。

32. 言语随境转移　　　　　　　0　1　2　3　4　5
    在讨论或交谈的过程中，患者的话讲到一半就停下来，转移到有关周围事物的主题上去。

33. 音联　　　　　　　　　　　0　1　2　3　4　5
    是一种根据词音而不是词意来选用词汇的言语方式。

34. 阳性思维形式障碍总评　　　0　1　2　3　4　5
    评定时应考虑异常类型，对患者交流能力的影响，异常频度与严重程度。

不适当的情感

35. 不适当的情感　　　　　　　0　1　2　3　4　5
    患者的情感是不适当的或不协调的，不是简单化的平淡或迟钝。

附录Ⅳ 汉密尔顿抑郁评定量表*

请选择下列选项中最适合患者的答案。

1. **抑郁情绪（悲伤、无望、无助，感觉没有价值）**
   - 0 无
   - 1 只在问到时才诉述
   - 2 在谈话中自发地表达
   - 3 不用言语也可以从表情、姿势、声音或欲哭中流露出这种情绪
   - 4 患者的自发语言和非言语表达（表情、动作），几乎完全表现为这种情绪

2. **有罪感**
   - 0 无
   - 1 责备自己，感到自己已连累他人
   - 2 认为自己犯了罪，或反复思考以往的过失和错误
   - 3 认为目前的疾病是对自己错误的惩罚，或有罪恶妄想
   - 4 罪恶妄想伴有指责或威胁性幻觉

3. **自杀**
   - 0 无
   - 1 觉得活着没有意思
   - 2 希望自己已经死去，或常想到与死有关的事
   - 3 消极观念（自杀念头）
   - 4 有严重自杀行为

---

*Reprinted with permission from Hamilton M. A rating scale for depression. J Neurol Neurosurg Psychiatry 1960; 23: 56-62.

4. 入睡困难

0 无
1 主诉有时有入睡困难,即上床后半小时仍不能入睡
2 主诉每晚均入睡困难

5. 睡眠不深

0 无
1 睡眠浅,多噩梦
2 半夜(晚 12 点以前)曾醒来(不包括上厕所)

6. 早醒

0 无
1 有早醒,比平时早醒 1 小时,但能重新入睡
2 早醒后无法重新入睡

7. 工作和兴趣

0 无困难
1 提问时才诉述
2 自发地直接或间接表达对活动、工作或学习失去兴趣,如感到没精打采,犹豫不决,不能坚持或需强迫才能工作或活动
3 病室劳动或娱乐不满 3 小时
4 因目前的疾病而停止工作,住院者不参加任何活动或者没有他人帮助便不能完成室内日常事务

8. 迟缓(指思维和言语缓慢,注意力难以集中,主动性减退)

0 无
1 精神检查中发现轻度迟缓
2 精神检查中发现明显的迟缓
3 精神检查困难
4 完全不能回答问题(木僵)

9. 激越
0 无
1 玩手、头发等
2 搓手、咬手指、扯头发、咬嘴唇

10. 精神性焦虑
0 无
1 问及时诉述
2 自发地表达
3 表情和言谈流露出明显忧虑
4 明显惊恐

11. 躯体性焦虑（指焦虑的生理症状，包括口干、腹胀、腹泻、呃逆、腹绞痛、心悸、头痛、过度换气、叹息以及尿频、出汗等）
0 无
1 轻度　心血管系统表现——心悸、头痛
2 中度　呼吸系统表现——过度换气和叹息
3 重度　泌尿系统表现——尿频
4 出汗　严重影响生活和活动

12. 胃肠道症状
0 无
1 食欲减退，但不需他人鼓励便自行进食
2 进食需他人催促或请求或需要应用泻药或助消化药

13. 全身症状
0 无
1 四肢、背部或颈部沉重感、背痛、头痛、肌肉疼痛、全身乏力或疲倦
2 精力差、疲劳感
3 评分2中的任何症状明显

14. 性症状（指性欲减退、月经紊乱等）
   0 无
   1 轻度
   2 重度

15. 疑病
   0 无
   1 对身体过分关注
   2 反复思考健康问题
   3 有疑病妄想
   4 伴幻觉的疑病妄想

16. 体重减轻
   A. 依既往情况
      0 无
      1 与目前疾病相关的可能体重减轻
      2 肯定的体重减轻（按照患者的判断）
   B. 每周评分，当发现实际的体重减轻时，由病房精神病学家做出
      0 一周内体重减轻1斤以下
      2 一周内体重减轻1斤以上
      3 一周内体重减轻2斤以上

17. 自知力
   0 知道自己有病，表现为忧郁
   1 知道自己有病，但归于伙食太差、环境问题、工作过忙、病毒感染或需要休息等
   2 完全否认有病

18. 日夜变化（如果症状在早晨或傍晚加重，先指出哪一种，然后按其变化程度评分）

上午　下午
0　　0　　无
1　　1　　轻度
2　　2　　严重

19. 人格解体或现实解体（指非真实感或虚无妄想）
    0 无
    1 轻度
    2 中度
    3 重度
    4 严重影响生活和活动

20. 偏执症状
    0 无
    1 有猜疑
    2 有关系观念
    3 伴有幻觉的关系妄想或被害妄想

21. 强迫症状（强迫思维和强迫行为）
    0 无
    1 轻度
    2 重度

22. 能力减退感
    0 无
    1 仅于提问时方引出主观体验
    2 患者主动表示有能力减退感
    3 需鼓励、指导和安慰才能完成病室日常事务或个人卫生
    4 穿衣、梳洗、进食、铺床或个人卫生均需要他人协助

23. 绝望感

0 无
1 有时怀疑"情况是否会好转",但解释后能接受
2 持续感到"没有希望",但解释后能接受
3 对未来感到灰心、悲观和绝望,解释后不能排除
4 自动反复诉述"我的病不会好了"或诸如此类的情况

24. 自卑感

0 无
1 仅在询问时诉述有自卑感(我不如他人)
2 自动诉述有自卑感(我不如他人)
3 患者主动诉述:"我一无是处"或"低人一等",与评2分者只是程度的差别
4 自卑感达妄想的程度,例如"我是废物"或类似的情况。

专业名词英中文对照

A

Abnormal Involuntary Movement Scale，AIMS 不自主运动量表
abnormal result interpretations 异常结果的解释
absence 缺乏
abstract reasoning 抽象推理
abuse reporting 滥用报告
acquired immuno deficiency syndrome，AIDS 获得性免疫缺陷综合征
active children 活跃的儿童
activities 活动
activity therapy 活动疗法
acupuncture 针灸
acute extra pyramidal symptoms 急性锥体外系症状
acute stress disorder，ASD 急性应激障碍
addiction substance 成瘾物质
addictive potential 潜在的成瘾性
ADHD 注意缺陷障碍
adictive 成瘾的
adjunctive therapy (ies) 辅助疗法
adjustment disorder 适应障碍
adjuvant medicationa 辅助药物
adminstration 管理
adolescence 青春期
adolescent patients 青少年患者
adolescent psychiatric assessment 青春期精神评估
adolescent psychiatric disorders 青春期精神病性障碍
adolescents 青少年期
adulthood 成年期
adult 成年人

affect 情感
against medical advice, AMA 不遵医嘱
age (aging) 年龄
ageo fappearance 外表年龄
ageonset 起病年龄
agingimpict 老化
aging 衰老
agitated patient 激动不安的患者
agnosia 认识不能
agoraphobia 广场恐惧症
ajustment disorder 调节障碍
akathisia 静坐不能
alcohol cravings 酒精需求
alcohol dependence 酒精依赖
alcoholic persisting dementia 酒精迁延性痴呆
Alcoholics Anonymous, AA 戒酒互助会
alcoholics 嗜酒者
alcohol-induced 酒精所致的
alcohol metabolism 酒精代谢
alcoholuse/abuse 酒精使用/滥用
alcohol withdrawal 酒精戒断
aldehyde dehydrogenase 乙酰脱氢酶
alexithymia 述情障碍
alprazolam (Xanax) 阿普唑仑
alprostadi 前列地尔
alternative therapy (ies) 替代疗法
altruism 利他主义
Alzheimer's disease 阿尔茨海默病
ambivalence 矛盾心态
amenorrhean 闭经
amitriptyline (Elavil) 盐酸阿米替林
amnesia or dementia 遗忘或痴呆
amnesia 遗忘症
amphetamine (AdderallXR) 安非他命

amphetamines 苯丙胺
amygdala 扁桃体
anabolic steroids 合成代谢类固醇
analgesia 痛觉缺失
analytic psychotherapy 分析性心理治疗
anesthesia 麻醉学
anger management 愤怒管理
anhedonia 快感缺乏
anorexia nervosa 神经性厌食
anorexic 减肥
anorgasmia 性感缺失症
anterograde amnesia 顺行性遗忘
anticholinergic agents 抗胆碱药
anticholinergic delirium 抗胆碱能精神错乱
anticonvulsants 抗惊厥药
anticraving medications 戒断药物
antidepressants 抗抑郁剂
antihistamines 抗组胺药
antihypertensives 抗高血压药
antipsychotics 抗精神病药
antisocial activities 反社会活动
antisocial 非社交的
anxiety disorders 焦虑障碍
anxiety related 焦虑相关
anxiety symptoms 焦虑症状
anxiolytics 抗焦虑药
apathy 冷淡
apetite decrease 食欲降低
apetite increase 食欲增多
aphasia 失语症
appetite 食欲
appetite changes 食欲改变
appetite-stimulatingagents 食欲刺激因素
appetite suppressants 食欲抑制剂

applied behavior alanalysis　ABA 应用性行为分析
apraxia　失用症
aripiprazole（Abilify）　阿立哌唑
arrhythmias　心律不齐
arterial blood gases　动脉血气分析
art therapy　艺术疗法
assault（s）　攻击
assault prevention　攻击的预防
assertiveness training　自信训练
assessment indications　适应证评估
assessment　评估
assessment sacle　评估量表
atarax（Vistaril）　安他乐
ataxia　共济失调
ating disorders　进食性障碍
atomoxetine（Strattera）　阿托莫西汀
attention deficit/hyperactivity disorder　注意缺陷/多动障碍
attention　注意力
attorneys　律师
atypical antipsychotics　非典型抗精神病药
autism　孤独症（自闭症）
autoimmune　自身免疫
autonomy　自主性
avoidance　回避
avoidant personality disoder　回避型人格障碍
axiety disorders　焦虑障碍
axiety symptoms　焦虑症状
axis Ⅱ disorders　轴Ⅱ障碍
axis Ⅲ disorders　轴Ⅲ障碍
axis Ⅳ disorders　轴Ⅳ障碍
axis Ⅴ disorders　轴Ⅴ障碍

B

Babinski reflex　巴宾斯基反射
barbiturates　巴比妥酸

basic human needs 人类基本需要
basilar artery 基底动脉
bathee questions 沐浴问题
bed-wetting 尿床
behavioral conditioning 行为训练
behavioral therapy 行为治疗
benzodiazepines 苯二氮䓬类药物
benztropine 苯托品
bereavement 对抗丧失
bereavement 丧亲之哀
binge 饮酒
biofeedback 生物反馈
biologic factors 生物学因素
biologic markers 生物学标志物
biologic treatments 生物学治疗
biopsychosocial plan 生物-心理-社会计划
biphasic sleep 双相性睡眠
bipolar disorders 双相障碍
bipolar Ⅱ disorder 轴Ⅱ双相障碍
bipolar Ⅲ disorder 轴Ⅲ双相障碍
bipolar Ⅳ disorder 轴Ⅳ双相障碍
bizarre 古怪的
blackbox warning 黑盒警告
blackouts 黑蒙
binge eating 暴食
body dysmorphic disorder 躯体变形障碍
body massindex 体质指数
body posture 身体姿态
body weight changes 体重变化
body weight 体重
Boerhaave's syndrome 波尔哈夫综合征
bradycardia 心动过缓
brain abnormalities 脑异常情况
brain degeneration 脑退化

breast feeding 母乳喂养
breathing retraining 呼吸再训练
Broca's lesions 布罗卡区损害
bromocription 溴隐亭
bruxism 夜间磨牙
bulimia nervosa 神经性贪食
buprenorphine 丁丙诺啡
bupropoin (Wellbutrin, Zyban) 安非他酮
Bureau of Veterans Alffair 退伍军人管理局
buspirone (BuSpar) 丁螺环酮

C

cachexia 恶病质
caffeine intoxication syndrome 咖啡因中毒综合征
caffeine 咖啡因
CAGE questions 囚徒问题
cancer (s) 癌症
canges 变化
cannabinoids 大麻素类
carbamazepine (Tegretol) 氨甲酰氮䓬
carbamazepine 卡马西平
carotid bruits 锁骨上血管杂音
case managers 病历管理员
case reports 病理报告
case study 个案研究
case summary (ies) 病例摘要
cataplexy 猝倒
catatonic schizophrenia 紧张性精神分裂症
catchment area 排水区
catecholamines 儿茶酚胺
central alveolar hrpoventilation 中心肺泡通气不良
central sleep apnea 中枢性睡眠呼吸暂停
cerebral locations 大脑定位
cerebrospinal fluid analysis 脑脊液分析
character 性格

chart and walkrounds 聊天和散步
chart review 统计回顾
chemical imbalance 化学性失调
chemically abusing (MICA) 化学物质滥用
chemical restraint 化学约束
chief complaint 主诉
child abuse 儿童虐待
childhood development 儿童期发展
child psychiatric assessment 儿童精神病鉴定
classic presentation 典型表现
child psychiatric disorder 儿童精神病性障碍
children adolescents 儿童青少年
childrenhood disorders 儿童及少年期障碍
chloral hydrate 水合氯醛
chlordiazepoxide (Librium) 氯氮䓬（利眠宁）
chlorpromazine (Thorazine) 氯丙嗪
cholinesterase inhibitors 抗胆碱酶剂
chromosome 21, in Down syndrome 21号染色体，唐氏综合征
chronic fatigue syndrome 慢性疲劳症候群
chronic obstructive pulmonary disease 慢性阻塞性肺疾病
Chvostek's sign 面神经症
cinical course 临床过程
circadian rhythm sleep disterbance 生理节律睡眠障碍
circumstantiality 病理性赘述
citalopram 西酞普兰
clang associations 同音联想
classic presentation 典型报告
classifications 分类法
clincal features 临床特点
clincial decision making 临床决策
clincial settings 临床设置
clinical clerkship 临床实习
clinical course 临床病程
clinical decision 临床决定

clinician 临床医师
clomipramine (Anafranil) 氯丙咪嗪
clonazepam (Klonopin) 氯硝西泮
clonidine 可乐定
clozapine (Clozaril) 氯氮平
cnduct disorder 品行障碍
CNS depressants commonly abused 中枢神经系统抑制剂滥用
CNS stimulants 中枢神经兴奋剂
cnsultation-liaison Psychiatry 联络会诊精神病学
cocaine Anonymous 隐匿性可卡因
cocaine use anxiety symptoms 可卡因使用所致的焦虑症状
cognitive anxiety 认知性焦虑
cognitive-behavioral therapy 认知行为疗法
cognitive decline 认知衰退
cognitive deficits 认知缺损
cognitive psychotherapy 认知心理治疗
cognitive screening 认知筛选
cognitive symptoms 认知症状
cohesion in group therapy 团体治疗的凝聚力
collaboration 合作
command hallucinations 命令性幻觉
command 命令
common causes 常见原因
common classes 常用分类
common diagnosis 常见诊断
common drugs 常用药物
common emergencies 常见紧急事件
commonly abused 一般滥用
common modalities 共同模式
common reasons 常见原因
common symptoms 常见症状
community meeting 社区会议
comorbidity 并发症
compensatory behaviors 补偿性行为

competence evaluation 能力评估
competence versus criminal 权限对罪犯
complications 并发症
components 成分
compulsions 冲动
compulsions 强迫行为
computed tomography, CT 计算机断层扫描
comunication disorders 沟通障碍
concentration 全神贯注
conditions mimicking 条件模仿
conditions 条件
conduct disorder 品行障碍
conduct disturbance 品行失调
confidentiality 保密
conflicts 冲突
congenital 先天疾病
consciousness 意识
consent 同意
consideration 注意事项
constraints 约束
constraints 制约
consulation-liaisison 会诊联络
consultation-liaison psychiatry 联络会诊精神病学
consultation 咨询
consult notes contents 咨询记录
contacting requesting physician 请求内科医生会诊
contend 竞争
continuous positive airway pressue, CPAP 持续气道正压通气
contraband 违禁品
contraband ban 违禁品禁令
contract for safety 安全合同
contraindications 禁忌证
conversion disorder 转换障碍
co-payment 共同付款

coping skills training 应对技能训练
core symptoms 核心症状
correctional officers 惩教人员
cortical dementia 皮质性痴呆
corticosteroids 皮质类固醇
countertransference 反移情
couples therapy 夫妻治疗
courtorder 法院指令
courttrials 法院审判
crack cocaine use 可卡因使用发狂
creative arts therapist 治疗性艺术创作
Creutzfeldt-jakob disease 克雅症
criminal history 犯罪史
criminality 犯罪
crisis intervention 危机干预
criteria 标准
cultural differences 文化差异性
cultural diversity 文化多样性
culture impact 文化影响
Cushing's disease/syndrome 库欣病/综合征
cycling 循环
cyclothymia 循环性精神病

D

daily rounds 日常事务
danger potential 潜在危险
dangers 危险
danger to others 对他人的危险
dantrolene 丹曲林
daytime sleepiness 白天嗜睡
deaconate clinics 基督教诊所
decision making 决策
definition 定义
degenerative disorders 退行性障碍
degenerative process 退化过程

degenerative 退行性
deinstitutionalization 监外教改机构
delirium evaluation 精神错乱评估
delirium treatments 谵妄治疗
delirium 精神错乱，谵妄
delusional disorder 妄想障碍
delusional patients 妄想患者
delusions caused 妄想原因
delusions 妄想
dementia evaluation 痴呆的评估
dementia-related memory loss 痴呆相关的遗忘
dementia 痴呆
demographic factors 人口因素
demographic 人口统计学的
dependence 依赖
dependent personality disorder 依赖性人格障碍
depersonalization disorder 人格解体障碍
depression assessment 抑郁评估
depression diagnosis 抑郁症诊断
depression risk 抑郁风险
depression 抑郁症
depressive episodes 抑郁发作
derailment 出轨
derealization 非真实感
description 描述
desensitization therapy 脱敏治疗
determining appropriate 恰当决定
detoxification 解毒（戒毒）
developmental disorders 发育障碍
development 发展，发育
dexmethylphenidate 盐酸右哌甲酯
dextroamphetamine (Dexedrine) 右苯丙胺
dextroamphetamine 右旋安非他命
diabetes mellitus 糖尿病

diagnosis 诊断
diagnositic goals 诊断目标
Diagnostic and Statistical Manual-IV-TR 《诊断与统计手册：精神病性障碍》（第5版）（修订版）
diagnostic applications 诊断性应用
diagnostic approach 诊断途径
diagnostic criteria 诊断标准
diagnostic tests 诊断性测试
diagnostic value 诊断价值
dialectic behavioral therapy，DBT 辩证行为疗法
diazepam（Valium） 安定
diencephalon 间脑
differences among 差异显著
differential diagnosis 鉴别诊断
diphenhydramine（Benadryl） 苯海拉明
direct observation 直接观察
disability 残疾
disadvantages 不利条件
discharge 释放
discharge decisions 出院决定
discharge planning 出院计划
discharge 出院
discussing patient 患者讨论
discussing with patient 同患者讨论
disorganized schizophrenia 青春型精神分裂症
disorganized speech 错乱语言
disorganized thinking 思维混乱
dissociative（functional） 功能性分离
dissociative amnesia 分离性神游症
dissociative disorders 分离性障碍
dissociative fugue 分离性神游症
dissociative identity disorder 分离认同障碍
distress 苦恼
disulfiram 戒酒硫

diurnal variation 昼夜变化
delusions 妄想症
dementia 痴呆
documentation 文献
documentation 资料文献
domestic violence 家庭暴力
donepezil（Aricept） 多奈哌齐
dopamine agonist/reuptake inhibitors 多巴胺拮抗剂/重吸收抑制剂
dopamine 多巴胺
dosing 剂量
down syndrome 唐氏综合征
doxepin（Sinequan） 多虑平（多塞平）
drug abusers 药物滥用者
drug addiction 药物成瘾
drug dependence 药物依赖
drug detoxification 药物解毒作用
drug-induced hallucinations 药物所致的幻觉
drug interactions 药物相互作用
drug-related diagnoses 药物相关性诊断
drug-related or medical 药物或医学相关
drugs causing 药物原因
drugs 药物
drug tolerance 药物耐受性
drug toxicity 药物毒性
drug using patients 药物使用者
drug withdrawal 停药
dSM-IV-TR 《诊断与统计手册：精神病性障碍》（第4版）（修订版）
disorganized speech 言语紊乱
dissociative amnesia 分离性失忆症
dissociative identity disorder 分离性身份识别障碍
duala gency 双重代理
dual diagnosis 双重诊断
drug treatment 药物治疗

duloxetine (Cymbalta) 度洛西汀（百忧解）
durationo treatment 持续治疗时间
during menopause 更年期
dyspareunia 性交疼痛
dysregulation 调节异常
dysthymia 心境恶劣

E

early detection 早期发现
eating disorders 进食障碍
eating disturbances 进食失调
ECT 电休克治疗
effectiveness 效力
efficacy 疗效
ego syntonic 自我协调
elderly patients 老年患者
electrocardiogram 心电图
electrode placement 电极安放
electroencephalogram，EEG 脑电图
electrolyte imbalance 电解质紊乱
eligibility criteria 合格标准
emaciation 消瘦
emergencie 急诊
emergency room prevention 急诊室预防
emergency 突发事件
emotional disturbance 情绪困扰
emotional expression 情感表达
emotional stress 情绪应激
encephalopathy 脑病
endocrine disorders 内分泌失调
enforcing ban 强迫禁止
environmental problems 环境问题
environmental 环境的
epilepsy 癫痫
epinephrine 肾上腺素

erectile disorder 勃起障碍
escitalopram 西酞普兰
esophageal rupture 食管破裂
estrogen 雌激素
eszopiclone (Lunesta) 佐匹克隆（匹克隆）
etiology 病理学
euphoria 欣快感
evaluation 鉴定、评估
events 事件
everyday fear 每日恐惧
exaggeration of symptoms 夸大的症状
excitement 兴奋性
exposure-based behavioral 暴露的行为
extrapyramidal side effects 锥体外系副作用
extrapyramidal symptoms，EPSs 锥体外系症状

F

facial expressions 面部表情
factitious disorders 做作性障碍
family applications 家庭应用
family history 家族史
family meetings 家庭会议
family support 家庭支持
family therapy 家庭疗法
feelings 情感
female orgasmic disorder 女性性高潮障碍
female sexual arousal disorder 女性性兴奋障碍
female 女性
fetal alcohol syndrome 胎儿酒精综合征
fever 发热
fibromyalgia 纤维肌痛
fight or flight 战斗或逃跑
findings 发现、转化
first appearance 初期表现
first choice 首选

flashbacks（Prozac） （百忧解）
flashbacks 病理性重现
fluphenazine（Prolixin） 氟奋乃静
fluvoxamine（Luvox） 氟伏沙明
folicle-stimulating hormone 卵泡刺激素
folic 叶酸
follow-up （患者的）随访
follow-up 追踪
Food and Drug Administration，FDA 美国食品和药物管理局
foods 食物
forensic patients 司法鉴定的患者
forensic psychiatric service 司法精神科服务
forensic psychiatry 司法精神病学
formal thought disorder 思维形式障碍
formication 皮肤蚁走感
fragile X syndrome 脆性X染色体综合征
Freud Sigmund 弗洛伊德·西格蒙德
frontal lobe dysfunction mania 额叶功能障碍性躁狂症
frontal release signs 额叶释放的迹象
frontotemporal dementia，FTD 额颞叶性痴呆
frontotemporal 额颞的
functional assessment 功能评估
fund of knowledge 丰富的知识

G

G6PD deficiency 葡萄糖-6-磷酸脱氢酶缺乏症
gabapentin（Neurontin） 加巴贲丁
galantamine 加兰他敏
gamma-aminobutyric acid，GABA γ-氨基丁酸
gamma-hydroxybutyrate，GHB γ-羟丁酸
gastrointestinal disorders 胃肠功能紊乱
general psychiatry 普通精神病学
generalized anxiety disorder 广泛焦虑障碍
genetic predisposition 遗传倾向性
genetic syndromes 遗传性综合征

gestures　姿势
getting started　入门指南
glabellar reflex　眉间反射
gliosis　神经胶质过多症
global assessment of functioning　全面性功能评估
glucocorticoids　糖皮质激素
glutamate antagonists　谷氨酸盐拮抗剂
gonadal hormones　性激素
grandiosity　夸大妄想
grasp reflex　抓握反射
gross estimation　整体评估
group activities　团体活动
group leader　团体领导
group therapy　团体治疗
guidelines　指导方针

H

hairloss　脱发
hallucinations　幻觉
hallucinogens　致幻剂
haloperidol（Haldol）　氟哌啶醇
halstead-Reitan Neuropsychological Test　霍尔斯特德神经心理学成套测验
Hamilton Rating Scale Depression　汉密尔顿抑郁评定量表
Hamilton Rating Scale　汉密尔顿量表
harm reduction　危害减少
head trauma　头部创伤
head　头部
hearing impairment　听觉损伤
heart disease　心脏疾病
hepatic encephalopathy　肝性脑病
hepatic　肝
histrionic　戏剧性的
home environment　家庭环境
homeless patient　流浪患者

homosexuals 同性恋者
hormone therapies 激素治疗
hospitalization 住院治疗
hostility 敌意
human immunodeficiency virus (HIV) dementia 艾滋病毒性痴呆
humiliation 耻辱
huntington's disease 遗传性慢性舞蹈病
hydrocephalus 脑水肿
hyperactive 多动症
hyperreflexia 反射亢进
hypersexuality 性欲亢进
hypersomnia symptoms 嗜睡症状
hypersomnia 嗜睡
hypertensive crisis 高血压危象
hyperthymic 情感高涨
hyperthyroidism mania 甲状腺功能亢进性躁狂症
hypnosis 催眠法
hypoactive sexual desire disorder 性欲减退
hypoactive 乏力
hypomania 轻躁狂
hypotension 低血压
hypothalamic-pituitaryaxis 下丘脑-垂体轴
hypothermia 体温过低
hypothyroidism 甲状腺功能减退
hysterical personality disorder 歇斯底里人格障碍
hysterical 歇斯底里的

I

identifying emergency room 急诊室鉴别
identifying true 识别真假
idiopathic dementia 自发性痴呆
imipramine (Tofranil) 丙米嗪（盐酸丙米嗪）
immunologic therapies 免疫学疗法
impaired judgment 判断力
impairment levels 损伤水平

impairments 缺损
importance 重要性
important parts 重要事件
impulsivity 冲动
inattentiveness 注意迟钝
incoherence of thought 破裂性思维
indications 适应证
indication 缺陷
individual therapy 个体疗法
inflammatory disease 炎性疾病
inflexibility 顽固性
information exchange 信息交换
information gathering 信息收集
informed consent 知情同意
informed 知情
inhalants 吸入剂
initial presentations 最初的自我介绍
initial symptom 前期症状
inpatient assessment 住院患者评估
inpatient interview 住院患者的访谈
inpatient management 住院患者的管理
inpatient planning 住院计划
inpatient service 住院患者服务
inpatient treatment 住院治疗
inpatient units 住院部
insanity defense 精神错乱防御
insight and judgment 洞察与判断
insight 洞察力
insomnia 失眠
instruction 指导
insurance reimbursement 保险偿还
intellectual impairment 智力缺陷
intelligence tests 智力测验
intelligence 智力

intensity of care 关注强度
interdisciplinary team 跨专业团队
interferon 干扰素
International Classification of Disease, 10th edition, ICD 《国际疾病分类》（第10版）
internists 内科医师
interpersonal psychotherapy 人际关系心理治疗
interpreting service 解释服务
interventions 干预
interviewing guidelines 访问指导
interviewing precautions 面试注意事项
intimate relationship 亲密关系
intoxication/intoxicated patient 醉酒患者
intoxication symptoms 中毒症状
intramuscular medications 肌内注射
intravenous medications 静脉药物疗法
introduction gathering 简介收集
introduction 介绍，引言，导论
intrusion phenomena 干扰现象
invasive examinations 侵入性检查
involuntary commitment 无意识承诺
involuntary indications 非自愿患者指征
involuntary treatment 强制治疗
involuntary 不随意的
involuntery indications 无意识症状
inpatient service 住院患者服务
irreversible 不可逆性
irritability 过敏性，兴奋性
ischemia 局部缺血
isolation of patient 隔离患者
intoxication symptoms 中毒症状

J

jailed patients 被监禁的患者
joy 喜悦

K

ketamine 可他命
Korsakoff's disorder/syndrome 科尔萨可夫障碍/综合征

L

labellein difference 冷淡
lability 不稳定性
laborarory test 实验室测验
laboratory studies 实验室研究
lamotrigine 拉莫三嗪
language deficits 语言缺陷
language problems 语言问题
language translators 语言翻译机
lanugo 胎毛
late-onset 迟发型
law enforcement officers 执法人员
lboratory test results 实验室测试结果
learning disorders ADHD 习得障碍、多动症
legal professional 法律工作者
legal reporting requirements 法律性报告要求
legal responsibility 法律责任
legal rights 法律权利
lethality 致命性
level of consciousness 意识水平
Lewy body dementia 路易体痴呆
liaison part 联络区
libido decreased 本能冲动减少
life threatening 生命威胁
light depression 轻度抑郁
lithium effects 锂盐的作用
lithium therapy 锂治疗
lithium toxicity 锂毒性
lithium 碳酸锂
liver disease 肝病

lifestyle counseling 生活方式咨询
locked units 同步装置
long-term course 远期过程
long-term medical problems 长期医学问题
long-term use 长期使用
lorazepam (Ativan) 劳拉西泮
loss (es) 损耗
loxapine (Loxitane) 洛沙平
lumbar puncture 腰穿
Luria-Nebraska. Neuropsychological Test 内布拉斯加州神经心理学测试
luteinizing hormone 黄体激素

M

magneticresonanceangiography, MRA 磁共振血管造影
magneticresonanceimaging, MRI 磁共振成像
magnetic stimulation therapy 磁刺激疗法
major depression 重型抑郁症
maladaptation 适应不良
male erectile disorder 男性勃起障碍
male 男性
malignant syndrome 恶性综合征
malingering 诈病
management 管理
managing psychiatric patients 管理精神病患者
manic episodes 躁狂发作
manipulative patients 控制患者
marijuana as addictive 大麻成瘾
marijuana 大麻
maritalstatus 婚姻状况
matter of control 控制的问题
mechanism of action 作用机理
medications 药物
measles-mumps-rubella (MMR) vaccination 麻疹-腮腺炎-风疹疫苗接种

mechanicalde vices 机械设备
mechanismo faction 作用机制
mechanisms 机制
medic aid 医疗补助
medical assessment 医学鉴定
medical cause 医学原因
medical clinic 诊所
medical conditions 医学状况
medical evaluation (Continued) 医学评估
medical evaluation 医学鉴定
medical history 医学史
medical problem-related 相关的医疗问题
medical psychiatric diagnoses 内科精神病学的诊断
medical screening 医学检查
medical student's role 医学生角色
medical student 医学生
medical work-up 内科病情检查
medical work-up 医疗工作
medicare Medicaid 医疗保险
medication factor 药物因素
medication-induced movement disorders 药物所致运动障碍
medication-induced 药物诱导
medication management 医药管理
medications 药物
memory assessment 记忆评估
memory impairment 记忆损伤
memory loss evaluation 遗忘评估
memory loss syndromes 遗忘综合征
memory loss 遗忘症
memory problems 记忆问题
memory storage 记忆存储
memory 记忆
menopause effect 更年期效应
menopause issues 更年期问题

menopause　更年期、绝经期
menstrual cycle　月经周期
mental disorders　精神障碍
mental hygienc attorneys　精神卫生律师
mental hygiene　精神卫生
mental retardation，MR　精神发育迟滞
mental status examination　精神状态检查
mesoridazing（Serentil）　美索达嗪
MESO therapy　美塑疗法
metabolic acidosis　代谢性酸中毒
metabolic disorders　代谢失调
metabolic syndrome，antipsychotics causing　抗精神病药引起的代谢综合征
methadone　美沙酮
methamphetamine　甲基安非他命
methyldopa　甲基多巴
methylene-dioxymethamphetamine（Ecstasy，MDM）　去甲基安非他命
methylphenidate（Concerta，Ritalin）　哌醋甲酯
milieu therapy　环境疗法
Minnesota mulutiphasic personality inventory（MMPI）　明尼苏达多项人格测验
mintenance strategies　维护策略
mirtazapine（remeron）　米氮平
misdiagnosis　误诊
mixed episodes　混合发作
male erectile disorder　勃起功能障碍
multidisciplinary treatment　多学科治疗
memory loss　记忆力丧失
memory storage　记忆储存
mania　躁狂症
manic delirium　躁狂性谵妄
manic episodes　躁狂发作
modafinil　莫达芬尼

mood disorders 心境障碍
modeling 模型
mood stabilizers 心境稳定剂
molindone（moban） 吗茚酮
money 金钱
monoamine oxidase inhibitor interactions 单胺氧化酶抑制剂的相互作用
monoamine oxidase inhibitors 单胺氧化酶抑制剂
mood assessment 心境评估
mood disorder（s）(Continued) 心境障碍
mood disorders 心境障碍
mood disturbances 心境紊乱
mood expressions 心境表现
mood state 心境状态
mood symptoms 心境症状
mood 心境
mortality 死亡率
motivation 动机
movement disorders 运动障碍
multi-infarct dementia 多发梗死性痴呆
multimodal Treatment 联合治疗
multiple personality disorder 多重人格障碍
multiple sclerosis 多发性硬化
multiple sleep latency test 多重睡眠潜伏期试验
Munchausen's syndrome 孟乔森症候群
muscle contraction 肌肉收缩/痉挛
muscle relaxants 肌肉松弛剂

N

naltrexone 纳曲酮
naps/napping 小睡
narcissistic personality 自恋人格
narcoanalysis 麻醉分析
narcolepsy 发作性睡病
Narcotics Anonymous 麻醉药品滥用者互助协会（戒毒会）

narcotics 麻醉剂
National Alliance 国家联盟
natural course 自然病程
natural occurrence 自然产
near delusions 接近妄想症
nefazodone 奈法唑酮
negative effects 消极效果
negative symptoms 阴性症状
nerve stimulation 神经刺激
neurobiology 神经生物学
neurodegenerative disorders 神经退化性障碍
neuroimaging studies 神经成像研究
neurolepic malignant syndrome 神经性恶性综合征
neurologic disorders 神经病学的障碍
neurologic examination 神经病学的检查
neurologic illness 神经病学的疾病
neuropathology 神经病理学
neuropsychiatric 神经精神病学
neurotic symptoms 神经症症状
neurotransmitters 神经递质
new patients 新患者
nicotine dependence 尼古丁依赖
nicotine replacement therapies 尼古丁替代疗法
nightmares 噩梦
night terrors 梦惊
nighttime 夜间
nonpurging 非清除
nocturnal enuresis 夜遗尿
noncompliance 不服从
nonopioid agents 非阿片类药物
nonorganic factors 非器质性因素
nonpathologic 非病理性的
nonverbal data 非语言资料
nonverbal memory 非文字记忆

nonverbal 非语言的
norepinephrine, NE 去甲肾上腺素
normal emotional reactions 正常情绪反应
normal varieties 正常变异
norpramin 盐酸地昔帕明
nortriptyline 去甲替林
no treatment 拒绝治疗
negative emotions 负性情绪
nurse（s） 护士
nutritional deficiencies 营养不良
nutritional support 营养支持

O

obesity 肥胖症
objective observation 客观观察
objective 客观的
observation units 观测单位
observation 观察
obsessions assessment scale 强迫评估量表
obsessions 着迷
obsessive-compulsibe disorder 强迫性障碍
obstetric conditions schizophrenia 产科精神分裂症
obstructive sleepapnea 阻塞性睡眠呼吸暂停综合征
obstructive 阻塞
occupational therapist 职业治疗师
opioid dependence 阿片样物质依赖
opioid detoxification 阿片样物质解毒
olanzapine（Zyprexa） 奥氮平
olfactory hallucinations 幻嗅
onset ofaction 行为的发生
onset 发病
open-ended questions 启发式问题
opioid/opiate withdrawal 阿片肽撤退
opioid addiction 阿片肽上瘾
opioid detoxification 阿片类药物脱毒治疗

opioid scommonly abused　阿片肽滥用
opioid substitution therapy　阿片肽替换疗法
opioid　阿片样物质
oppositional defiant disorder　对立违抗性障碍
oppositional defiant　对抗违拗
oraganic factors　器质性因素
oral contraceptives　口服避孕药
organization　组织
orgasmic disorder　高潮障碍
orientation　定位
osessive-compulsive disorder　强迫障碍
other psychotic disorder　其他精神病性障碍
outline　大纲
out patient clinic　门诊
outpatient ecaluation　门诊患者评估
outpatient management　门诊患者管理
outpatient therapy　门诊患者治疗
outpatient treatment reimbursement　门诊部患者治疗的补偿
outpatient triage　门诊患者分检
outpatient　门诊患者
overdoses　过量
over-the-counter medications　非处方药
overview　概述
oxazepam　奥沙西泮
oxcarbazepine (Trileptal)　奥卡西平
oxygen saturation　睡眠氧饱和度

P

pain clinics　疼痛诊所
pain disorder management　疼痛障碍处理
pain disorder　疼痛障碍
painful　痛苦
palmar crease　手掌的折痕
pancreatic cancer　胰腺癌
panic attack　惊恐发作

panic disorder 惊恐性障碍
paralysis 瘫痪
paranoia assessment scale 妄想症评估量表
paranoid delusions 妄想症
paranoid personality disorder 偏执型人格障碍
paranoid schizophrenia 偏执型精神分裂症
paranoid 偏执
parasomnias 异常睡眠
parasomnias 异睡症
parents/parenting conduct disorder 父母品行障碍
paroxetine (Paxil) 帕罗西汀
pathognomonic symptoms 特定症状
pathologic 病理的
patient's insight 患者自知力
patient appearance 患者的外貌
patient assessment 患者评估
patient careduring 患者护理
patient data 患者资料
patient disposition 患者的处置
patient expressions 患者的表情
patient historycriminal 患者的既往史
patient interview 患者会谈
patient population information 患者的人口信息
patient population 患者总数
patient relationships 患者关系
patient rights 患者的权利
patient types 患者类型
paychological testing 心理测验
pediatric 儿科
penile prosthesis 人工阴茎
pepticulcer disease 胃溃疡
perimenopause depression 围绝经抑郁
perinatal conditions 围产期状况
perphenazine (Trilafon) 奋乃静

PERRLA 瞳孔等大、等圆
perseveration 持续言语
personal history 个人史
Personality Assessment Inventory，PAI 人格评估目录
personality disorder classification 人格障碍分类
personality disorders 人格障碍
personality disorder treatment 人格障碍治疗
personality traits 人格特点
personality type 人格类型
pertinent negatives 恰如其分
pervasive developmental disorders 广泛性发育障碍
pevalence 流行
pharmacologic control 药理学的控制
pharmacologic restraint 药理学的抑制
pharmacologic 药理学的
phencyclidine palmitate，PCP 苯环己哌啶棕榈酸盐（酯）
phenelzine（Nardil） 苯乙肼
phenomenology 现象学
phenylketonuria，PKU 苯丙酮尿症
physical abuse 躯体虐待
physical changes 躯体改变
physical findings 体检发现
physical restraints 躯体抑制
physical signs 体征
physical technique 体检技术
physostigmine 毒扁豆碱
pica 异食癖
Pick's disease 皮克病
pimozide（Orap） 匹莫齐特
placebos 安慰剂
planning 规划
plan 计划
plysomnographic sleep laboratory studies 多导睡眠描记实验室研究
polysomnographic 多导睡眠描记

poor 贫穷
positive effect 积极作用
positive symptoms 阳性症状
post-menopausal depression 更年期后抑郁
post-menopausal depression 绝经后抑郁
postpartum disorders 产后障碍
postpartum onset 产后发作
postpartum psychoses 产后精神病
postpartum 产后的
post-traumatic stress disorder 创伤后应激障碍
potential difficulties 潜在困难
potential 潜力
ppost-menopausal depression 绝经后抑郁
psychiatric symptoms 精神病性症状
prasomnias 深睡状态
precautions 注意事项
prediction 预言
pregnancy disorders 妊娠障碍
pregnant patient 孕妇
premenstrual dysphoric disorder 经前紧张障碍
premenstrual patient 经前期患者
premenstrual syndrome，PMS 经前综合征
prescription drugs 处方药
presentationsin adults 成人表现
prevalence 传播
prevalence 患病率
prevalence 流行
prevention therapy 预防疗法
prevention 预防
primary care physician 初级保健医生
primary hypersomnia 原发性嗜睡症
primary insomnia 原发失眠
principles 原则
prior detection 早期发现

prior episodes 发作预兆
prior episodes 提前发作
private insurance 医疗保险
problem solving 问题解决
prodrome symptoms 前驱症状
professional relationships 专业关系
professional staff 专业人员
progesterone 黄体酮
prognosis 预后
progress notes 病程记录
propose 计划
propranolol (Inderal) 普萘洛尔
prostaglandin E_1 前列腺素 E_1
prostitutes 卖淫者
protocols for 协议
protriptyline (Vivactil) 普罗替林
personality type 人格类型
prvasive developmental disorders 广泛性发育障碍
pseudodementia 假性痴呆
pseudo-unipolar episodes 假单极片断
psychiatric care 精神病学护理
psychiatric causes 精神病学病因
psychiatric consultation 精神科会诊
psychiatric consultnote 精神病学咨询
psychiatric diorders 精神病性障碍
psychiatric emergency (ies) 精神科急诊
psychiatric emergency room 精神病急诊室
psychiatric emergency work 精神科急诊工作
psychiatric history 精神病史
psychiatric importance 精神病学的重要性
psychiatric medication 精神药物
psychiatric ratingscales 精神病评定量表
psychiatric referral 精神科转诊
psychiatric symptoms 精神病性症状

psychiatric treatments 精神病治疗
psychiatrist 精神科医生
psychiatry 精神病学
psychoanalytic theory 精神分析理论
psychobiologic model 精神生物学模式
psychoeducation 心理教育
psychogenic memoryloss 心因性遗忘
psychological disorders 精神病性障碍
psychological factors 心理因素
psychological motivations 心理动机
psychological stress 心理应激
psychological testing 心理测验
psychological treatments 心理学的治疗
psychologist 心理学家
psychosis 精神病
psychosocial problems 社会心理问题
psychosomatic medicine 心身医学
psychotherapy 心理治疗
psychotic disorder 精神病性障碍
psychotic features 精神病特征
psychotropics 精神药物
PTSD 创伤后应激障碍
publicspeaking, fear 演讲，害怕
pulmonary hypertension 肺动脉高压
punishment 惩罚
pychiatric symptoms 精神病性症状
pysical findings 阳性体征
physiological index 生理指标

Q

questions 问题
quetiapion (Seroquel) 喹硫平（舍罗库尔）
quick assessment 快速评估

R

race 种族

ramelteon（Rozarem） 雷美替胺
rapid cycling 快速循环
rapid eyemovement 快速眼动
rapid 快速
rational Recovery 理性的恢复
real episode 真实经历
reality testing 现实检验
reassessment need 重新评估的需要
recognition 识别
recreational therapist 娱乐疗法
rectal examinations 直肠检查
referrals 转诊
referral 被推荐者
reflex（es） 反射作用
refractory depression 难治性抑郁
refractory 难治疗的
reframing 重组
refusal of medications 拒绝药物
rehabilitation 康复
reimbursement 赔偿
relapses 复发
relaxation techniques 松弛法
reliability 信度
REM intrusion phenomena 快速眼动干扰现象
renal function 肾功能
repeatable Battery 可重复试验
repetitive transcranial magnetic stimulation （rTMS）重复经颅磁刺激
replace prevention 替代预防
reporting responsibility 报告责任
reserpine 利血平
residual schizophrenia 残留型精神分裂症
resolution 症状消退
respite care 临时护理

responsibilities of members 成员的责任
responsibility assessment 责任评估
responsibility 责任
restrained 受控制的
restraint 抑制
retarded ejaculation 射精迟缓
retention 停滞
retrieval 恢复
retrograde amnesia 逆行性遗忘
reversible 可逆的
review of systems 系统回顾
rferrals 转诊介绍
risk assessment 危险评估
risk factors 风险因素
risk harm 伤害风险
risky behavior 冒险行为
risky 危险的
risk 风险
ritualized behaviors 仪式化行为
ritualized 仪式化的
Rorschach inkblot test 罗沙赫测验
rules 规则
rulingout 排除

S

sadness 悲伤
safety assessment 安全鉴定
safety precautions 安全保障措施
safety 安全性
substance use screening 物质滥用筛查
scale for Assessment 评估量表
Scale for the Assessment Negative Symptoms，SANS 阴性症状评估量表
Scale for the Assessment Positive Symptoms，SAPS 阳性症状评估量表

schizo affective disorder 分裂情感性障碍
schizoid personality disorder 分裂样人格障碍
schizophrenia presentation 精神分裂症初诊
schizophrenia symptoms 精神分裂症症状
schizophrenia variant 精神分裂症变异
schizophrenia 精神分裂症
schizophrenia form disorder 精神分裂症样障碍
schizotypal personality disorder 分裂型人格障碍
school phobia 学校恐惧症
screening questions 筛选问题
screening 筛查
seasonal affective disorder 季节性情感障碍
secluded or restrained patients 隔离或受限制的患者
secluded 隐蔽的
seclusion and restraint 隔离和抑制
seclusion causing 隔离原因
seclusion indications 隔离适应证
seclusion 隔离
secondary depression 继发性抑郁症
secondary 继发性
security staff 安全人员
sedative-hypnotics 镇静催眠药
sedentary life style 固定的生活方式
seep disorders 睡眠障碍
selection factors 选择性因素
selection 选择
selective serotonin reuptake inhibitors, SSRIs 选择性五-羟色胺再摄取抑制剂
self-esteem 自尊
self-help groups 自助小组
self-hypnosis 自我催眠
self-induced vomiting 自我诱导性呕吐
self-injurious behavior 自伤行为
self-introduction 自我介绍

self-mutilation 自残
self-perception 自我感受
self-reports 自我报告
self-medication 自我给药
self-worth asssessment scale 自尊评定量表
sensorium 感觉器官
sensory hallucinations 感官幻觉
separation anxiety disorder 分离焦虑障碍
separation anxiety 分离性焦虑
serotonergic 血清素的
serotonin antagonists reuptake 血清素拮抗剂
serotonin 血清素
sertraline (Zoloft) 舍曲林
severity factors 重要性因素
sex (gender) 性别
sex differences 性别差异
sex hormones 性激素
sex therapists 性治疗专家
sex therapy 性治疗
sexual abuse 性侵犯
sexual behavior 性行为
sexual desire disorder 性欲障碍
sexual dysfunction 性功能障碍
sexual history-taking 性行为病史
sexual history 性发展史
sexually transmitted diseases 性传播疾病
sexual orientation 性适应
sexual response 性反应
sexual surrogates 性替代
sexual symptoms 性症状
short-term preservation 短期保存
short-term memory loss 短时记忆丧失
short-term 短期
shyness 羞怯

side effects 副作用
signs and symptoms 体征和症状
situational 处境的
sleep apnea 睡眠呼吸暂停
sleep disorders 睡眠障碍
sleep disturbances with treatment 睡眠障碍治疗
sleep disturbances 睡眠紊乱
sleep electroencephalogram 睡眠脑电图
sleep history 睡眠史
sleep hygiene measures 睡眠卫生测量
sleep hygiene 睡眠卫生
sleep ingpills 安眠药
sleep laboratory studies 睡眠实验室研究
sleep latency test 睡眠潜伏期试验
sleep log 睡眠记录
sleep patterns 睡眠模式
sleep talking 梦呓
sleep wake 睡眠唤醒
sleep walking 夜游症
sleep 睡眠
somatoform disorders 躯体形式障碍
smoking cessation 戒烟
SOAP progress notes 治疗过程记录
social anxiety disorder 社交焦虑症
social drinker 社交性饮酒者
social environment 社会环境
social history 社会史
social interaction 社会干预
social model 社会模型
social Phobia Scale 社交恐怖量表
social phobia 社交恐惧症
social problems 社会问题
social Security program 社会保障计划
social skill training 社交技能训练

social support 社会支持
social work assessment 社会服务评定
social worker 社会工作者
sociodemographic 社会统计学的
sociologic factors 社会学因素
somatic therapies 躯体治疗
somnambulism 梦游症
somniloquy 梦呓
separation anxiety disorder 分离焦虑症
speaking treatment 语言治疗
specific exercises 特殊训练
specific phobias 特定恐惧症
specific types of abuse 特殊类型虐待
spectrum 光谱
speech 语言
splitting borderline personality disorder 边缘型人格障碍
splitting 爆裂式的
staff convenience 方便员工
standing trial 受审
steroids 类固醇
stessors 应激原
stimulants 兴奋剂
stimulant use/abuse 兴奋剂使用/滥用
stimulation therapies 刺激疗法
storage 存储器
streptococcal infection 链球菌感染
stress 压力，应激
stress-diathesis model 应激特质模式
stress-diathesis 应激特质
stroke 卒中
structure 结构
students'role 学生角色
subcortical 皮层下的
subjective report 主观报告

substance abuse interventions 物质滥用的干预
substance abuse 物质滥用
substance use disorders 物质使用障碍
substance use treatment 物质使用治疗
substance use 物质使用
subtypes 亚型
suck reflex 吮吸反射
suicidal patients 自杀倾向的患者
suicidal thinking 自杀意念
suicide 自杀
suicide attempt 自杀企图
suicide plan 自杀计划
suicide prevention 自杀预防
suicide rate 自杀率
suicide relationship 自杀关系
suicide risk assessment 自杀风险评估
suicide risks 自杀风险
sunlight 阳光
support groups 团体支持
supportive psychotherapy 支持性心理治疗
supportive 支持性的
support staff 支持人员
surgical intervention 外科干预
survivor guilt 罪恶感
surrogates 替代品
sexual dysfunction 性功能障碍
symptoms 症状

T

tactile hallucinations 触幻觉
tadalafil（Cialis） 他达拉非
tangentiality 言不及义
tardivedyskinesia，TD 迟发性运动障碍
tardive 延迟发作
teatment impact 冲击治疗

teeth grinding 磨牙、锉牙
temazepam（Restoril） 替马西泮
temperament 气质
temper 性情
temporal lobe epilepsy 颞叶癫痫
teratogenic 致畸性的
testosterone 睾丸素
tests/testing 测验
tetrahydrocannabinol，THC 四氢大麻酚
thalidomide 沙利度胺
Thematic Apperception Test，TAT 主题统觉测验
therapeutic dosing 治疗剂量
therapeutic factors 疗效因素
therapeutic ward 病房治疗
thioridazine（Mellaril） 甲硫哒嗪，硫利达嗪
thiothixene（Navane） 替沃噻吨
third-party payers 第三方付款人
thought blocking 思维中断
thought disorders 思维障碍
thought disturbances 思维紊乱
thyroid disorders 甲状腺疾病
thyroid function tests 甲状腺功能检测
time course 时间过程
topiramate（topamax） 托吡酯
Tourette's syndrome Tourette综合征
toxicity 毒性
toxic metabolic 有毒代谢
toxic metabolic encephalopathy 中毒代谢性脑病
toxicology screens 毒理学筛查
tracheostomy 气管切开术
transcranial magnetic stimulation 经颅磁刺激
transference-focused psychotherapy，TFP 移情的心理治疗
transference 移情
transition to menopause 更年期过度

translators 翻译者
tranylcypromine (Parnate) 反苯环丙胺
trauma 创伤
trazodone (Desyrel) 曲唑酮
treatment criteria 治疗标准
treatment implications 治疗意义
treatment plan 治疗方案
treatment refusal 拒绝治疗
treatment response 治疗反应
treatment(s) of forensic patients 司法患者治疗
treatment team 治疗团队
treatment 治疗
triage service 会诊服务
tricyclicanti depressants 三环抗抑郁药
trifluoperazine (Stelazine) 三氟拉嗪
triggers 触发
trimipramine (Surmontil) 曲米帕明
txicity 毒性
type of consumption 消费方式
typical 典型的

U

undifferentiated schizophrenia 未分类的精神分裂症
unipolar episodes 单相发作
unipolar 单相的
unsolved crises 未解危机
unsolved crimes 悬案
untreated 未治疗的
urination 排尿
urinetoxicology 尿毒理学

V

vaccinations 接种疫苗，预防注射
vaginismus 阴道痉挛
valproate 丙戊酸盐

valproicacid (Depakene, Ddepakote)　丙戊酸
venlafaxine (Effexor)　文拉法辛
verbal memory　文字记忆
versus Medic aid reimbursement　医疗补助
versus　对比
violence potential　暴力倾向
violence　暴力
violent patient management　暴力患者的管理
violent patient restraint　暴力患者的控制
violent patients　暴力患者
violent threats　暴力威胁
viral infections　病毒性感染
visual imagery　视觉表象
vital signs assessment　生命体征评估
vitamin deficiencies　维生素缺乏
vitamin supplements　维生素补充剂
vluntary treatment　自愿治疗
vocaltics　抽动秽语
vocational skills　职业技能
voice tone　音调
voluntary indications　志愿的适应证
voluntary treatment criteria　志愿治疗标准
voluntary treatment in　志愿的治疗
voluntary treatment reimbursement　志愿治疗的补偿
voluntary　志愿的

W

warning　警告
Wechsler Adult Intelligence Scale, WAIS　韦氏成人智力量表
Wechsler Intelligence Scale for children, WISC　韦氏儿童智力量表
Wechsler Memory Scale-Revised　韦氏记忆量表
weight changes　体重变化
weight gain　体重增加
weight loss　体重减轻
Wernicke's aphasia　韦尼克失语症

Wernicke's encephalopathy 韦尼克脑病
withdrawal symptoms 回避症状
withdrawal symptoms 戒断症状
women's mental health 女性心理健康
women's psychiatric disorders 女性精神病性障碍
women's psychiatric dissociative fugue 妇女精神病性分离性漫游症
words use 言语使用
wthdrawal symptoms 戒断症状

Y

Yale-Brown Obsessive-Compulsive scale, Y-BOCS 耶鲁布朗强迫量表

Z

zaleplon (Sonata) 扎来普隆
ziprasidone (Geodon) 齐拉西酮
zolpidem (Ambien) 唑吡坦
α-Adrenergic antagonists α-肾上腺素拮抗剂
β-Blockers β受体阻断剂